PE. IVACIR JOÃO FRANCO

Minhas 500 ervas & plantas medicinais

EDITORA
SANTUÁRIO

DIREÇÃO EDITORIAL:
Pe. Marcelo C. Araújo, C.Ss.R.

REVISÃO:
Camila de Castro Sanches Santos

EDITOR:
Avelino Grassi

PROJETO GRÁFICO:
Junior dos Santos

COORDENAÇÃO EDITORIAL:
Ana Lúcia de Castro Leite

COPIDESQUE:
Lessandra Muniz de Carvalho

Dados Internacionais de Catalogação na Publicação (CIP)
(Câmara Brasileira do Livro, SP, Brasil)

Franco, Ivacir João
    Minhas 500 ervas e plantas medicinais / Ivacir João Franco. – Aparecida, SP: Editora Santuário. 2013.
    Bibliografia.
    ISBN 978-85-369-0278-4
    ISBN 978-85-369-0300-2 (e-book)

    1. Ervas - Uso terapêutico 2. Matéria médica vegetal 3. Medicina popular 4. Natureza - Poder de cura 5. Naturopatia 6. Plantas medicinais I. Título.

12-11030   CDD-615.535

Índices para catálogo sistemático:
1. Plantas medicinais: Cura: Medicina natural
615.535

6ª impressão

Todos os direitos reservados à **EDITORA SANTUÁRIO** – 2023

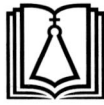

Rua Pe. Claro Monteiro, 342 – 12570-045 – Aparecida-SP
Tel.: 12 3104-2000 – Televendas: 0800 - 0 16 00 04
www.editorasantuario.com.br
vendas@editorasantuario.com.br

Sumário

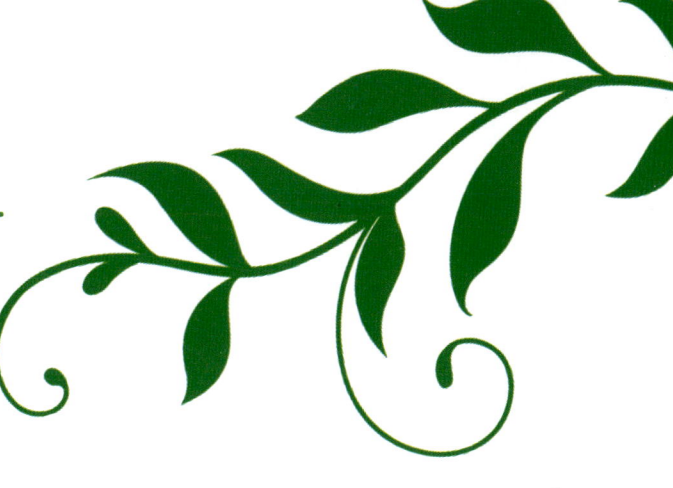

Agradecimentos 5

Apresentação 7

Fazendo uso do livro 9

Utilizando a planta 11

Dicas diversas 15

Nomes populares 23

Atribuição das ervas e plantas medicinais 39

Comprimidos artesanais populares 291

Cremes populares 293

Diversos 295

Fortificantes populares 299

Pomadas populares 303

Sucos funcionais 305

Tinturas x macerações 309

Vinhos medicinais 315

Xaropes medicinais 319

Índice remissivo de doenças 325

Glossário 339

Bibliografia 343

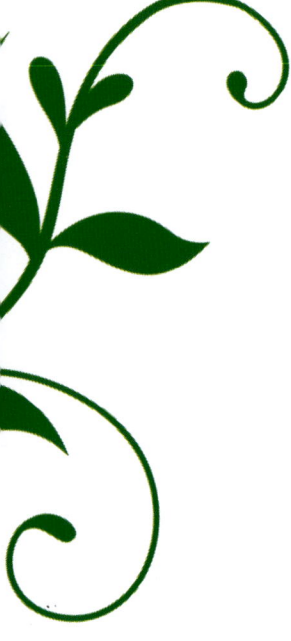

Agradecimentos

Este é um livro de aspectos científicos e populares com os quais a vida sagrada de muitos povos vem sendo auxiliada há milênios. É uma síntese simples, de fácil compreensão, na qual existe a defesa da saúde e da vida, pois a vida se inscreve naquilo que o Pai Celestial delineou e dá gratuitamente a todos os seus filhos. A vida, a fé e a religiosidade do povo são traduzidas aqui em pesquisa e em gestos concretos e naturais de sobrevivência do ser único e da espécie.

Agradeço a você, que adquire esta obra e faz uso dela, e, em especial, agradeço a tradição e o apoio de minha família, que, desde a infância, me proporciona descobrir, consultar e conviver com o meio ambiente, ensinando-me a integração harmoniosa do sentido mais pleno e natural.

Também ao povo de Deus, amigos e paroquianos que sempre me apoiaram na pesquisa e na divulgação de minha ideia e na realização de meu trabalho.

Agradeço também as contribuições que recebi de muitos leitores, de entidades e, sobretudo, das diversas pastorais, principalmente a da saúde, à qual me integrei em inúmeros estados deste imenso Brasil, onde milhares de pessoas trabalham gratuitamente, nas comunidades e em outros grupos simples, difundindo o uso do tratamento natural, das ervas naturais e dos chás caseiros, para prevenir inúmeras doenças e oferecer sempre um bálsamo natural para aliviar a dor e o sofrimento do ser humano.

Por fim, agradeço a Deus, autor da vida e da criação, que sempre me envolveu, me utilizou e me enviou a descobrir, a pesquisar e a difundir o bom costume do uso do eterno chá, bem como a eterna tradição das ervas e plantas populares e medicinais.

Pe. Ivacir João Franco

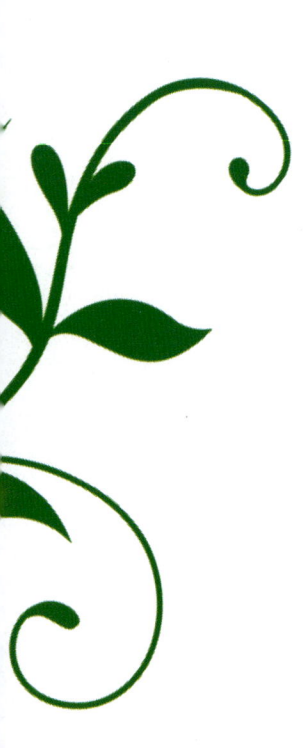

Apresentação

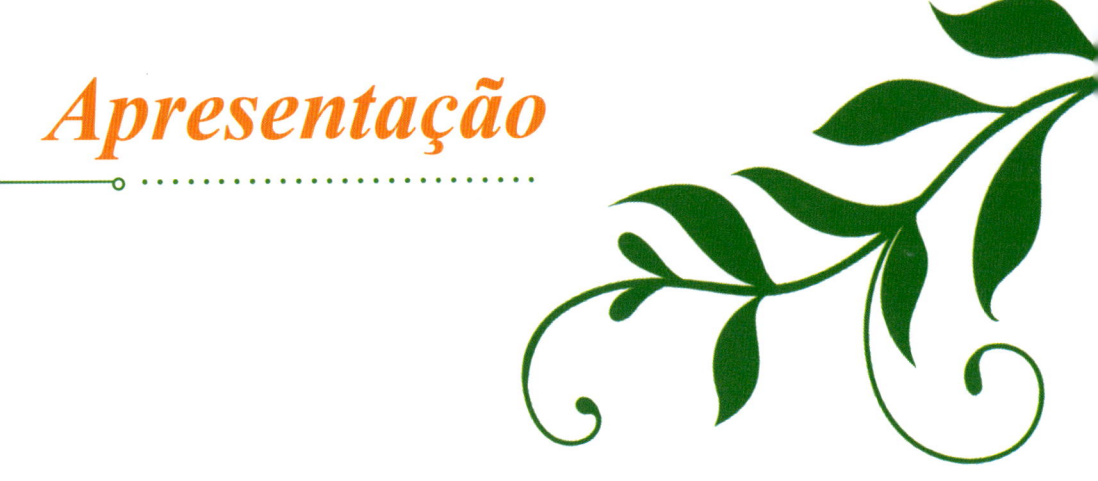

Leitor amigo – ouso chamá-lo amigo porque é para os amigos que contamos os melhores e mais importantes segredos –, trago a você o conhecimento sobre 500 ervas e plantas medicinais, para que aproveite suas propriedades preventivas e curativas e tenha melhor qualidade de saúde e de vida.

O dom foi Deus quem me deu, o conhecimento eu adquiri por meio de pesquisas, estudos e divulgações sobre medicina natural e fitoterápica; levo em conta minha experiência pessoal ao longo dos anos, o trabalho e os resultados com as diversas pastorais, a tradição e a sabedoria popular de nossos antepassados, caboclos e índios, imigrantes italianos, alemães, poloneses e outros, e os trabalhos desenvolvidos por diversos autores e estudiosos do assunto. O Egito, a Índia e a China, milhares de anos antes de Cristo, já desenvolviam uma medicina baseada nas plantas.

Hoje, a ciência comprova a cada dia os experimentos milenares no uso de ervas e plantas e outras práticas de saúde, buscando estabelecer uma medicina do futuro, mergulhada na harmonia, no equilíbrio da natureza e nos princípios ativos das plantas, combinados em seu mais puro estado.

Com a desenfreada oferta de produtos químicos e sintéticos e a busca por resultados imediatos, tem-se relegado a segundo plano a tradição milenar do uso de ervas e plantas medicinais.

Deus criou e nos deu a natureza sem esperar nada em troca, apenas que cuidássemos e dela retirássemos tudo o que ela nos oferece para uma vida melhor. O que precisamos agora é de um reencontro com a natureza e suas leis; e, nesse reencontro, cria-se um momento favorável para a medicina natural e fitoterápica.

Sabedores de que possuímos a maior diversidade de flora do mundo, lanço a você, amigo leitor, o desafio de olharmos as ervas e as plantas com a intenção de observar o que existe em nosso meio, pesquisar o seu valor medicinal, neste livro, em outras obras e nos meios de comunicação social, utilizá-las, preservá-las e, se possível, cultivá-las, para nos integrar a um mutirão de usufruto gratuito dessa grande e diversificada farmácia que com certeza possui um remédio para prevenir ou curar qualquer doença. Ao longo de meu trabalho, andei pelo Brasil todo, identificando, fotografando e pesquisando as propriedades fitoterápicas de 500 ervas e plantas de nossa flora.

Com muita fé, oração e com o uso correto de ervas e plantas, teremos vida longa e a saúde do corpo e da alma.

Com minha bênção,
Pe. Ivacir João Franco

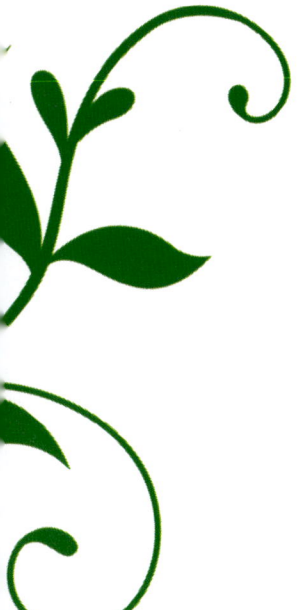

Fazendo uso do livro

Mesmo sabendo que as ervas e plantas medicinais, usadas criteriosamente, agem no organismo de modo seguro, trazendo benefícios e promovendo curas surpreendentes, e que os efeitos colaterais são raros, ao contrário dos medicamentos alopáticos, quero fazer algumas recomendações importantes, antes que você, leitor amigo, inicie neste livro a busca por chás e outras receitas. Você deverá tomar certos cuidados, uma vez que a atuação desse tipo de tratamento é mais lenta e os resultados mais demorados. Procure imediatamente um médico quando sentir, por exemplo, intensa dor de cabeça, dor no peito que se irradia para o braço esquerdo, inchaço generalizado, vômitos com sangue, fortes hemorragias, sangue na urina, lábios ou extremidades do corpo arroxeando-se; quando desconfiar de ameaça de aborto ou sentir outros sintomas repentinos, não comuns ou sem causa aparente; ou quando tiver contato com taturanas e for picado por animais peçonhentos. Nesses casos, e sempre que houver incerteza das causas de certos sintomas, é necessário procurar um profissional da saúde.

Você poderá tomar chás quando estiver sob tratamento, mas converse com seu médico e não abandone o tratamento sem a permissão dele.

Ciente dessas recomendações, você poderá fazer uso das informações deste livro, que o auxiliarão em sua saúde. Leve em consideração os seguintes passos:

- procure conhecer a si mesmo e a seu organismo para saber previamente o que lhe faz bem ou mal;

- sendo o chá tomado como preventivo de certas doenças, se você já estiver doente, não deixe de ir também a seu médico. Uma atitude complementa a outra;

- observe o que se diz sobre a referida planta, não se baseando apenas em sua fotografia ou nome, pois o nome popular pode variar de uma região para outra;

- verifique que o número da planta na fotografia e em qualquer outra parte do livro é sempre o mesmo. As plantas estão catalogadas em ordem alfabética e enumeradas em ordem crescente;

- há geralmente várias plantas para uma mesma doença. Leia as atribuições de cada uma antes da escolha, levando em conta o que existe em sua região, procurando sempre usar plantas e principalmente misturas de plantas já testadas por gerações, ensinadas por nossos antepassados;

- sempre que necessário, procure na comunidade alguém que o oriente no preparo do chá. Pastorais da saúde, da criança ou da terceira idade realizam excelentes trabalhos com chás caseiros;

- para colher a planta e preparar o chá, você encontrará explicações a seguir.

No final deste livro, também, você encontrará as receitas de xaropes, tinturas, vinhos medicinais, cremes, pomadas, macerados, fortificantes, receitas diversas e dicas do autor, incluindo as plantas registradas neste livro.

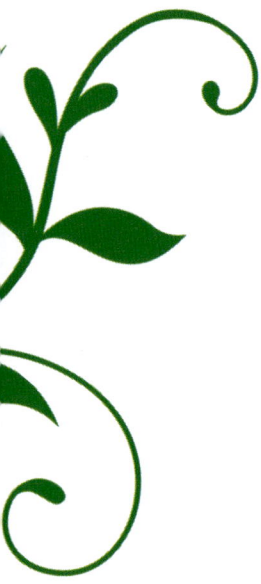

Utilizando a planta

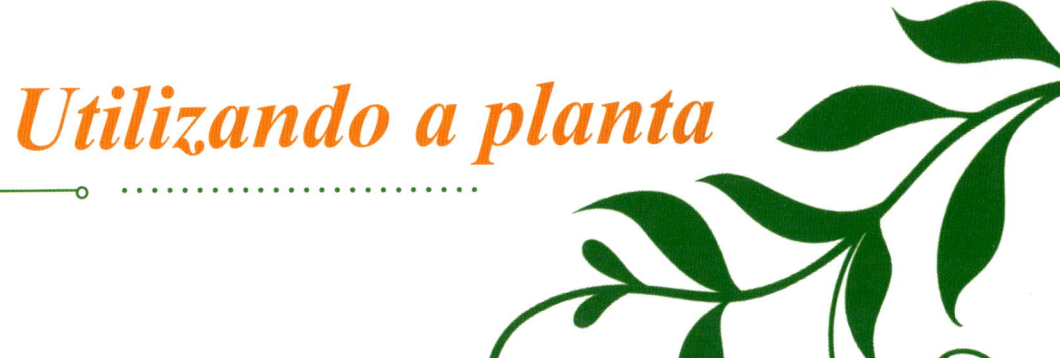

Colheita

1º – Colher a planta sem sereno ou sem estar molhada de chuva e antes de o Sol esquentar.

2º – Evite colher em local poluído, na beira de estradas, em lavouras ou solos contaminados por agrotóxicos, junto a esterqueiras ou águas paradas e suspeitas.

3º – Escolher as que tiverem boa aparência, estiverem inteiras, sem fungos ou doenças aparentes.

4º – Verificar qual parte da planta você precisa colher: raiz, casca, caule, madeira, folhas, flores ou sementes.

5º – Recomenda-se colher as raízes na dormência da planta, geralmente no outono; a casca, o lenho ou as folhas, no início da floração, época em que possuem mais princípios ativos; flores, quando abertas; e as sementes, quando maduras.

6º – As raízes devem ser bem lavadas e as cascas raspadas para tirar parasitas ou fungos.

7º – A secagem deve ser feita em lugar ventilado e à sombra. As partes mais duras da planta devem ser picadas para facilitar a secagem.

8º – Guardar cada tipo de chá ou partes diferentes da mesma planta em saquinhos de papel grosso, bem fechados, ou potes de vidro ou de plástico ou latas bem tapados. Se aparecer umidade no plástico, a secagem não foi completa. Deve-se continuar a secagem, pois, se mofar, o que foi colhido e separado não poderá ser usado.

9º – Identificar cada recipiente com o nome da planta e a data da coleta, refazendo os estoques anualmente, pois, com o tempo, os chás sofrem alterações.

Preparando o chá

Ao preparar o chá, evite usar utensílios de alumínio ou cobre. Prefira os de aço inoxidável, cerâmica ou vidro refratário, ou os esmaltados. Observe alguns processos para a utilização das plantas:

1º infusão – em um recipiente, coloca-se água fervente sobre a erva picada, cobre-se e deixa-se esfriar por cerca de 10 minutos. Esse processo é usado para partes mais delicadas da planta, como folhas e flores;

2º decocção – levam-se as ervas ao fogo em um recipiente com água e fervem-se durante um período de 10 a 20 minutos. Esse processo é usado para raízes, rizomas, madeira, caule, casca ou sementes. São as partes mais duras, que devem ser picadas e, se possível, deixadas durante a noite na água, antes da decocção;

3º maceração – é o tempo de 8 a 24 horas em que as ervas ficam embebidas em líquidos na temperatura ambiente: água (tisana ou garrafada), vinho, cachaça ou graspa ou mistura de água e álcool de cereais. As partes mais duras ficam por maior tempo no líquido. Nesse processo, os minerais e vitaminas são mais aproveitados. Não são expelidos pelo vapor, como nos processos anteriores;

4º tintura – preenche-se um recipiente com álcool de cereais e a planta desejada, sendo que a proporção desta pode ser de 25% a 80% do conteúdo total do recipiente. A quantidade de álcool é referente à planta. Algumas plantas liberam seu princípio ativo com mais facilidade que outras;

5º essência – extrato, hidrolatos: é o processo de extração dos princípios ativos com utilização de destilador (alambique). Técnica não muito utilizada no uso caseiro. Exigem-se cuidados especiais na conservação do produto final. As ervas também podem ser utilizadas em: compressas, cataplasmas, sucos da erva fresca, pomadas, unguentos e outros.

Dosando a quantidade

Recomenda-se preparar uma quantia de chá suficiente para ser consumida ao longo do dia. O chá deve ser tomado em doses homeopáticas. O organismo pode não assimilar doses muito grandes e isso pode ser prejudicial. Em dosagem normal, colocam-se de 20 a 30 gramas de ervas frescas por litro de água; em um copo de 200 ml, coloca-se 1 colher cheia de folhas picadas. Se as folhas forem secas, pode-se reduzir o peso (não o volume) pela metade.

O adulto toma de 3 a 4 copos (200 ml) por dia. Para 1 xícara (150 ml), usam-se 4 gramas de folhas. A dose das tinturas varia de 10 a 30 gotas com água, três vezes ao dia. Se for de vinho, pode-se tomar um pequeno cálice. Xaropes, 4 ou 5 colheres (sopa) por dia.

Para crianças, a mesma quantia de vezes diárias em doses diminuídas, de acordo com o peso.

O chá preparado, um pouco mais forte ou mais fraco, tomado um pouco mais ou um pouco menos, não provoca os mesmos riscos dos medicamentos químicos, mas sempre é importante observar as reações do organismo.

É recomendado que gestantes limitem-se a tomar os chás tradicionais; existem chás abortivos. Também é importante procurar um acompanhamento médico.

Tomando o chá

Para que o chá possa surtir melhor efeito, é contraindicada a adição de açúcar. Prefira um pouco de mel.

De maneira geral, estes são os melhores horários e ocasiões para se tomar cada tipo de chá: pela manhã, *chás depurativos, diuréticos, purgantes e vermífugos*; se o objetivo for melhorar o apetite ou problemas estomacais, toma-se 30 a 40 minutos antes das refeições; para perturbações da bílis, do fígado ou da vesícula, toma-se após as refeições. Os *chás depurativos, calmantes, tônicos* e similares são tomados entres as refeições. Os chás *sedativos e laxantes* suaves devem ser tomados antes de dormir.

O tratamento deve ser iniciado com menores doses, que vão aumentando até o décimo dia. Essa dose é diminuída gradativamente até o 20º dia. Não é indicado tomar o mesmo chá por um período maior. O organismo deve acostumar-se ao chá. Pode-se parar por algum tempo e então repetir o procedimento ou trocar por uma erva de mesma propriedade.

Os chás, por não possuírem os inconvenientes dos remédios alopáticos, podem ser tomados não apenas como remédios, mas também como preventivos de doenças, fortalecendo e remineralizando o organismo, suprindo-o de vitaminas, aliviando o sistema digestivo e acalmando o sistema nervoso. É recomendado, nas mudanças de estações, tomar alguns chás depurativos do sangue, como faziam nossos antepassados, pois o sangue limpo e puro é sinônimo de saúde em geral.

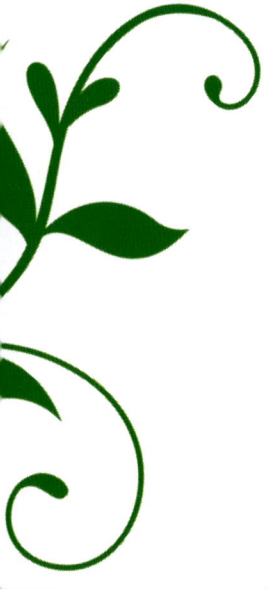

Dicas diversas

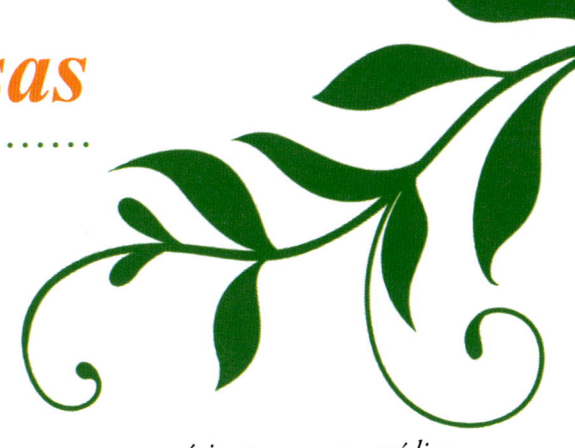

Sempre que necessário, procure seu médico.

Você encontrará neste livro imagens das plantas mencionadas a seguir, com seus nomes citados e suas atribuições descritas.

Acidez do estômago

Extrair o suco da batata, bardana ou gervão, coado, até conseguir uma xícara do seu sumo. Tomar em seguida. Repetir três vezes ao dia.

Ácido úrico

Colocar 1 punhado de entrecasca, folhas ou flor de sabugueiro em 1 litro de água. Ferver por 10 minutos. Tomar 1 xícara três ou quatro vezes ao dia. Serve também para artrite, reumatismo e cálculos renais.

Amigdalite

Ferver um punhado de erva-de-santa-maria. Despejar tudo num pano e envolver o pescoço. Pode-se aplicar também em contusões e fraturas.

Apendicite

Fazer um chá com as cascas externas da cebola. Tomar 1 xícara três vezes ao dia.

Arteriosclerose

Tomar frequentemente suco de laranja misturado com suco de limão, pela manhã, em jejum.

Artrite ou artrose

Pegar um punhado de folhas frescas de batata, amassar, fazer uma papinha e aplicar diretamente nas articulações.

Asma

Raspar a parte interna das folhas da babosa ou partes do fruto do gravatá, misturar com mel e tomar 1 colher (sopa) três vezes ao dia, durante algum tempo. Auxilia também o processo digestivo.

Asma de natureza alérgica

Tomar, em jejum, um copo de água com farinha de mandioca. É bom também para tratar hemorroidas.

Azia

Para aliviar a sensação de azia, colocar uma pitada de café sobre a língua e deixar diluir.

Berne

Pegar um toco de fumo em corda, molhar na banha ou azeite e colocar no local. Pode-se também pôr um pedacinho de toucinho ou bacon.

Bicho-de-pé

Ferver folhas de pessegueiro e deixar os pés de molho.

Bico de papagaio

Colocar em 1 litro de álcool 2 punhados de raiz, ou folhas, em maior quantidade, de guiné (atipim). Quando o líquido assumir coloração marrom-esverdeada ou verde, passar no local dolorido três vezes ao dia. É bom para qualquer dor localizada.

Cálculo ou areia nos rins

Para combater, tomar após as refeições um copo de chá de salsa durante algum tempo.

Calo

Pôr em cima do calo um pedacinho de casca de banana verde, prendendo com esparadrapo. Segurar por alguns dias até o calo sair inteiro.

Caspa, seborreia

Triturar 4 figos no liquidificador, colocar em um copo de vinagre (ou vinho) branco e adicionar 1 colher (sopa) de sal. Coar e enxaguar os cabelos uma vez ao dia.

Caxumba (recolhida)

Receita popular: passar no local suco de limão misturado com cinza de madeira.

Ciática

Cortar rodelas de batata e colocar entre o pé e a palmilha do sapato. Esfregar emplastro de batata amassada, no local dolorido. Fazer compressas com folhas de eucalipto ou aroeira, três vezes ao dia, e repousar.

Cobreiro

Colocar clara de ovo batida com alho-macho e deixar secar. Usa-se também a tintura de guiné.

Cólica menstrual

Tomar chá de salsa ou de folhas de moranguinho. Esses chás servem também para diarreias.

Convulsão ou asfixia causada por vermes

Esmague alho com vinagre e esfregue no nariz, peito, pulsos e na garganta do paciente.

Corpo estranho no nariz

Fazer a pessoa espirrar utilizando algum pó de folha seca, de hortelã, por exemplo.

Corte ou ferimento com sangue

Para estancar o sangue, aplicar clara de ovo, gelo ou açúcar mascavo (ou branco).

Diabetes

Tomar ½ xícara de chá de folhas de pata-de-vaca com carqueja, de manhã, em jejum, e antes das refeições.

Diarreia

Tomar chá de pitanga, de tanchagem, de folhas novas de goiaba (60 g por litro), comer maçã e banana (um pouco verde).

Dor de estômago

Tomar chá de camomila com limão ou chá de funcho ou de melissa com leite.

Embriaguez

Tomar uma xícara de café bem forte com sal. Para a ressaca, chá de boldo.

Engasgo com espinha de peixe

Comer um pedacinho de miolo de pão misturado na farinha de trigo.

Engasgo de criança

Segurar a criança no colo de cabeça para baixo (ou no encosto do sofá) e dar pequenas palmadas nas costas para que tussa, expelindo o objeto.

Erisipela

Lavar com chá de sabugueiro, pitangueira e aroeira. Usar o líquido para compressas locais.

Falta de apetite
Comer ou mascar folhas de salsa ou folhas de picão-preto meia hora antes das refeições.

Ferimento (antisséptico natural)
Colocar no álcool, misturado com água, casca e vagens de pau-ferro (jucá) e deixar curtir por dois dias. Aplicar nos ferimentos.

Frieira
Esmagar o talo ou as folhas da couve e passar o sumo nas frieiras, pela manhã e antes de dormir.

Furúnculo
Aplicar compressas de pulmonária ou pariparoba, untadas com mel ou banha comum sobre o local.

Gastrite
Tomar chá de canela quando sentir dor. Tomar suco de couve em jejum.

Hemorragia
Quando causada por extração de dente, fazer bochechos com chá de malva, confrei, cavalinha, barbatimão e bolsa-de-pastor. Indicados também para outras hemorragias.

Hemorroida (externa)
Lavar o local com erva-moura, erva-de-bicho ou fazer compressas de cavalinha no local. Fazer supositório com a parte interna da folha da babosa.

Impingem (ou espinha)
Passar a primeira saliva do dia no local, ao acordar, durante 5 dias.

Inflamação do dente (nervo, raiz)

Fazer bochechos com chá de folhas de batata-doce, de malva ou com tintura de guiné. Observação: não tomar o chá, pois o guiné é tóxico.

Íngua

Socar folhas de bardana, língua-de-vaca, copo-de-leite, aquecer e colocar sobre a íngua.

Mau hálito

Mascar folhas e sementes aromáticas ou fazer bochechos com a infusão delas. Para tirar cheiro de cebola ou alho, mascar folhas de sálvia ou salsa.

Memória

Tomar chás estimulantes contra estresse, anemia, esgotamento. Por exemplo, os chás de tiririca com tubérculos, de salva com mel, seiva de jatobá, melissa, alecrim e suco de açaí ou guaraná.

Nervosismo

Preparar um chá com porções iguais de chá de folhas de hortelã, de melissa, de amoreira e mais 2 porções de casca de maçã (bem lavadas); beber, em vez de água.

Obesidade (para emagrecer)

Usar estévia em vez de açúcar, tomar chá de alcachofra, chapéu-de-couro, erva-de-bugre, pinheiro-americano e 3 a 4 colheres de vinagre de maçã por dia.

Osteoporose

Para prevenir, ferver durante 20 minutos cascas de ovo bem lavadas. Secar ao sol e moer no pilão ou no liquidificador. Deixar por um dia no limão e então consumir uma colherinha junto com a comida.

Ouvido

Para tirar insetos do ouvido, colocar uma luz junto ao ouvido, atraindo o inseto. Forçar a saída do ar dos pulmões, trancando o nariz e a boca.

Pele

Para embelezar a pele, lavá-la com o chá de chapéu-de-couro e beber 2 xícaras por dia, alguns dias por semana.

Picada de aranha e insetos

Coloque alho amassado ou esfregue o suco de salsa sobre a picada.

Queimadura

Envolver a parte atingida com o sumo da babosa e cobrir com um pano limpo. Tira a dor e evita a formação de bolhas. Observação: se a queima-dura for de 3º grau ou dolorida demais, procurar um médico.

Rachadura no bico dos seios

Aplicar emplastro com folhas de bardana untadas ao mel, três vezes ao dia.

Rachadura nos pés

Esfregar nas rachaduras as folhas quentes de melão-de-são-caetano ou couve aquecida com pouco de azeite ou banha para fazer penetrar o sumo.

Reumatismo

Ferver um punhado de cascas picadas de corticeira (mulungu) em 1 litro de água e banhar as partes doloridas; misturar com a água do banho quente para aliviar cansaço e dores musculares.

Sangramento no nariz

Introduzir pelas narinas chá frio de bolsa-de-pastor, de cavalinha ou pingar algumas gotas de limão.

Sapinho (espécie de afta na boca dos bebês)

Limpar com algodão embebido em suco fresco de limão, de tanchagem ou cavalinha adoçado com mel, várias vezes por dia.

Seios empedrados ou inflamados

Fazer compressas quentes com fedegoso ou picão-preto ou de gengibre com farinha de mandioca.

Soro caseiro

Prepará-lo com 1 litro de água fervida, 1 colher (chá) de sal e 8 colheres (chá) de açúcar; aos primeiros sintomas de diarreia e vômito, dar o soro à criança.

Suor nos pés e axilas

Lavar com folhas de nogueira ou passar suco de limão com cinza de madeira algumas vezes por dia.

Tétano

Para evitar o tétano manter em dia a carteirinha de vacinação. É a maneira mais fácil e correta.

Torcicolo

Passar externamente tintura de casca de angico ou de guiné.

Úlcera interna (gastrite)

Fazer uma tintura com folhas de chá-de-bugre e tomar 10 gotas com água morna, antes das refeições principais. Tomar chá de espinheira-santa antes das refeições.

Unheiro (panarício)

Fazer decocção de 50 g de cavalinha para 1 litro de água e fazer compressas. Amassar folhas novas de laranjeira, untar com óleo quente e enrolar o dedo. Esmagar a cebola e colocar o sumo no unheiro.

Urina solta (incontinência)

Fazer chá das bagas (frutos) do cipreste ou tomar 1/2 xícara (chá) de guamirim três vezes ao dia ou chá da raiz de guanxuma.

Varize

Ralar (ou liquidificar) o caroço de abacate, podendo-se adicionar um punhado de suas folhas, deixar em repouso no escuro por 2 dias em 1/2 litro de álcool e fazer massagens circulares no local. Serve também para nevralgias e reumatismo.

Nomes populares

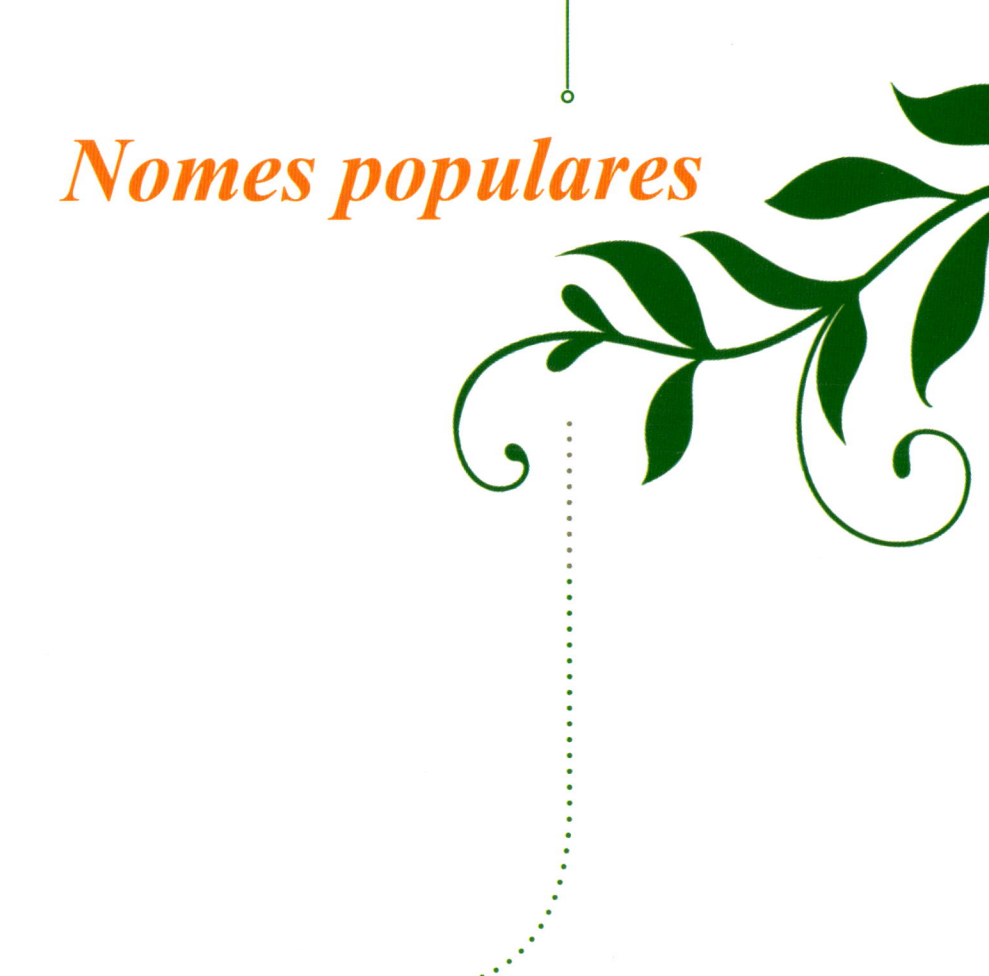

A

001. **Abacate** – Abacado, loiro-abacate, louro-abacate
002. **Abacaxi** – Ananás, aberas
003. **Abóbora** – Jerimum, abóbora-amarela
004. **Abutua** – Uva-do-mato, jabuticaba-de-cipó
005. **Açafrão-da-índia** – Gengibre-amarelo, açafrão-da-terra, cúrcuma
006. **Açaí** – Juçara, piná
007. **Acanto** – Pé-de-urso
008. **Acariçoba**
009. **Acerola** – Cereja-das-antilhas, cereja-de-barbados
010. **Açoita-cavalo** – Envireira-do-campo, mutamba-preta
011. **Açucena-vermelha** – Cajado-de-são-josé
012. **Agave** – Pita
013. **Agoniada** – Agonia, guina-mole, jasmim-manga
014. **Agrião** – Agrião-do-brejo, agrião-d'água-corrente
015. **Aipim** – Mandioca-de-casa, macaxeira
016. **Aipo** – Sansão, aipo-dos-pântanos
017. **Alcachofra** – Cynara
018. **Alcânfora** – Erva-da-alegria, erva-do-sorriso
019. **Alecrim** – Alecrim-da-horta, alecrim-de-jardim, alecrim-de-cheiro, alecrim-rosmarinho
020. **Alegria-de-jardim** – Sálvia-de-jardim, sálvia, sálvia-vermelha, flor-de-cardeal
021. **Alevante** – Anador, erva-carpinteira, erva-dos-soldados
022. **Alface**
023. **Alface-d'água** – Mururé, pajé, lentilha-d'água
024. **Alfafa** – Alfafa-de-flor, alfafa-verdadeira, luzerna, melga-dos-prados
025. **Alfavaca-do-campo** – Alfavaca-d'américa, manjericão
026. **Alfavaca-cheiro-de-anis** – Manjericão-doce
027. **Alfazema** – Lavanda
028. **Algodão** – Algodão-de-malta, algodão-bonito
029. **Alho** – Alho-da-horta, alho-comum
030. **Alho-poró** – Alho-macho, alho-gigante
031. **Almeirão** – Chicória-amarga
032. **Alquequenje** – Fisális, juá
033. **Ameixa** – Pronus
034. **Ameixa-do-japão** – Nêspera
035. **Amendoim** – Amendoí, mancarra
036. **Amora** – Amora-de-passarinho
037. **Amora-branca** – Amora-do-mato
038. **Amora-preta** – Amora, amora-de-passarinho
039. **Amor-perfeito** – Violeta-tricolor, flor-da-trindade, erva-da-trindade

Nomes populares

A

040. **Ananás** – Abacaxi-silvestre
041. **Angélica** – Erva-de-espírito-santo, jacinto
042. **Angico-vermelho** – Acácia-angico, corupá, paricá
043. **Anis-estrelado** – Anis-verdadeiro, badiana-de-cheiro, funcho-da-china
044. **Araçá** – Guajavá
045. **Araçá-do-campo** – Goiaba-do-morro
046. **Araticum** – Maçã-de-cobra, mulato
047. **Arnica** – Arnica montana, arnica-das-montanhas
048. **Arnica-do-campo**
049. **Aroeira** – Aroeira-vermelha
050. **Arroz**
051. **Arruda** – Arruda-doméstica, arruda-dos-jardins, ruta-de-cheiro-forte
052. **Artemísia** – Absinto
053. **Aveia** – Aveia-cultivada
054. **Avenca** – Cabelo-de-vênus
055. **Aveloz** – Árvore-de-são-sebastião, árvore-de-lápis, pau-pelado, dedo-de-diabo, cega-olho
056. **Azedinha-branca**
057. **Azevém**
058. **Azevinho** – Azevinho-espinhoso

B

059. **Babosa** – Aloé, aloe vera
060. **Bálsamo-brasileiro**
061. **Bambu** – Taquaraçu
062. **Bananeira** – Banana
063. **Barba-de-pau** – Barba-de-velho, barba-de-macaco
064. **Barbatimão** – Casca-da-mocidade, casca-da-virgindade, piçarana
065. **Bardana** – Pegamasso, lavassoni
066. **Baru**
067. **Batata-doce** – Batata-da-terra
068. **Batata-inglesa** – Batata, batatinha
069. **Begônia**
070. **Beiço-de-boi** – Marmelada-de-cavalo
071. **Beijo-flor** – Maria-sem-vergonha
072. **Beldroega** – Porcelana, salada-de-negro, caaponga
073. **Bergamota** – Mexerica, mixirica, tangerina, vergamota
074. **Berinjela** – Berengens, tongu, macumba
075. **Beterraba** – Raiz vermelha
076. **Bétula** – Vidoeiro

B

077. **Bocaiuva** – Macaúba
078. **Boca-de-leão**
079. **Boldo** – Boldo-de-jardim, boldo-do-brasil
080. **Boldo-do-chile** – Boldo-chileno
081. **Boldo-graúdo** – Necroton-falso
082. **Bolsa-de-pastor** – Bucho-de-boi, chapéu-de-frade
083. **Borragem** – Borracha, borrage, foligem
084. **Brinco-de-princesa** – Fúcsia, agrado, lágrima
085. **Brócolis** – Brócoli, brocos
086. **Buchinha-do-norte** – Cabacinha, bucha, purga
087. **Buriti** – Buriti
088. **Butiá** – Butiá-azedo, coqueiro-azedo, guariroba-do-campo
089. **Buva** – Acatoia, rabo-de-raposa, voadeira

C

090. **Cabriúva** – Corimba, braúna, caboré
091. **Cacau**
092. **Cacto** – Jamacaru, cardeiro, urumbeba
093. **Café** – Café
094. **Cajá-manga**
095. **Caju** – Caju, anacardo, acaju
096. **Calêndula** – Bem-me-quer, mal-me-quer
097. **Cambará** – Lantana
098. **Cambará-de-jardim**
099. **Camboatá** – Cupania
100. **Cambuí** – Cambuí-roxo
101. **Camélia**
102. **Camomila** – Macela-nobre
103. **Camomila italiana**
104. **Camu-camu**
105. **Cana-de-açúcar** – Cana
106. **Cana-de-cacho** – Cana-de-sorgo-doce
107. **Cana-de-macaco** – Canarana
108. **Cana-do-brejo** – Canarana-do-brejo, caatinga
109. **Canela-da-índia** – Canela-de-ceilão, quinino, pau-canela
110. **Canela-preta** – Canela-merda
111. **Canjerana** – Canjarana
112. **Capim-barba-de-bode** – Barba-de-bode
113. **Capim-cidró** – Capim-cheiroso, capim-cidrão, capim-cidreira, capim-limão
114. **Capim-de-burro** – Grama-de-burro

Nomes populares

115. **Capim-gordura** – Capim-grudento, capim-meloso
116. **Capim-milhã** – Capim-milhã-do-brejo, capim-de-mula, capim-do-brejo, capim-ferro
117. **Capim-pé-de-galinha** – Erva-das-bermudas
118. **Capim-pelo-de-porco** – Pelo-de-porco
119. **Capim-rabo-de-burro** – Capim-andaime, capim-peba
120. **Capim-rosário** – Capim-lágrima, lágrima-de-nossa-senhora
121. **Capuchinha** – Chagas, flor-de-sangue
122. **Caqui** – Caqui, dióspiro
123. **Cará** – Cará-mimoso
124. **Caraguatá** – Caroá
125. **Carambola** – Camerunga
126. **Cardamomo** – Pacová
127. **Cardo-amarelo** – Cardo-bento, cardo-santo
128. **Cardo-de-santa-maria** – Cardo-santo, cardo-mariano
129. **Caroba** – Marupá, marupauba
130. **Carqueja-amargosa** – Carqueija-amarga
131. **Carqueja-branca** – Verbasco-branco
132. **Carqueja-de-jardim** – Solitária
133. **Carqueja-doce** – Carquejinha, santonina
134. **Carqueja-miúda** – Carquejinha
135. **Carrapicho** – Carrapicho-bravo
136. **Carrapicho-rasteiro** – Amor-do-campo
137. **Caruru-roxo** – Bredo
138. **Caruru-verde** – Amaranto-verde
139. **Casca-de-anta**
140. **Castanha**
141. **Castanha-do-pará** – Castanha-do-brasil, amendoeira-da-américa
142. **Catinga-de-bode** – Catinga-de-barrão, celestina
143. **Catinga-de-mulata** – Tanaceto
144. **Catingueira** – Árvore-de-cheiro
145. **Catuaba** – Catuaba-marapuama, caramuru, tatuaba
146. **Cavalinha** – Cola-de-cavalo, lixa-vegetal
147. **Cebola**
148. **Cedro** – Cedro-rosado
149. **Celidônia** – Figatil, iodina, erva-de-iodo
150. **Cenoura**
151. **Centeio** – Trigo-cen
152. **Cereja** – Cereja-do-rio-grande-do-sul
153. **Cereja-da-europa** – Cereja-dos-passarinhos

C

154. **Cevada**
155. **Chá-de-bugre** – Erva-tiú, guaçatonga
156. **Chapéu-de-couro** – Chá-de-mineiro, chá-do-pobre, congonha-do-brejo
157. **Chá-verde**
158. **Chicória** – Endiva
159. **Chinchilho** – Picão-de-praia, picão-do-reino
160. **Chinchim**
161. **Chorão** – Salgueiro-chorão
162. **Chuchu** – Caiota, pimpinela
163. **Cincho**
164. **Cinerária** – Losna-de-rico
165. **Cipó-cabeludo** – Guaco-cabeludo
166. **Cipó-imbé** – Imbé, banana-có
167. **Cipó-insulina** – Mãe-boa, cipó-poçá, insulina-vegetal
168. **Cipó-mil-homens** – Cipó-buta, buta, jarrinha, papo-de-peru, pipe vine
169. **Cipó-pata-de-vaca** – Cipó-escada
170. **Cipó-de-são-joão** – Flor-de-são-joão, cipó-vermelho
171. **Cipó-suma** – Baúna, cipó-sume, paraguaia, piraguara, suma
172. **Cipreste** – Cupressus
173. **Citronela** – Capim-citronela, citronela-do-ceilão, cidró-do-paraguai
174. **Coco-babaçu**
175. **Coco-da-baía** – Coco
176. **Coentro** – Coriandro, erva-de-percevejo, salsinha
177. **Confrei** – Consólida
178. **Copo-de-leite** – Saia branca
179. **Coqueiro**
180. **Cordão-de-frade** – Nó-de-cachorro, erva-da-frustração, cordão-de-são-francisco, votos
181. **Corticeira** – Mulungu
182. **Corticeira-de-jardim** – Mulungu, canivete
183. **Couve-de-todo-o-ano** – Couve
184. **Cravo-branco** – Cravo-do-poeta
185. **Cravo-de-defunto** – Tagete
186. **Cravo-da-índia** – Craveiro-da-índia, cravina-de-túnis, cravo-de-cabecinha-cravoária, rosa-da-índia
187. **Cravo-de-jardim** – Cravina
188. **Crem-do-mato** – Crem
189. **Crisântemo**
190. **Crista-de-galo** – Suspiro

191. **Cuieira** – Cabaceira
192. **Curupiá** – Esporão-de-galo

D

193. **Dália**
194. **Damiana**
195. **Dedaleira** – Dedal, digital, erva-deda
196. **Dente-de-leão** – Taráxaco, amor-de-homem, amargosa
197. **Dorme-dorme** – Dormideira, sensitiva
198. **Douradinha** – Malva-branca, malva-veludo
199. **Douradinha-do-campo** – Dourada

E

200. **Embaúba** – Árvore-da-preguiça
201. **Endro** – Aneto, funcho-bastardo
202. **Erva-ciática** – Erva-do-monge, mata-boi
203. **Erva-de-bicho** – Pimenta-d'água, pimenta-do-brejo, cataia
204. **Erva-de-passarinho**
205. **Erva-de-passarinho** – Goiaba
206. **Erva-de-passarinho** – Visqueiro
207. **Erva-de-santa-maria** – Ambrosia, caacica, anserina-vermes
208. **Erva-de-são-joão** – Mentrasto
209. **Erva-gorda** – Língua-de-vaca
210. **Erva-lanceta** – Rabo-de-foguete, arnica, arnica-amarela, lanceta
211. **Erva-luísa** – Cidrão
212. **Erva-mate** – Mate
213. **Erva-moura** – Erva-são-valentim
214. **Erva-santo-filho** – Erva-raposa, tiú
215. **Erva-silvina** – Cipó-silvina
216. **Ervilha**
217. **Espada-de-são-jorge** – Rabo-de-lagarto
218. **Espinafre**
219. **Espinheira-santa** – Cancorosa, cancerosa
220. **Esponjeira** – Bucha-dos-paulistas, esponja
221. **Estévia** – Stévia, adocil, folha-doce
222. **Estragão** – Artemísia
223. **Eucalipto** – Calípio

F

224. **Fáfia** – Ginseng, paratudo
225. **Fava-de-bolota**
226. **Faveira**
227. **Fedegoso** – Café-negro
228. **Feijão**
229. **Fel-da-terra** – Olinária
230. **Feto-macho** – Samambaia-gigante
231. **Figo**
232. **Figo-do-mato**
233. **Fisálide** – Fizis, juá-da-horta
234. **Flor-de-maio** – Cacto-da-páscoa, flor-de-seda
235. **Flor-de-mel**
236. **Folha-fortuna** – Folha-grossa, fortuna
237. **Folha-santa** – Malva-do-campo
238. **Fruta-de-lobo** – Lobeira
239. **Fruta-pão** – Árvore-do-pão, pão-de-massa
240. **Framboesa**
241. **Fucus** – Alga-marinha
242. **Fumo** – Fumo, tabaco
243. **Fumo-brabo** – Fumo-bravo
244. **Funcho** – Erva-doce

G

245. **Gameleira** – Figueira-do-mato
246. **Gerânio**
247. **Gergelim** – Gergilim, gergelim-preto
248. **Genciana** – Gencianela
249. **Gengibre** – Gengibre-branco, raiz-picante
250. **Gervão** – Quina-amarga
251. **Gervão-de-casa** – Gerbão, erva-de-rato
252. **Gincgo biloba** – Nogueira-do-japão
253. **Ginseng** – Cinco-folhas, fáfia
254. **Girassol** – Flor-do-sol
255. **Goiaba** – Araçá-das-almas
256. **Goiaba-da-serra** – Goiabinha-da-serra
257. **Grão-de-bico** – Cabeça-de-carneiro, café-francês
258. **Gravatá** – Gravatá-de-gancho
259. **Graviola** – Araticum-do-grande, fruta-do-conde
260. **Groselha-da-índia**
261. **Groselha-vermelha**

Nomes populares

G

262. **Guabiju**
263. **Guaco** – Cipó-caatinga
264. **Guaiaco** – Pau-santo
265. **Guajuvira** – Guaiabi
266. **Guandu** – Ervilha-de-árvore, feijão-andu
267. **Guanxuma** – Malva-silvestre
268. **Guaraná**
269. **Guabiroba** – Guavirova, garivova
270. **Guabiroba-branca**
271. **Guiné** – Pipi

H

272. **Hibisco** – Agrião-de-guiné, camelião
273. **Hipérico** – Hipericão
274. **Hissopo** – Erva-sagrada
275. **Hortelã** – Menta
276. **Hortelã-de-cheiro** – Hortelã-branca
277. **Hortelã-pimenta** – Hortelã-das-águas, hortelã-da-cozinha
278. **Hortênsia**

I

279. **Iacom** – Yacon
280. **Ingá-de-casa** – Ingá
281. **Ingá-do-mato** – Banana-de-árvore
282. **Inhame** – Inhame-da-costa
283. **Ipê-amarelo** – Ipê
284. **Ipê-roxo** – Pau-d'arco
285. **Ipomeia** – Corda-de-viola
286. **Íris** – Flor-de-lis

J

287. **Jaborandi** – Cortiça
288. **Jabuticaba**
289. **Jaca** – Jaca-da-bahia
290. **Jacarandá** – Caroba-do-mato, marupá
291. **Jalapa** – Boas-noites
292. **Jambeiro**
293. **Jambolão** – Jamelão
294. **Japecanga** – Japucanha
295. **Jaracatiá** – Mamoeiro-do-campo, mamoeiro-silvestre, mamaozinho-do-mato

J

296. **Jatobá** – Jataí
297. **Jenipapo**
298. **Jiló** – Jinjilo
299. **Juá**
300. **Jujuba**
301. **Junípero** – Junipo
302. **Jurubeba** – Jupeba, juripeba

K

303. **Kiwi** – Groselha-silvestre, quiuí

L

304. **Laranja**
305. **Lentilha** – Lenticela
306. **Licopódio** – Musgo terrestre
307. **Lichia**
308. **Limão-bergamota** – Limão
309. **Limão cidró**
310. **Limão-galego** – Limão-galês
311. **Limeira**
312. **Língua-de-vaca** – Labaça
313. **Linhaça** – Linho
314. **Lírio**
315. **Lírio-do-brejo** – Lágrima-de-moça, borboleta
316. **Lixeira**
317. **Losna** – Absinto
318. **Louro**

M

319. **Maçã**
320. **Macela** – Marcela
321. **Macelinha** – Marcelinha
322. **Madressilva** – Madressilva-dos-jardins
323. **Magnólia**
324. **Malva** – Malva-comum, malva-de-casa
325. **Malva-do-campo** – Malva-de-cheiro
326. **Malva-gigante** – Malvisco
327. **Malva-santa** – Malva-silvestre
328. **Mamão**

Nomes populares

M

329. **Mamão-macho**
330. **Mamão (papaia)** – Papaia
331. **Mamica-de-cadela** – Mama-de-porca
332. **Manacá** – Primavera
333. **Mandioquinha** – Salsão, baroa
334. **Mangabeira**
335. **Mangueira**
336. **Manjerona** – Manjerona-verdadeira, majorona
337. **Manjericão** – Alfavaca-de-cheiro
338. **Manjeroninha-do-campo**
339. **Manto-de-viúva** – Zebrina
340. **Maracujá** – Maracujá-doce
341. **Maracujá-açu** – Flor-da-paixão
342. **Maracujá-do-mato** – Chagas
343. **Maracujá-peroba**
344. **Maravilha** – Bonina, jalapa, boa-noite
345. **Maria-mole** – Flor-das-almas, catião, craveiro-do-mato
346. **Marmeleiro**
347. **Margarida** – Margarida-dos-campos
348. **Margarida-miúda** – Mãe-de-família
349. **Marroio-branco**
350. **Mastruço** – Mestruz
351. **Mata-campo** – Chamarrita, assa-peixe
352. **Maxixe** – Axixe
353. **Melão**
354. **Melão-de-são-caetano** – Erva-de-lavadeiras, fruto-de-cobra
355. **Melancia**
356. **Melissa** – Erva-cidreira-verdadeira, cidreira
357. **Mil-em-rama** – Anador, mil-folhas, pronto-alívio
358. **Milho** – Pendão-de-milho, estigma-de-milho
359. **Mirtilo** – Fruta-azul
360. **Moranga** – Abobrinha, mogango
361. **Morango** – Moranguinho
362. **Mostarda**
363. **Muricizeiro** – Murici-do-campo
364. **Murta** – Piúna
365. **Musgo**
366. **Mutamba** – Cabeça-de-negro, guaxina

N

367. **Nabo** – Colza de primavera
368. **Nêspera** – Néspole
369. **Nogueira**
370. **Noni**
371. **Noz-moscada** – Becuiba, moscada, nonoscada
372. **Noz-pecã** – Pecá

O

373. **Oliveira**
374. **Onze-horas** – Portulaca
375. **Orégano** – Manjerona-rasteira

P

376. **Paineira** – Paina-de-seda, barriguda
377. **Palmito**
378. **Para-tudo**
379. **Parietária** – Fura-paredes
380. **Pariparoba** – Caapeba, pariparoba-de-casa
381. **Pariparoba-do-mato**
382. **Pariri** – Crajiru
383. **Pata-de-vaca** – Mororó, unha-de-vaca, insulina-vegetal
384. **Pau-alecrim**
385. **Pau-amargo** – Amargol
386. **Pau-de-tudo** – Casca-amarga
387. **Pau-ferro** – Jucá, jucaína
388. **Pedra-ume-caá** – Insulina-vegetal, cambuí
389. **Pente-de-macaco** – Escovinha
390. **Pepino**
391. **Pequi** – Pequiá
392. **Pera**
393. **Periquito** – Calmador, anador
394. **Perpétua** – Gonfrema
395. **Pessegueiro**
396. **Picão** – Carrapicho-de-agulha, cuambu
397. **Picão-branco** – Botão-de-ouro
398. **Pimenta-do-reino** – Pimenta-da-índia
399. **Pimenta-malagueta** – Malagueta
400. **Pimenta-de-macaco**
401. **Pimentão** – Páprica-doce
402. **Pinha** – Ata, fruta-de-conde

Nomes populares

P

403. **Pinheiro** – Araucária, pinhão
404. **Pinheiro-americano** – Pinus
405. **Pitaia**
406. **Pitangueira**
407. **Piteira** – Pita, caroatá
408. **Pitomba**
409. **Pixirica** – Tapixirica
410. **Plátano** – Árvore-do-outono
411. **Poejo** – Erva-de-são-lourenço
412. **Pó-de-mico**
413. **Primavera-de-jardim** – Manacá
414. **Primavera-do-mato** – Primavera
415. **Pulmonária** – Orelha-de-coelho, bálsamo
416. **Pulsatila** – Anenome

Q

417. **Quebra-pedra** – Erva-pombinha, arrebenta-pedra, angiquinho, treme-treme
418. **Quebra-pedra rasteira** – Quebra-pedra
419. **Quebra-tudo** – Arrebenta-pedra
420. **Quebra-tudo flor**
421. **Quiabo** – Gombô
422. **Quitoco** – Tabacarana

R

423. **Rabanete** – Rábano
424. **Rabo-de-arara** – Língua-de-veado
425. **Rambotango**
426. **Repolho**
427. **Romázeira** – Pão-graná
428. **Rosa**
429. **Rosa-silvestre** – Rosa-canina
430. **Rosa-rubra** – Rosa-vermelha
431. **Rosmarinho** – Osmarinho, alecrim-branco
432. **Rúcula**
433. **Ruibarbo** – Rio-barbo

S

434. **Sabugueiro** – Sambugueiro
435. **Salsa** – Salsa-da-horta
436. **Salsaparrilha** – Coroa-de-cristo

S

437. **Salva** – Chá-de-tabuleiro, salva-da-gripe, cidreira-do-campo
438. **Sálvia** – Sábia, salva
439. **Santolina** – Guarda-roupa, rosmarinho-miúdo
440. **Sapoti**
441. **Sarandi** – Erva-da-vida
442. **Sassafrás** – Canela-sassafrás
443. **Sempre-viva** – Flor-de-palha
444. **Sene** – Sena
445. **Serralha** – Serralha-brava
446. **Sete-capotes** – Sete-casacas, capoteira
447. **Sete-sangrias** – Erva-de-sangue
448. **Seriguela** – Ameixa-da-espanha, cajá-vermelho, ciroela
449. **Soja** – Feijão-soja
450. **Sucupira** – Sapupira, sucuripa-açu

L

451. **Taboa**
452. **Taiuiá** – Tajujá
453. **Tamarindeiro** – Tamarinheiro
454. **Tanchagem** – Transagem, tansagem
455. **Tanchagem-de-jardim** – Transagem, tansagem
456. **Taquara**
457. **Taquara-do-reino** – Cana-do-reino
458. **Tarumã** – Tarumã-preto
459. **Tília** – Teja, tejo, tílha
460. **Timbó** – Guatimbó
461. **Tiririca** – Capim-dandá, tiririca-comum
462. **Tomateiro**
463. **Tomate-de-árvore** – Tomate-japonês
464. **Tomilho**
465. **Toranja** – Pomelo, *grapefruit*
466. **Trapoeraba** – Ondinha-do-mar
467. **Três-marias** – Buganvilia, primavera
468. **Trevo-roxo**
469. **Trigo**
470. **Trigo-mourisco** – Mourisco
471. **Tucumã**
472. **Tuia** – Árvore-da-vida
473. **Tuna** – Cacto, figo-da-índia

U

474. **Umbuzeiro**
475. **Unha-de-gato** – Cipó-unha-de-gato, erva-de-são-domingos
476. **Urtiga** – Urtiga-da-miúda
477. **Urtiga-branca**
478. **Urtigão-branco** – Cansanção
479. **Urtigão-vermelho** – Cansanção
480. **Urucu** – Urucum, colorau
481. **Uva-do-japão** – Tripa-de-galinha, cajoeiro-japonês
482. **Uvalha** – Uvaia
483. **Uva-ursinha** – Búxulo

V

484. **Vacunzeiro** – Chal-chal, olho-de-pomba
485. **Vassoura** – Alecrim-do-campo
486. **Vassoura-doce** – Tupixaba
487. **Vassoura-rasteira** – Guanxuma-branca
488. **Verbasco** – Barbasco
489. **Verbasco-do-sul** – Barbasco, calção-de-veio
490. **Verbena** – Erva-de-fígado
491. **Verônica** – Becabunga
492. **Videira** – Parreira
493. **Vimeiro**
494. **Vinagreira** – Azedinha, groselheira-flor-roxa
495. **Visqueiro** – Erva-de-passarinho
496. **Violeta-de-jardim** – Violeta-azul
497. **Viki** – Dólar-de-prata
498. **Xaxim** – Samambaiaçu

Z

499. **Zedoária** – Gajitsu, gaju
500. **Zínia** – Capitão, canela-de-velha

Atribuição das ervas e plantas medicinais

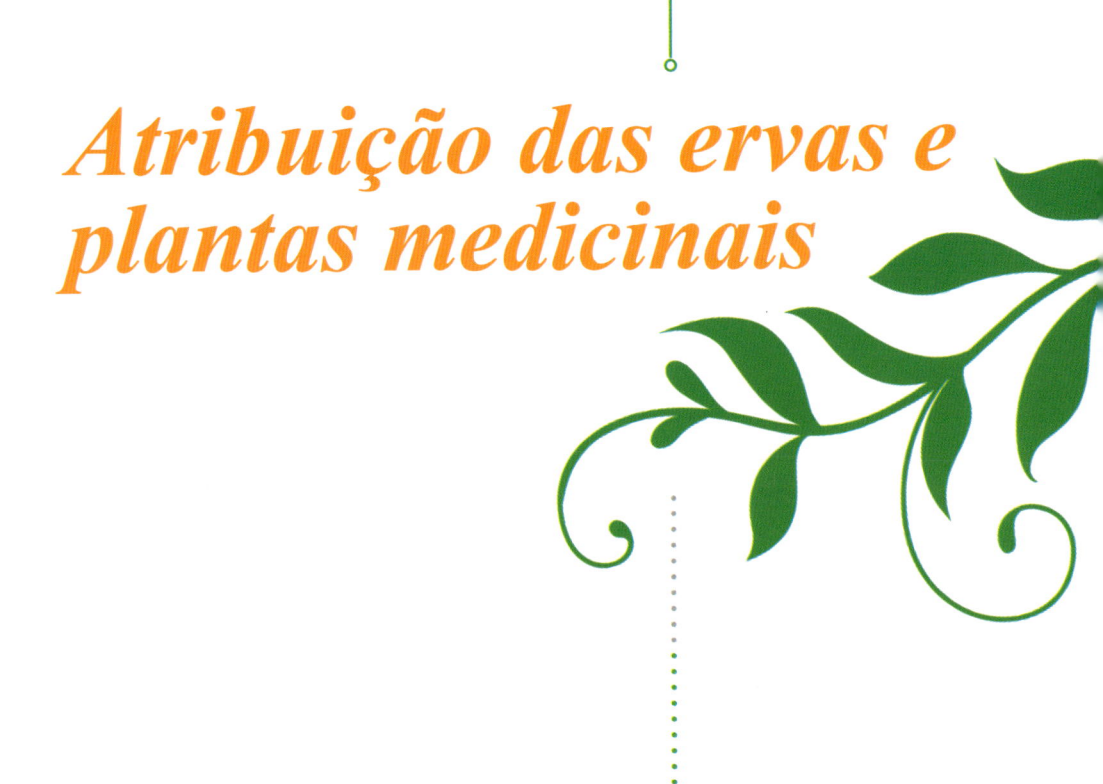

001. Abacate
Persea gratissima, Gaertn.

Lauráceas

Seu fruto combate a anemia e é afrodisíaco. Para embelezar a pele, faz-se uma mistura da polpa com mel e massageia-se duas vezes por semana. O chá de folha de abacateiro é muito usado em tratamentos para emagrecer, por ser diurético; combate diarreia, disenteria, doenças das vias urinárias, gases, febre e reumatismo. Para dores reumáticas faz-se banhos com o caroço ralado e deixado no álcool.

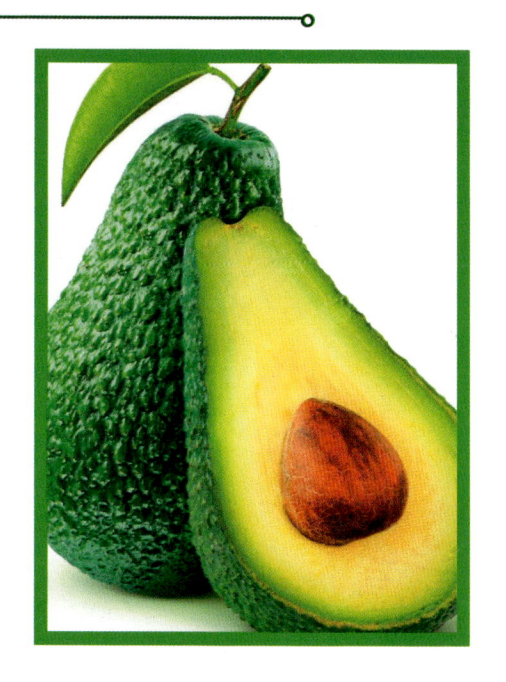

002. Abacaxi
Ananas comosus, Mill.

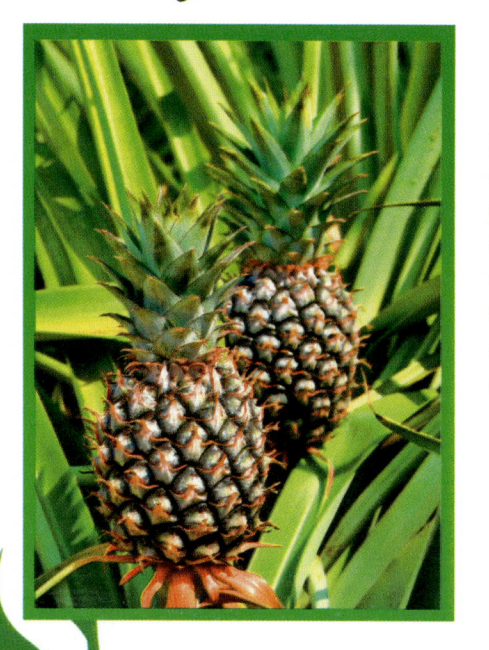

Bromeliáceas

A acidez do abacaxi favorece a digestão e a absorção de ferro. O suco de abacaxi é excelente diurético, depurativo, faz abrir o apetite e auxilia as funções hepáticas. O fruto e a casca auxiliam no tratamento de doenças respiratórias, dor de garganta e bronquite. O xarope (suco quente com mel) é expectorante.

Abóbora 003.
Cucurbita pepo, L.

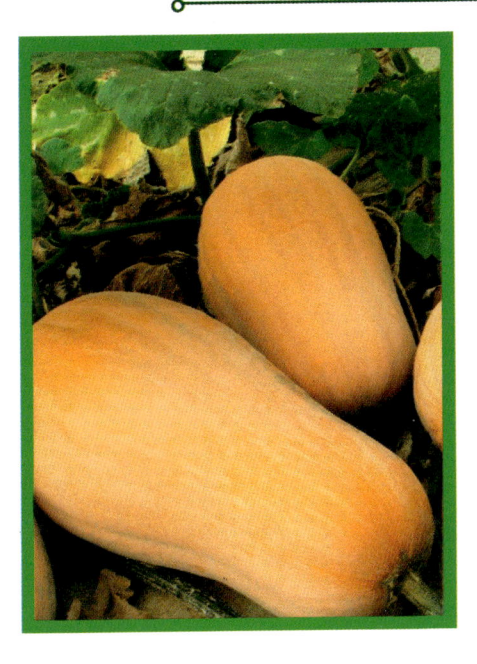

Cucurbitáceas

A abóbora tem betacaroteno (que ajuda a prevenir o câncer, a degeneração muscular e a acne), fibras (ajudam a saciar a fome, combater altos níveis de colesterol e a prisão de ventre), luteína (ajuda a prevenir a degeneração muscular, a catarata e o câncer de cólon), magnésio (bom para o sistema cardiovascular, a pressão arterial, cálculos renais e a tensão pré-menstrual), potássio (diminui os riscos de pressão alta e derrame cerebral), tiamina (que melhora a memória e o humor), vitamina B6 (que previne doenças cardíacas e a depressão) e vitamina C (antioxidante).

004. Abutua
Chondrodendron platiphyllum, A. St.-Hil.

Menispermáceas

Apresenta proteínas, carboidratos e fibras. Quando madura, é rica em vitaminas A e C, sendo aproveitada em saladas, cozidos e sopas. De sua raiz é obtido um ótimo diurético, bom também para dores na próstata e para acalmar diarreias.

Obs.: gestantes e nutrizes, pessoas com problemas de hemorroidas e sangramento anal não devem fazer uso dessa planta.

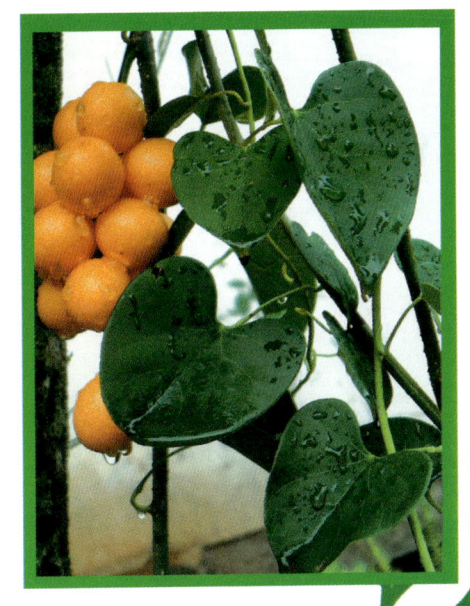

005. Açafrão-da-índia
Curcuma longa, L.

Zingiberáceas

Usa-se principalmente a sua raiz picada, ralada ou feito pó para auxiliar as pessoas que apresentarem problemas ligados ao fígado, icterícia, amarelão e outras enfermidades. Muitos consomem a sua raiz diariamente também para auxiliar no tratamento do mal de Parkinson.

Obs.: o consumo do seu chá é desaconselhável para mulheres no período da gestação.

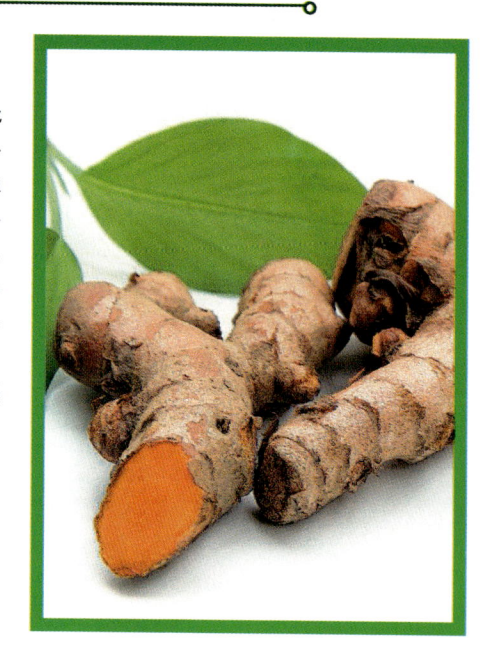

Açaí 006.
Euterpe oleracea, Mart.

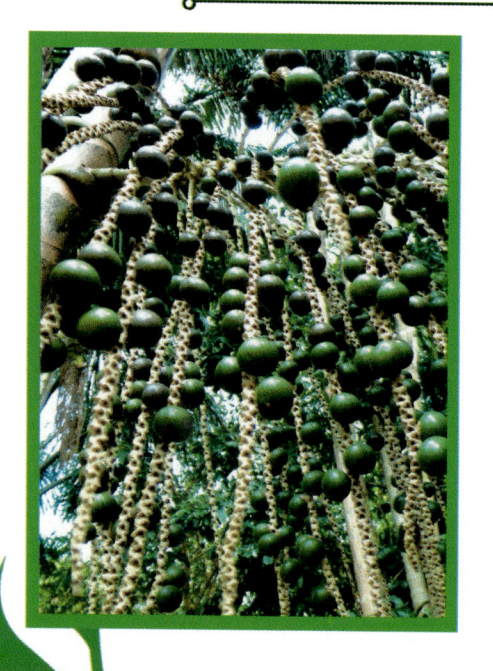

Arecáceas

O açaí contém poderosas substâncias antioxidantes, as chamadas antocianinas, que protegem o organismo contra o câncer e ajudam a afastar doenças degenerativas do organismo em geral.

Acanto 007.
Acanthus mollis, L.

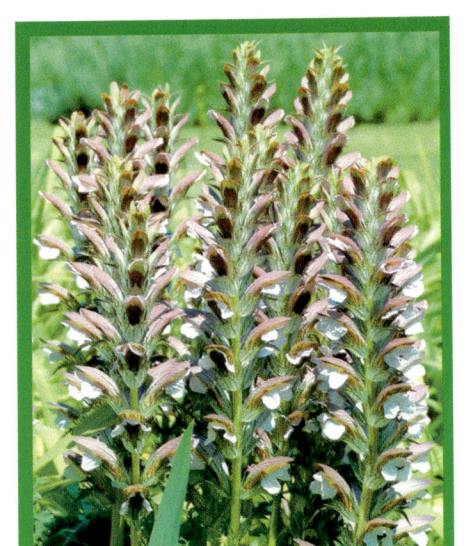

Acantáceas

Suas folhas são anti-inflamatórias. O suco da planta é usado em tratamento sintomático de herpes, queimaduras e contusões. O gargarejo com o líquido combate dores de garganta e aftas, má digestão e azia e facilita a eliminação correta do bolo fecal.

008. Acariçoba
Hidrocotyle Bonariensis Lam.

Apiáceas

Usa-se a planta toda em forma de chá para combater dores reumáticas, males do fígado, dos rins e como suave purgante. Também é indicada externamente em forma de banho ou em compressas para combater sardas da pele, manchas, erisipelas, escrófulas, problemas de sífilis e afecções tuberculosas.

Obs.: para a mulher gestante e outras pessoas as folhas em demasia podem ser tóxicas.

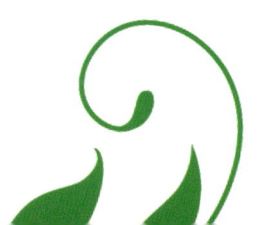

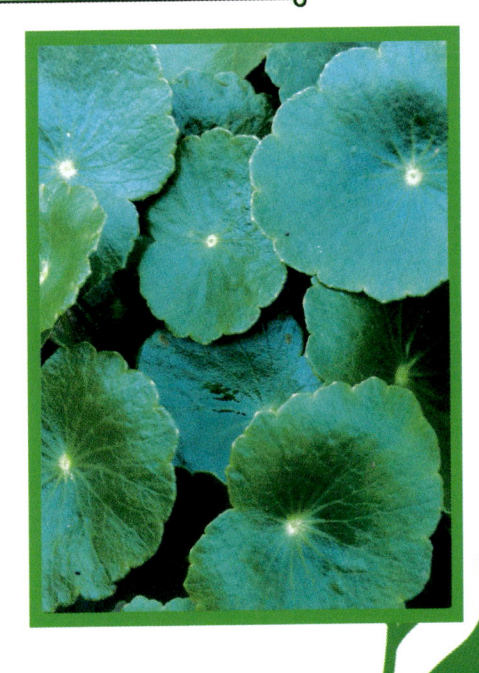

009. Acerola
Malpighia glabra, L.

Malpigáceas

Contém muita vitamina C, acalma os nervos, ajuda no fortalecimento dos ossos e no combate à osteoporose, reumatismo e escorbuto. Consumir a fruta in natura ou em forma de suco.

A acerola também tem cálcio, ferro e rutina em pequenas quantidades.

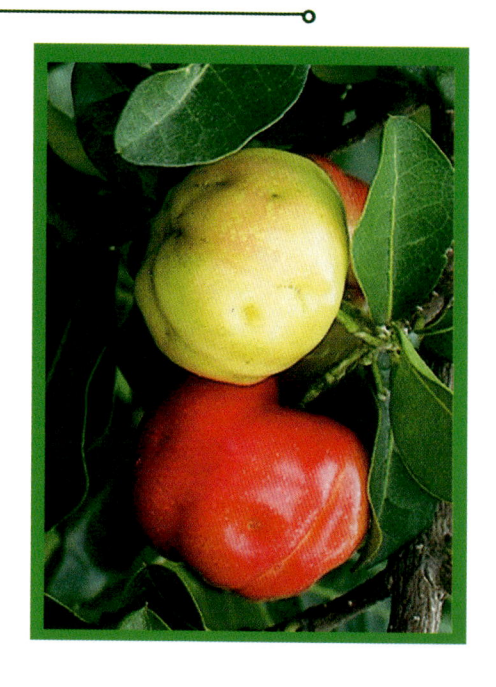

010. Açoita-cavalo
Luhea divaricata, Mart.

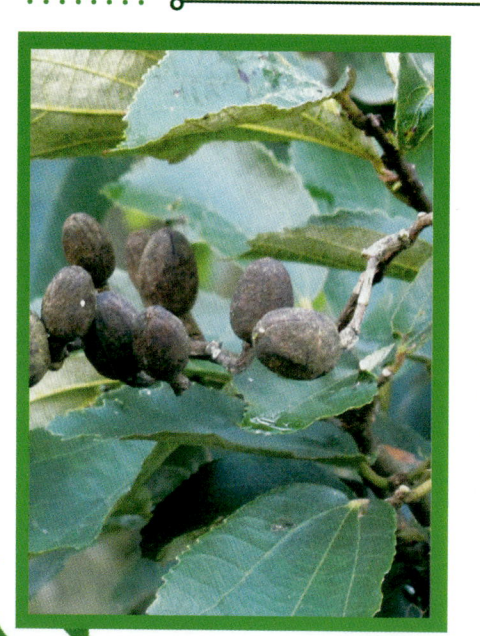

Tiliáceas

De sua casca pode ser feita uma tintura que ao ser consumida em gotas com água morna é benéfica para acalmar problemas e dores ligados à bexiga, principalmente a retenção e a inflamação da urina. Essa tintura também é ótima para regrar os intestinos, combatendo diarreias e disenterias. O chá da casca combate e acalma problemas de reumatismo, artrite e outras dores que afetam os ossos.

Acucena-Vermelha 011.
Hippeastrum hybridum, L.

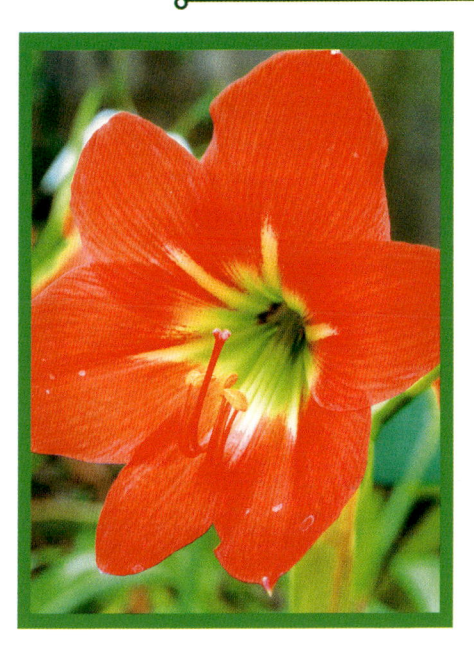

Amarilidáceas

Tem propriedades diuréticas e emolientes, é usada para contusões, dor de ouvido, espasmos, manchas cutâneas, queimaduras e úlcera.

012. Agave
Agave americana, L.

Amarilidáceas

Pode ser usada contra reumatismo e doenças venéreas, ajuda rins e fígado, tem a propriedade de aumentar a pressão e externamente é usada para a produção de xampu contra a calvície.

Obs.: o consumo dela apresenta propriedades fitoterápicas que aumentam a pressão sanguínea.

Por ser abortiva, é desaconselhável usá-la no período da gestação e no pós-parto. Também não deve usá-la quem apresentar problemas de hemorroidas e colite intestinal.

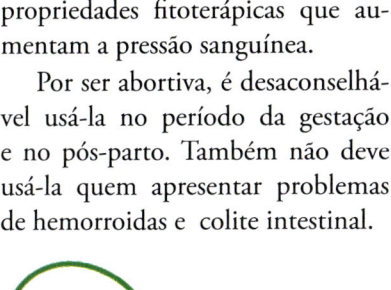

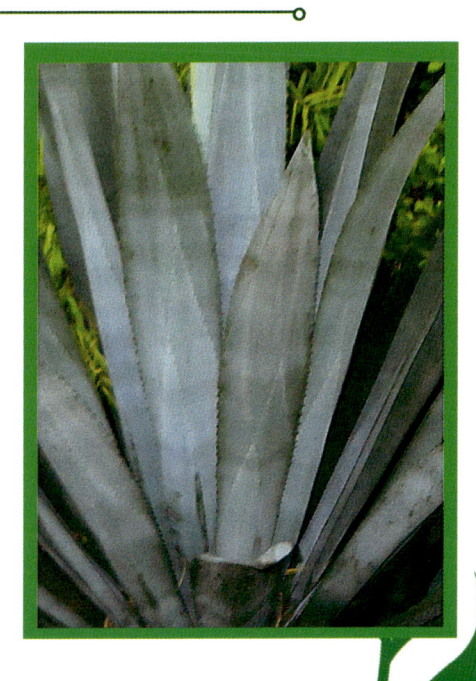

013. Agoniada
Plumeria lancifoliata, Muell.

Apocináceas

Com as suas flores pode ser feito o chá e outros produtos como antidepressivos, antiasmáticos e antissifilíticos. O chá também acalma febres regulares, auxilia na andropausa e na menopausa e ao mesmo tempo acalma o sono, sendo, por isso, ótimo para curar sonambulismo.

Obs.: Agoniada não pode ser usada durante a gestação, porque diminui o aleitamento materno, provoca deformações do feto e dificulta o nascimento.

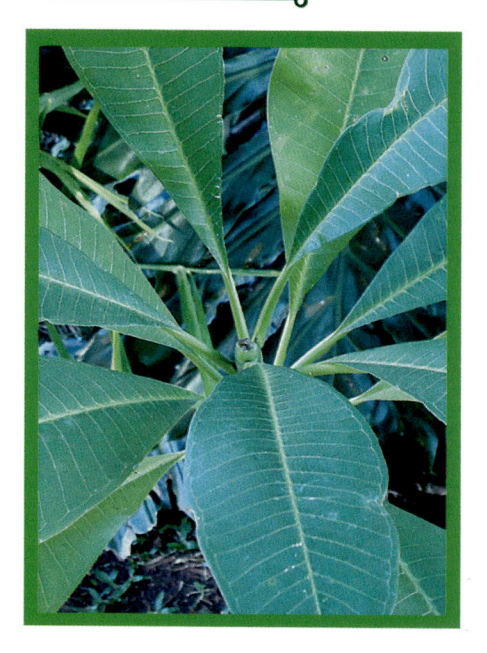

014. Agrião
Nasturtium officinale

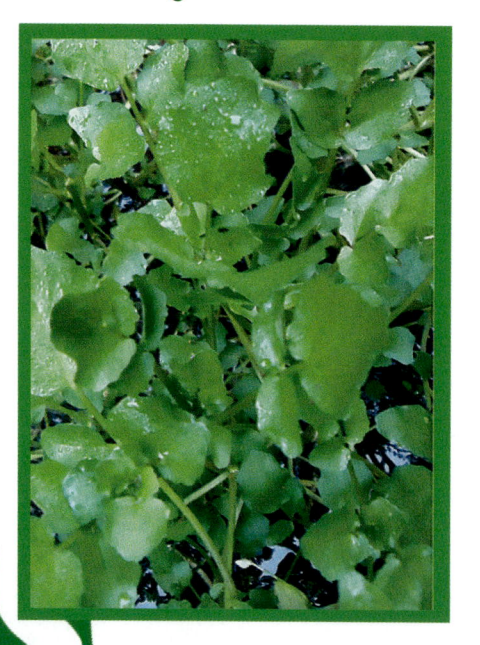

Crucíferas

Tem grande concentração de iodo, sendo bom para o tratamento de hipotireoidismo, para limpeza do fígado, de areias e cálculos nos rins; combate o reumatismo, a gota, o artritismo, a inchação das glândulas, a debilidade do coração e dos nervos. O agrião convém aos diabéticos porque encerra poucos princípios amiláceos.

Obs.: não consumi-lo durante a gestação, pois é abortivo.

Aipim
Manihot utilissima, Poll.
015.

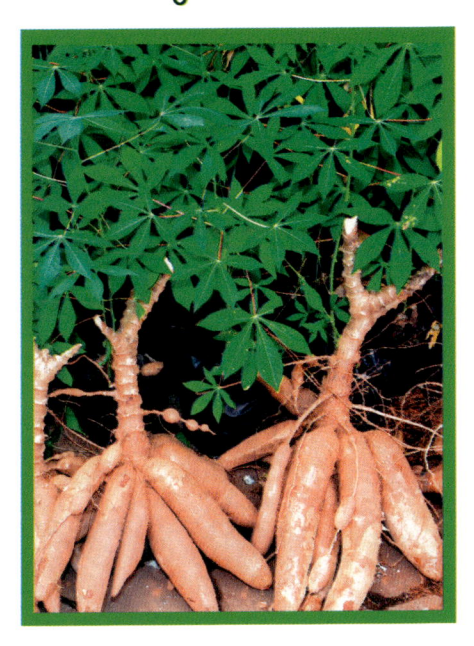

Euforbiáceas

Suas folhas secas à sombra e farinha em cataplasma aplicam-se em tumores, inflamações e dificuldades de lactação. Contém muito ferro e seu chá provido dos brotos é bom para o sono e ajuda tratar hemorroidas.

016.
Aipo
Apium graveolens, L.

Umbelíferas

Combate edemas, hipertensão arterial, dismenorreia, hepatite, inflamação do fígado causada por agentes infecciosos ou tóxicos e afecções diversas. Serve para abaixar a febre, melhorar colites intestinais, anemia, disenteria, bronquite asmática e contusões diversas. Auxilia na cicatrização de feridas e laringite, fortalece o pulmão, combate a rouquidão, catarros crônicos e falta de apetite. É depurativo do sangue, digestivo, diurético, antiescorbútico e ajuda a aliviar os sintomas do amarelão, da malária e de gases intestinais.

Obs.: o uso do aipo não é recomendado para quem tem problemas de diabetes e males dos rins.

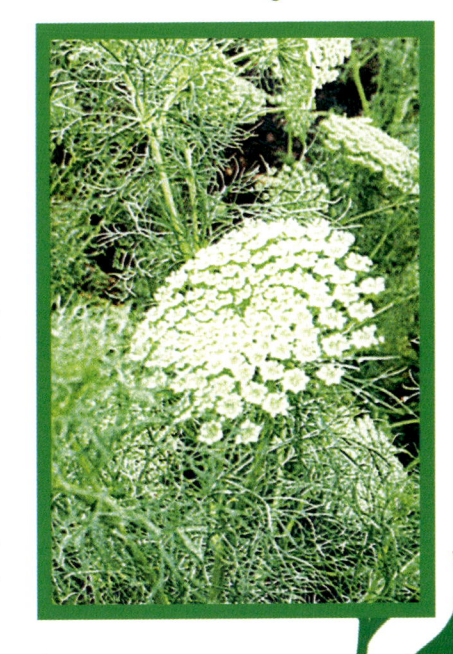

017. Alcachofra
Cynara scolymus, L.

Compostas

Possui substâncias com efeito curativo de doenças das vias biliares e hepáticas. É rica em ferro e cálcio, também repõe os sais minerais. É útil para tratar bronquite asmática, gota, hepatite, colesterol, prostatite, escorbuto, hemorroidas, uretrite, diabetes, debilidade cardíaca, anemia e erupções cutâneas.

Obs.: usada em demasia, enfraquece a visão e o nervo ótico. Tem propriedades abortivas.

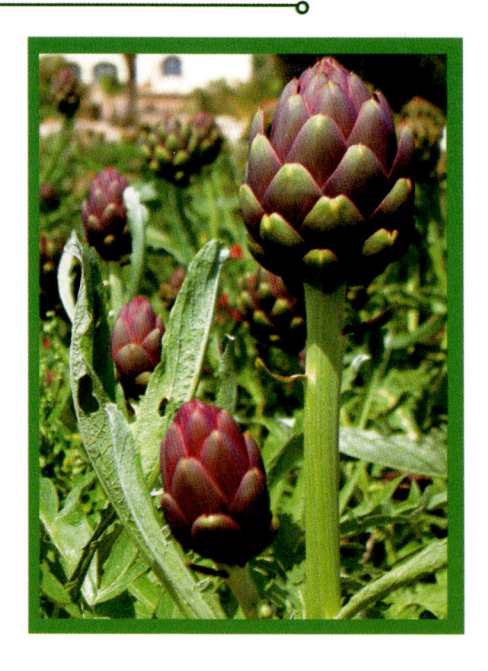

018. Alcânfora
Artemisia alba, Turra

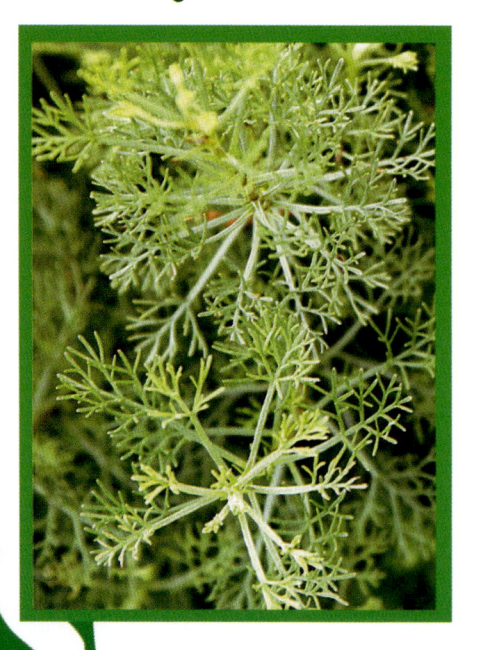

Compostas

Seu chá é recomendado, ainda que moderadamente, para estados nervosos, depressivos e como tônico cardíaco. Possui propriedades benéficas em relação a dores reumáticas e musculares, contusões, torcicolos e picadas de insetos.

Obs.: é um chá abortivo e não deve ser usado por gestantes.

Alecrim
Rosmarinus officinalis, L.

019.

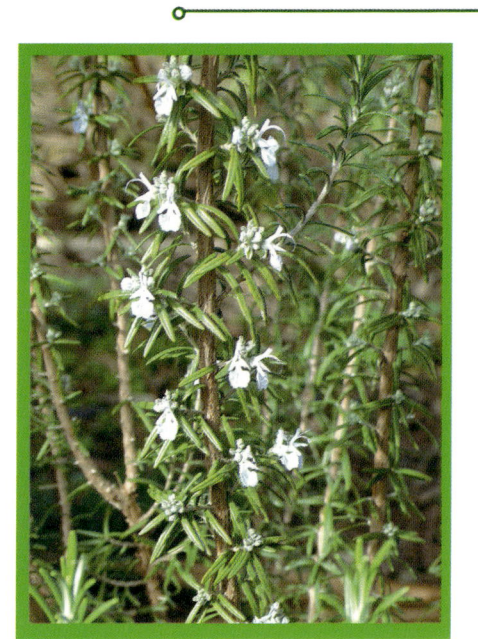

Lamiáceas

Infusões de alecrim combatem tosse, têm propriedades carminativas, emenagogas, sudoríferas, desinfetantes e aromáticas. É ainda relaxante muscular, ativador da memória e fortalece os músculos do coração. Também usado para banhos de pele, do cabelo e contra a caspa.

Obs.: a mulher gestante não deve consumir alecrim em hipótese alguma, porque ele é abortivo e pode provocar danos ao feto.

020.

Alegria-de-jardim
Salvia splendens , L.

Lamiáceas.

Seu chá, feito das folhas, possui propriedades depurativas, combate o catarro pulmonar, febre e tosse.

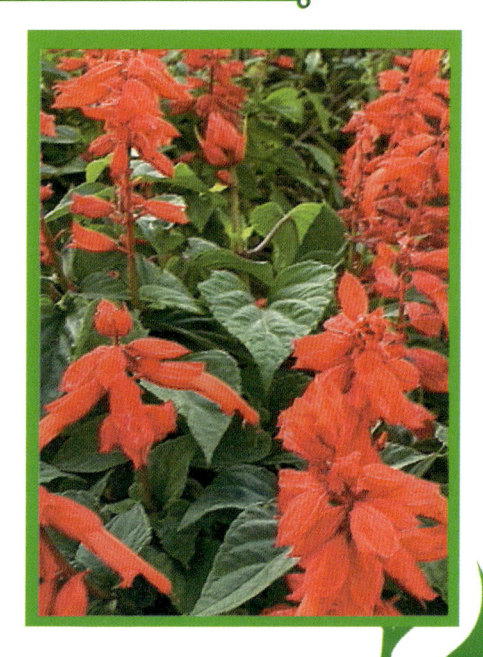

021. Alevante
Mentha citrata, L.

Lamiáceas

O chá de alevante é antisséptico, bom para digestão, para o estômago e ao mesmo tempo para eliminar o catarro preso nos pulmões. Combate a gripe, a tosse e o resfriado, diminui o espasmo de crianças e combate os vermes.

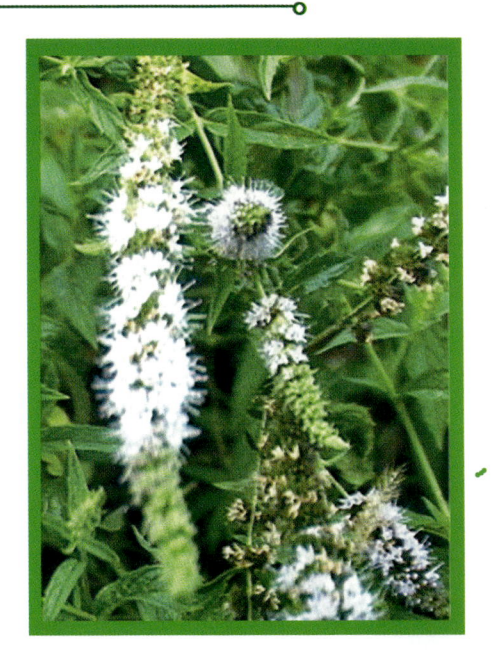

022. Alface
Lactuca sativa, L.

Compostas

Seu chá é bom para perturbações do sistema nervoso e ansiedade. A alface é calmante e suas folhas podem ser usadas para livrar a pele de impurezas.

Obs.: crianças e pessoas com pressão baixa devem usá-la com moderação, pois o leite do pé de alface é levemente tóxico e provoca sono.

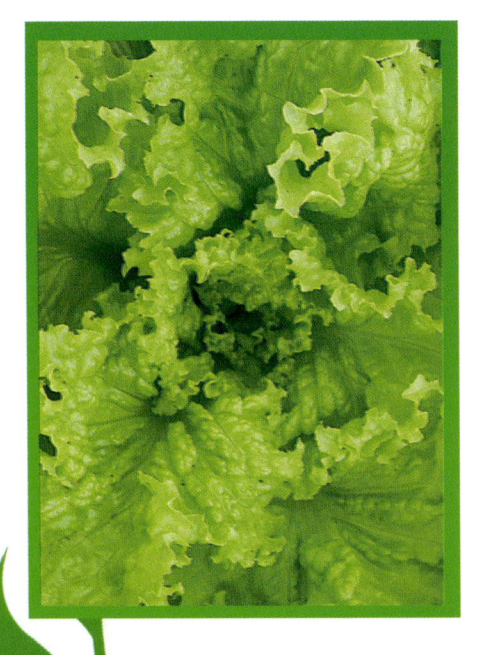

Alface-d'água
Pistia stratiotes, L.

023.

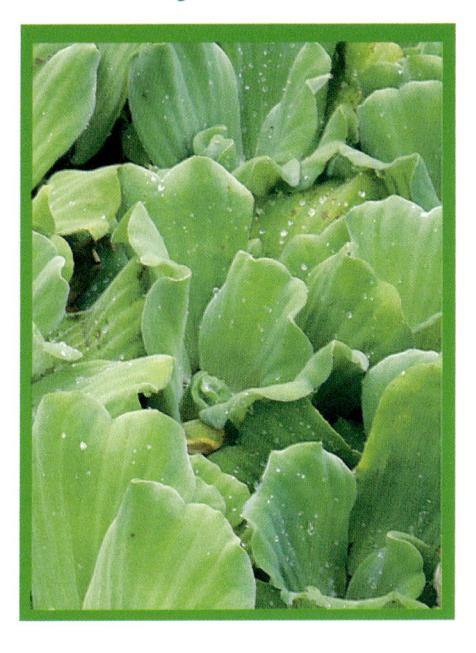

Aráceas

O chá da alface-d'água é diurético e ajuda no combate de problemas causados pela sífilis. A planta amassada é usada no tratamento de tumores, pode combater males e enfermidades dos rins e auxiliar no tratamento da hidropisia.

024.

Alfafa
Medicago sativa, L.

Legum papillon

Seus brotos são consumidos como salada, têm propriedades digestivas, abrem o apetite e restabelecem as forças. É útil contra o reumatismo e a artrite e excelente contra o raquitismo.

A alfafa purifica o sangue, eliminando gorduras. É excelente contra cálculos da visícula, pedras e cristais dos rins.

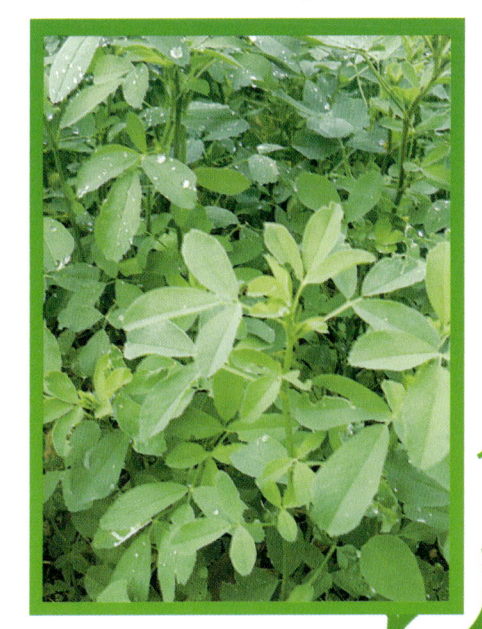

025. Alfavaca-do-campo
Occimum incanescens, L.

Lamiáceas

É estimulante, favorece a digestão, previne flatulência estomacal, afecções respiratórias, asma, tosse, gripes e resfriados. Seu chá ou sua tintura também são úteis para acalmar a ansiedade, a depressão, o cansaço mental e para auxiliar o sono à noite. Auxilia no processo da lactação, favorecendo o desenvolvimento do bebê e acalmando a dor dos seios e órgãos genitais femininos. Pode-se tomar banho com a erva e aplicá-la em inflamações dos testículos e dos seios. Essa planta acalma a dor reumática e ajuda a cicatrizar hematomas diversos.

Obs.: o chá em demasia pode provocar vômitos e disfunção nos intestinos.

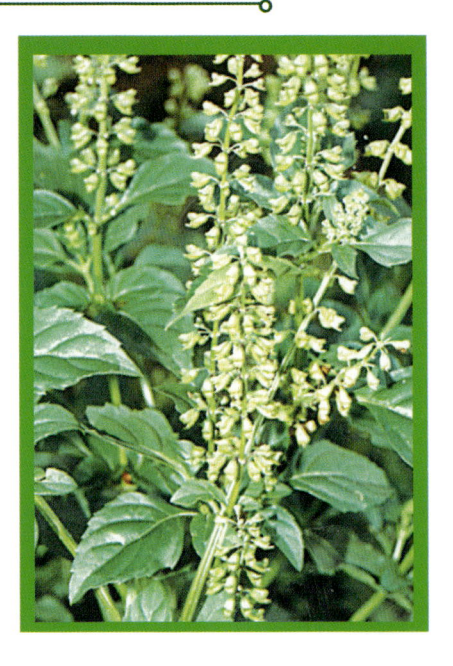

026. Alfavaca-cheiro-de-anis
Occimum selloi, Benth.

Lamiáceas

É útil contra problemas digestivos, enjoos, gastrite, estomacais, biliares, intestinais, cólicas menstruais, afecções respiratórias, bronquite, gripe e doenças do fígado.

Obs.: o chá, tomado em demasia, baixa a pressão.

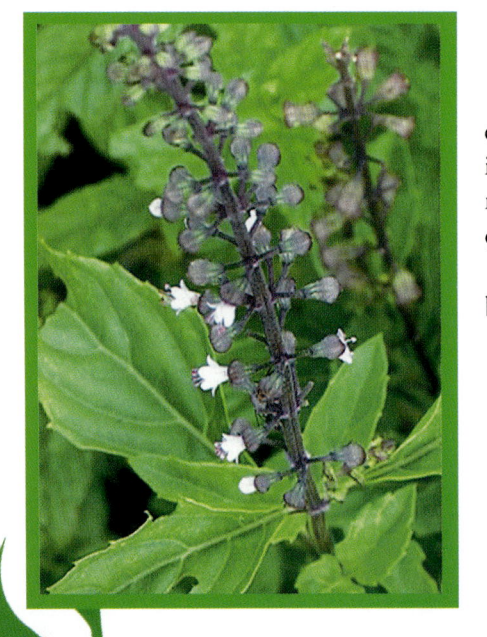

Alfazema
Lavandula, sp.

027.

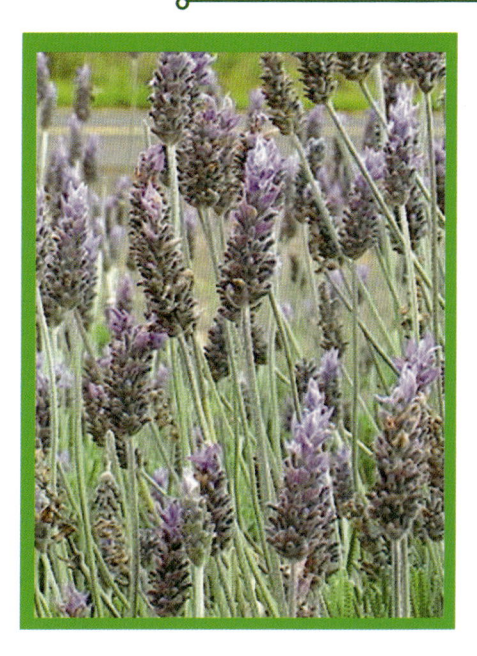

Lamiáceas

É usada para a produção de chá, que é útil em casos de asma, tosse, bronquite e sinusite. É benéfica para o couro cabeludo e a pele. É um ótimo calmante, bom para gases e enxaquecas, dores reumáticas, e funciona como cicatrizante.

028.

Algodão
Gossypium herbaceum, L.

Malváceas

O xarope da semente do algodão é usado para tratar bronquite, asma e catarros dos pulmões. Seu chá pode aumentar o leite materno e é funcional em relação a vários problemas uterinos, como hemorragia e dismenorreia. Também é usado para expelir a placenta. A casca da raiz fresca pode ser usada para problemas nas vias urinárias.

Obs.: o chá da folha deve ser tomado com moderação por gestantes.

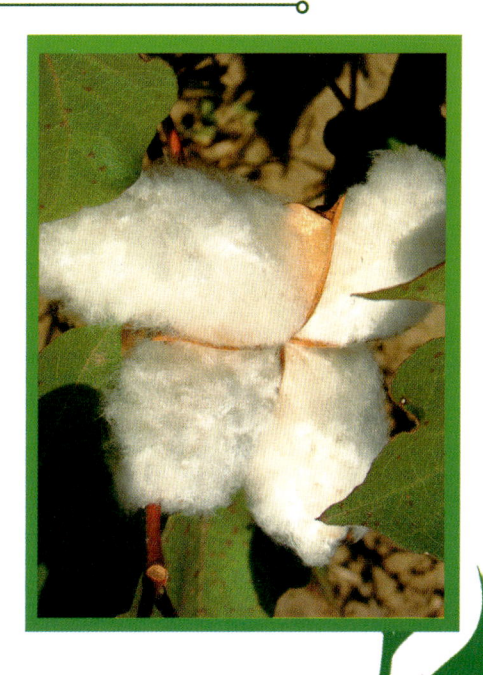

029. Alho
Allium sativum, L.

Liliáceas

É um poderoso antisséptico. Se fervido com leite, não deixa o mau hálito característico ao ser consumido. É estimulante para o sistema imunológico, principalmente para casos de tosse, gripe, febre e doenças pulmonares, controla diabetes, arteriosclerose, hipertensão, circulação sanguínea, auxilia o metabolismo e limpa a urina.

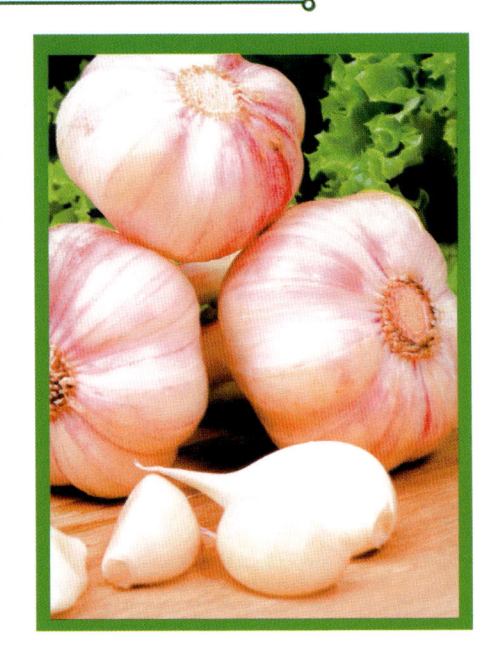

Alho-poró 030.
Allium porrum, L.

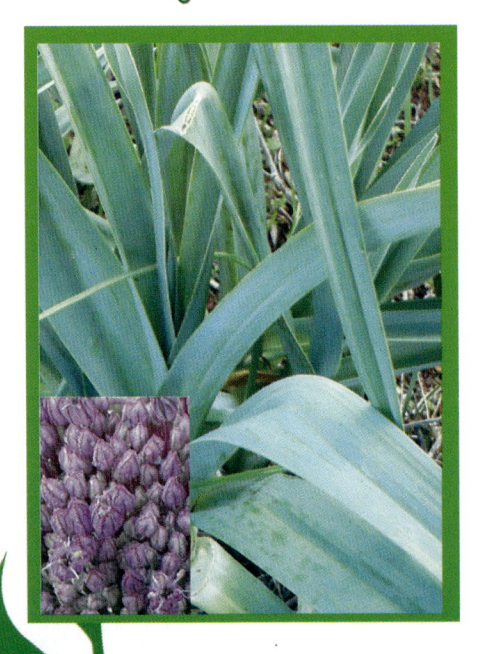

Liliáceas

Tem propriedades semelhantes às do alho comum, sendo bom para o fígado e os rins, é um laxante suave, diurético e ajuda no emagrecimento. Se aquecido e amassado com banha ou óleo, cria-se uma pasta para aplicar em furúnculos e picadas de insetos ou abelhas. O alho-poró, muito usado na culinária, forma gases intestinais.

Almeirão
Chicorium intybus, L.
031.

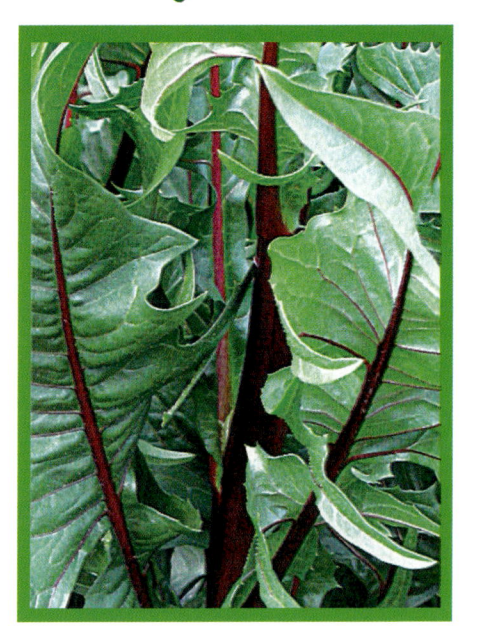

Chicoriáceas

Contém muito ferro, que é essencial para a produção dos glóbulos vermelhos do sangue, do pigmento da pele, do tecido muscular. Contém potássio, que ajuda a regular a pressão arterial e fortalecer as artérias. Cálcio, que fortalece os ossos e os dentes. Magnésio, que auxilia e previne o envelhecimento e a morte das células. É indicado para curar anemias e fortalecer o sistema circulatório em geral. Ajuda a prevenir o infarto e a controlar a pressão san-guínea.

032.
Alquequenje
Physalis alkekengi, L.

Solanáceas

O fruto in natura é depurativo, diurético, suavemente laxante e ao mesmo tempo regulador dos intestinos. As folhas são indicadas para acalmar dores na bexiga, febres intermitentes, azia, má digestão e diminuir a dor provocada pelo mal da gota.

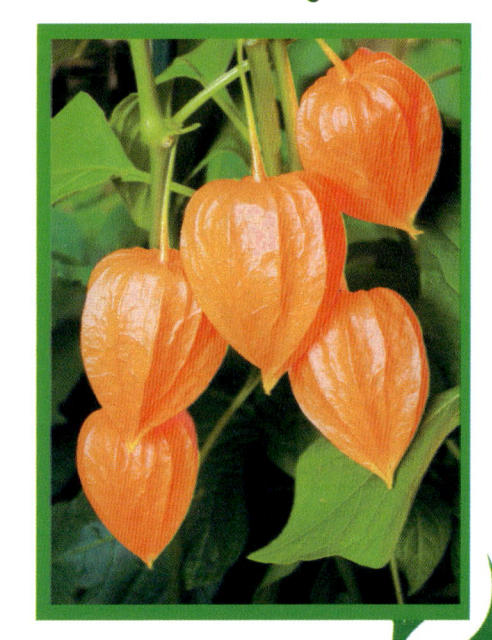

033. Ameixa
Pronus domestica, L.

Rosáceas

É uma fruta nutritiva, rica em minerais, muito útil para os intestinos e hemorroidas, ativa as funções do fígado e serve para as pessoas esgotadas mentalmente. As folhas combatem a tosse, a gripe e o resfriado.

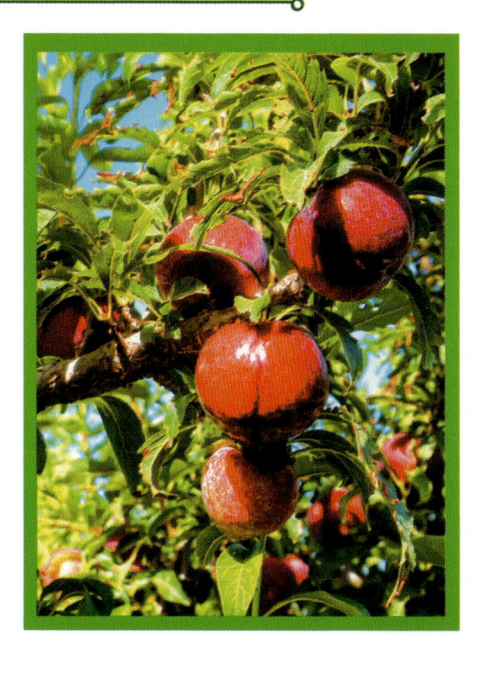

034. Ameixa-do-japão
Eriobotrya japonia, Lindl.

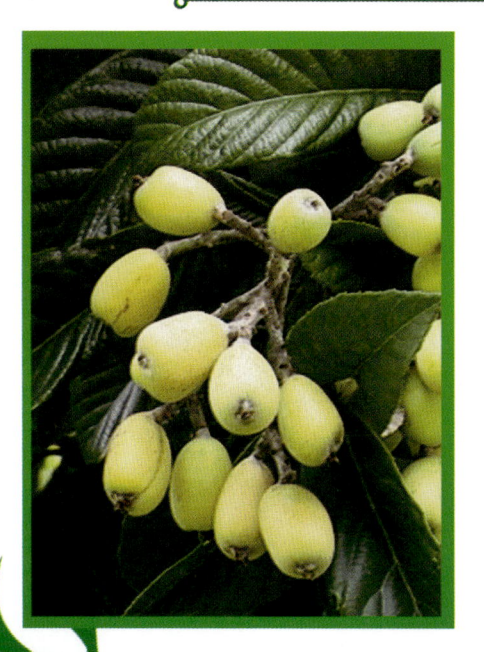

Rosáceas

Previne contra a fadiga crônica, serve para acalmar a febre do tifo, combater a frigidez e impotência sexual. Melhora o mau hálito, alivia a gastrite e a indisposição matinal. Regula náuseas, cura resfriados e fortalece o organismo todo, principalmente o estômago, contra úlceras gástricas. O chá de suas folhas misturado ao mel ajuda a prevenir gripes, resfriados, bronquite e asma.

Amendoim 035.
Arachis hypogaea, L.

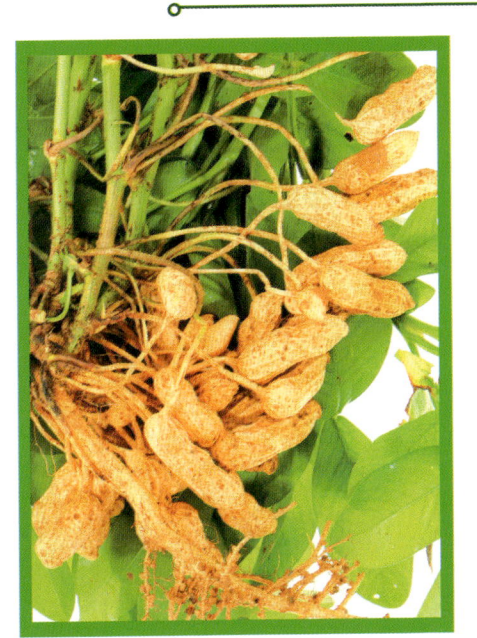

Leguminosas

Seu óleo é estimulante, reconstituinte, nutritivo e afrodisíaco. Se o amendoim estiver com sabor adstringente não deve ser consumido e nem utilizado na produção de outros alimentos.

036. Amora
Morus nigra, L.

Moráceas

O chá de suas folhas é diurético, tônico e depurativo, sendo usado para tratamento de febre, cálculos renais e diarreia. Bochechos são bons para a garganta, amígdalas, gengivas, aftas e mucosa bucal.

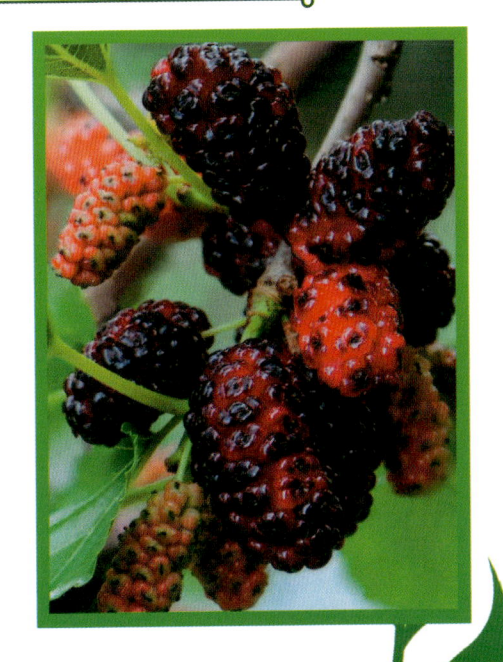

037. Amora-branca
Rubus organensis, Gaertn.

Rosáceas

É usada contra o diabetes. O chá das folhas é útil para afecções dos rins, é diurético, tônico e depurativo. Gargarejos são ótimos para afecções da boca, garganta e ouvidos.

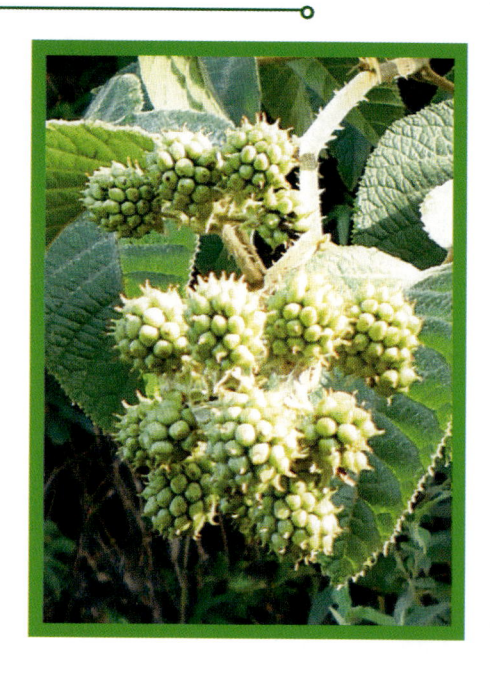

Amora-preta 038.
Rubus fruticosus, L.

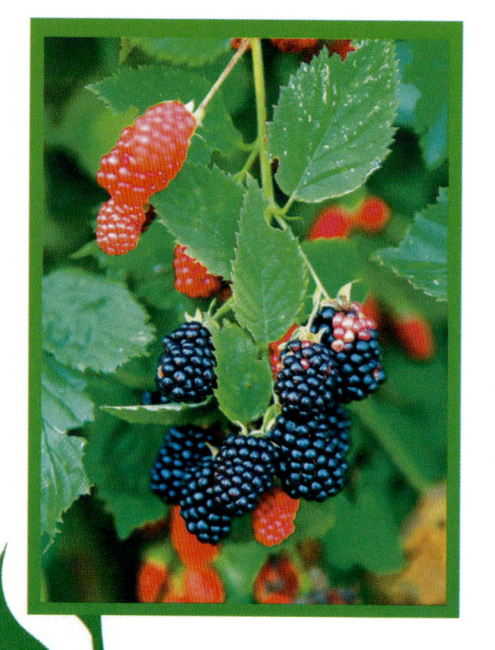

Rosáceas

A amora-preta é altamente nutritiva, pois contém 85% de água, 10% de carboidratos e elevado teor de vitaminas. A vitamina A desempenha papel essencial na visão, no crescimento e no desenvolvimento dos ossos. A vitamina B é responsável pela manutenção da saúde emocional e mental do ser humano, o potássio ajuda a regular a pressão arterial e fortalecer as artérias. O cálcio, também presente nessa fruta, fortalece os ossos e os dentes.

Amor-perfeito 039.
Viola tricolor, L.

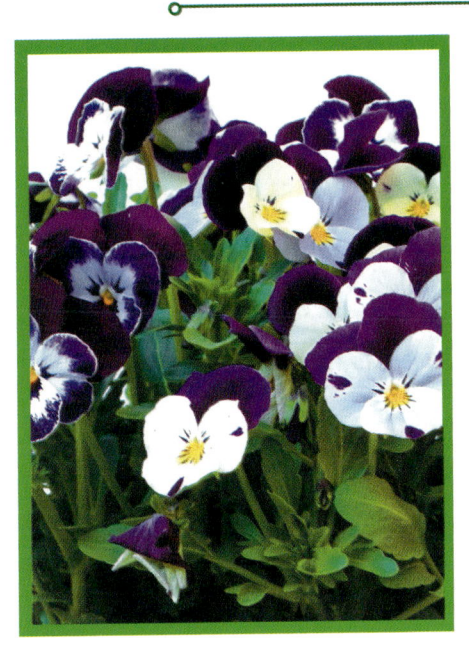

Violáceas

É um ótimo cicatrizante, depurativo e diurético. Útil contra a febre. Ajuda em várias doenças da pele, como psoríase, herpes e acne.

Obs.: o chá é levemente laxante.

040. Ananás
Bromelia ananas, L.

Bromeliáceas

É um diurético e combate cálculos da vesícula e dos rins. Seu xarope é útil contra bronquite, icterícia, tuberculose e doenças do fígado. Sua casca fervida com açúcar produz um excelente refresco.

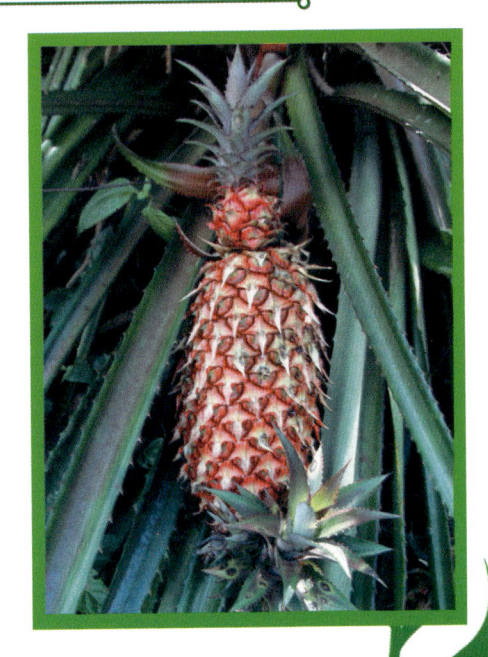

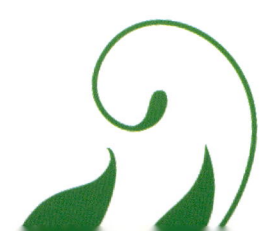

041. Angélica
Angelica archangelica L.

Apiáceas

Atua como calmante do sistema nervoso, reduz o aparecimento de dores de cabeça e de perturbações nervosas e alivia as cãibras.

Obs.: não deve ser usada por gestantes nem por pessoas com problemas nas varizes ou hemorroida.

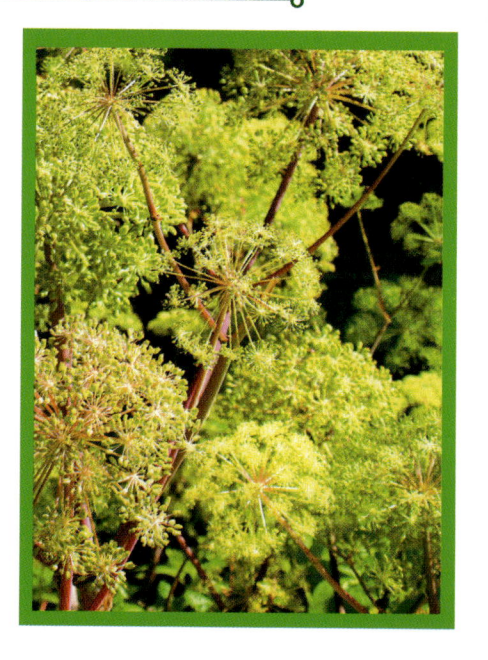

042. Angico-vermelho
Piptadenia rigida, Benth.

Leguminosas

A tintura da casca do angico é útil para artrite, torcicolos e dores musculares. Sua goma dissolvida em água e mel é usada para bronquite, asma, sinusite e problemas respiratórios. O chá da casca é depurativo e usado para leucorreias e gonorreias.

Gestantes e nutrizes não devem fazer uso dessa planta. Crianças e idosos devem usá-la com moderação, porque é muito forte.

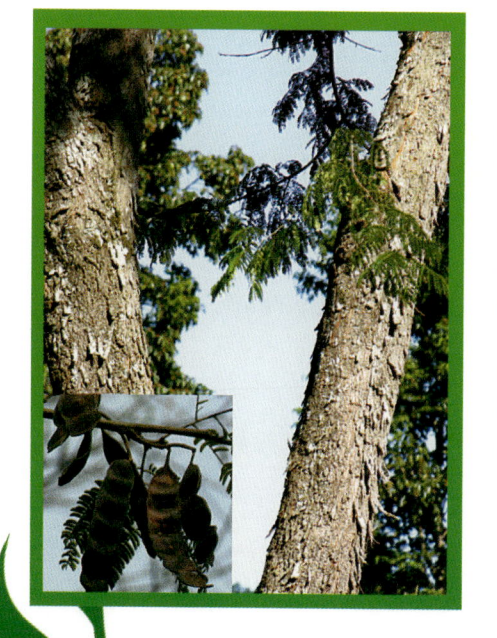

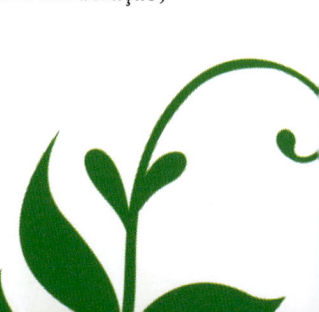

Anis-estrelado 043.
Illicium verum, Hook. f.

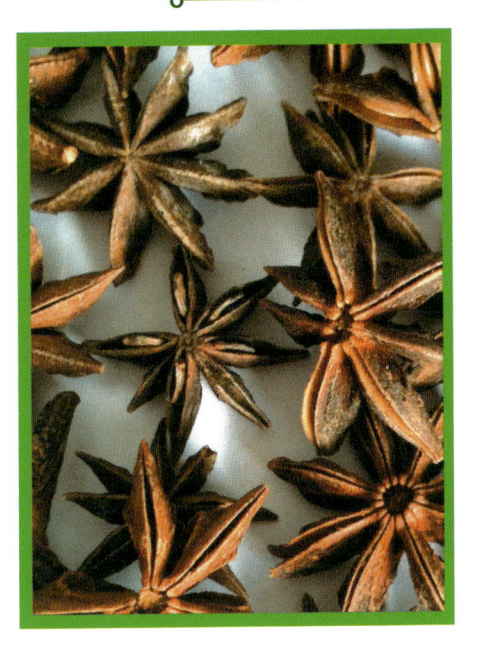

Magnoliáceas

O chá de suas sementes possui propriedades calmantes e expectorantes, combate dor de barriga, cólicas infantis, azia e soluços. Utilizada contra problemas digestivos e em particular contra gases. Também aumenta o leite materno, evita vômitos, enjoo na gravidez e palpitações cardíacas.

Obs.: a dose desse produto natural e de todos os outros não deve ser exagerada para não prejudicar a saúde.

044. Araçá
Psidium cattleyanum, Sabine

Mirtáceas

Seus frutos contêm vitamina C e são benéficos aos intestinos. É usado para hemorragias, dor de barriga, diarreias e infecção intestinal. Também é usado para lavar feridas, varizes e úlceras.

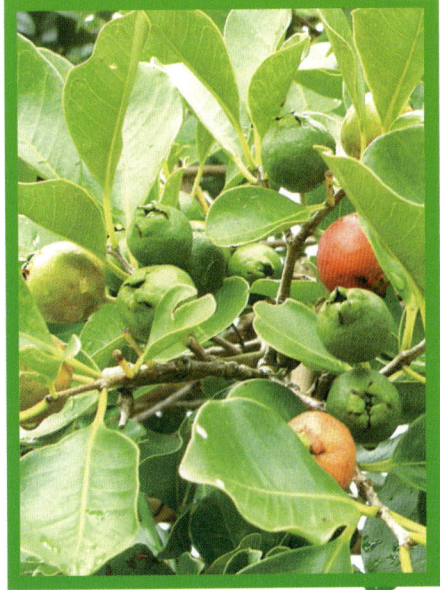

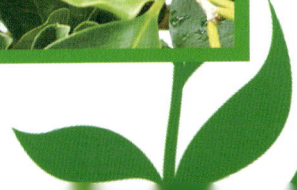

045. Araçá-do-campo
Psidium guineense Sw.

Mirtáceas

A fruta do araçá-do-campo contém as vitaminas B e B3 e ajuda a diminuir o colesterol sanguíneo, sendo uma ótima alternativa para quem sofre de colesterol alto. Ela também atua como calmante e expectorante, combate diarreias, dores estomacal e intestinal e regula os intestinos. Também pode ser usada em forma de banho para lavar feridas, acalmar dores de varizes e úlceras que afetam a pele.

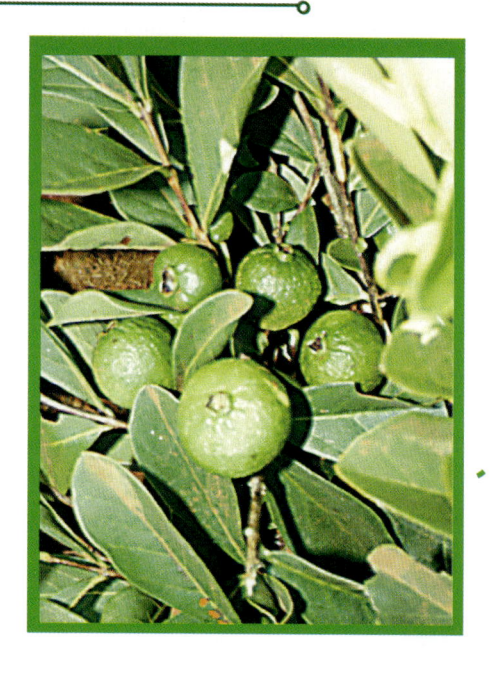

046. Araticum
Rollinia silvatica, Mart.

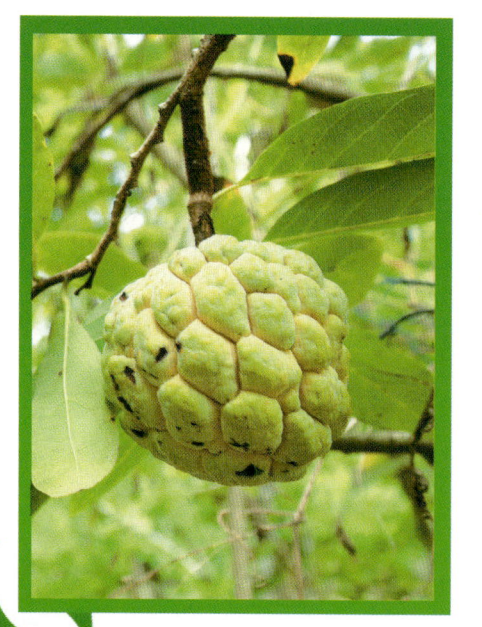

Anonáceas

Seu chá feito das folhas é usado para reumatismo, em banhos. É útil para combater a fraqueza do sistema digestivo, cólicas e diarreias. As folhas esquentadas ou queimadas são usadas em feridas, úlceras e câncer de pele.

Arnica
Arnica montana, L.

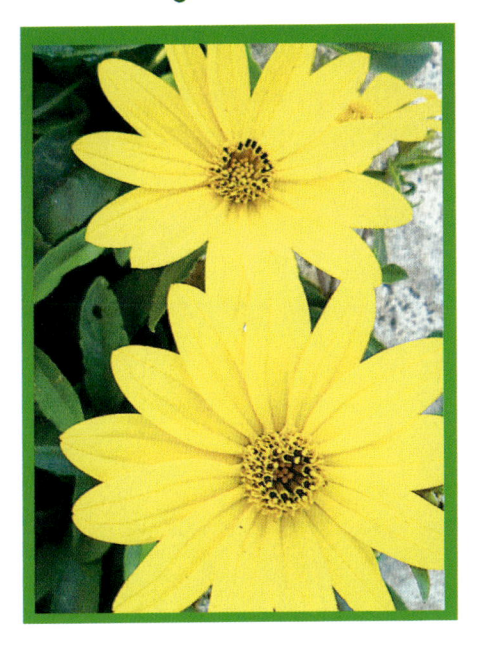

Compostas

Banhos com arnica são úteis em traumatismos, dores, flebites, distensões musculares e hematomas. Não é recomendável seu uso doméstico em forma de chá.

Obs.: a arnica não é indicada na gestação e na lactação. Se usada em doses altas provoca distúrbios intestinais, gastrite, úlceras, colite, diverticulite, irritação nos rins, calor na garganta e no organismo todo, vômitos, diarreias.

Arnica-do-campo
Chaptalia nutans, (L) Polack.

Compostas

Tem propriedades benéficas para varizes, úlceras, contusões e feridas. A infusão da folha é útil para rins, cálculos renais, bexiga e afecções pulmonares. É usada contra apendicite, arteriosclerose, prevenção do tétano e reumatismo.

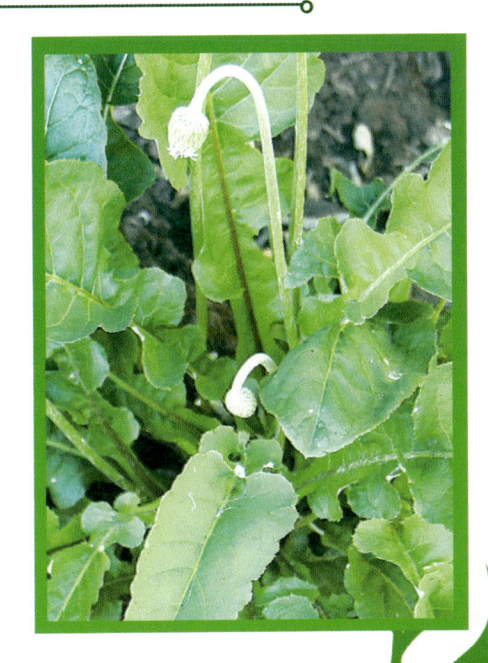

049. Aroeira
Schinus terebinthifolius, Raddi

Anacardiáceas

Ferver a aroeira com folhas de batata é útil para problemas nas cordas vocais. O chá da casca é usado em banhos contra reumatismo, artrite, dores, fraquezas musculares e inflamações.

Obs.: gestantes e nutrizes não devem usá-lo.

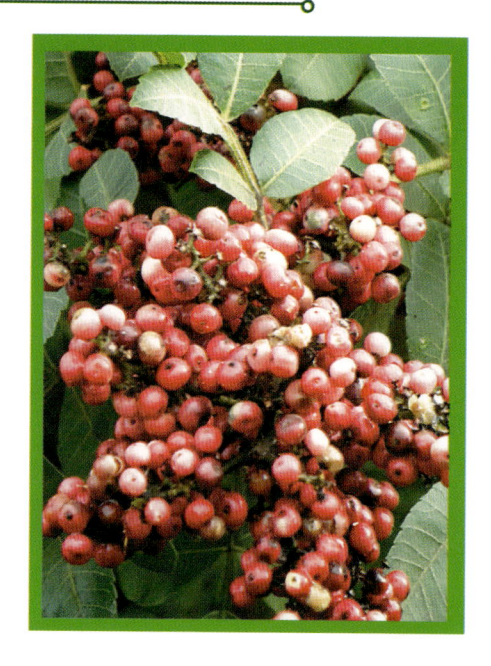

050. Arroz
Oryza sativa, L.

Gramíneas

Se bem cozido, o arroz pode ser usado em furúnculos, erisipelas, eczemas e manchas da pele, também atuando como cicatrizante. A sua palha em infusão é útil em casos de disenteria, reumatismo e gota.

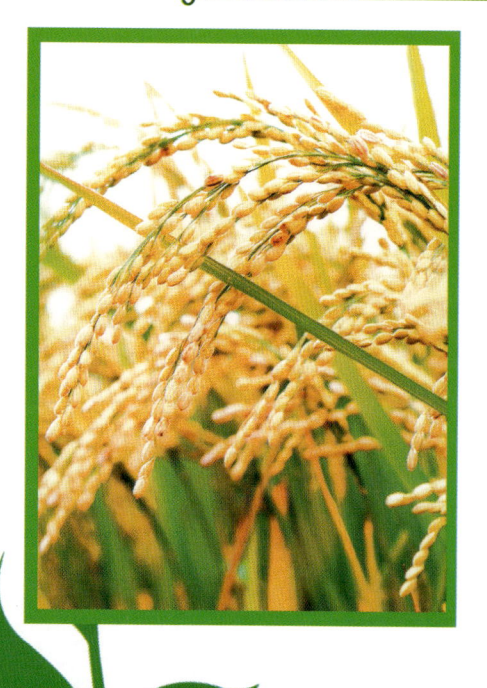

Arruda 051.
Ruta graveolens, L.

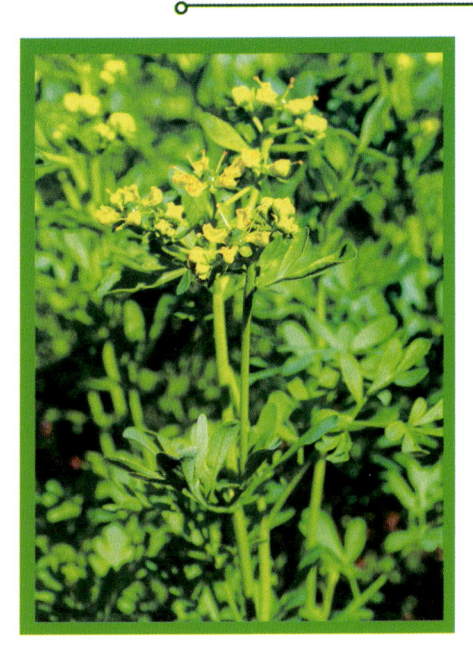

Rutáceas

Útil em casos de dor de cabeça, dor de dente e de ouvido, gases, incontinência urinária e fraqueza dos vasos sanguíneos. Também é calmante, normalizadora do ciclo menstrual e anti-infecciosa.

Obs.: o chá da arruda não deve ser usado pela mulher gestante e no período do aleitamento, pois é abortivo, prejudicial ao feto, e reduz o leite materno.

052. Artemísia
Chrysanthemum parthenium, Bernh.

Compostas

Toma-se o chá das folhas como tônico e calmante. Indicado para problema de gases, espasmos, cólicas, infecções uterinas e febres. Regulariza o fluxo menstrual, auxilia na expulsão da placenta e é depurativa pós-parto. Externamente, o chá das folhas e flores é bom para banhos em caso de úlceras, feridas, piolhos, lêndeas e para afugentar insetos.

Obs.: não deve ser tomado por gestantes.

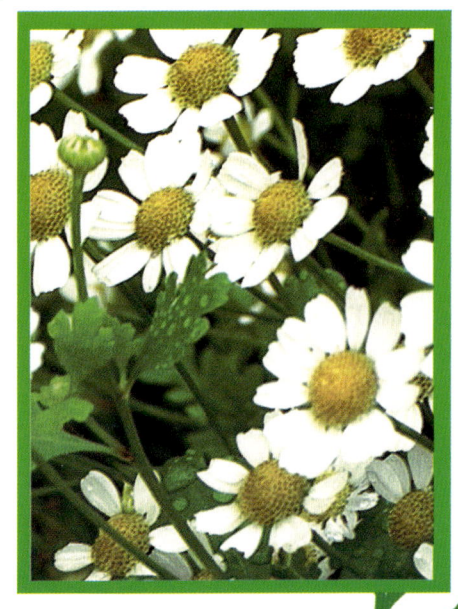

053. Aveia

Avena sativa, L. Gramíneas

A aveia tem vitamina B, responsável pela manutenção da saúde emocional e mental do ser humano, e vitamina E, que é antioxidante e protege as células do organismo contra danos dos radicais livres. O chá combate o reumatismo, dores ciáticas, perturbações hepáticas e reduz os níveis de colesterol do sangue. Facilita a digestão devido ao seu alto teor de fibras, sendo um ótimo alimento para regular o funcionamento dos intestinos.

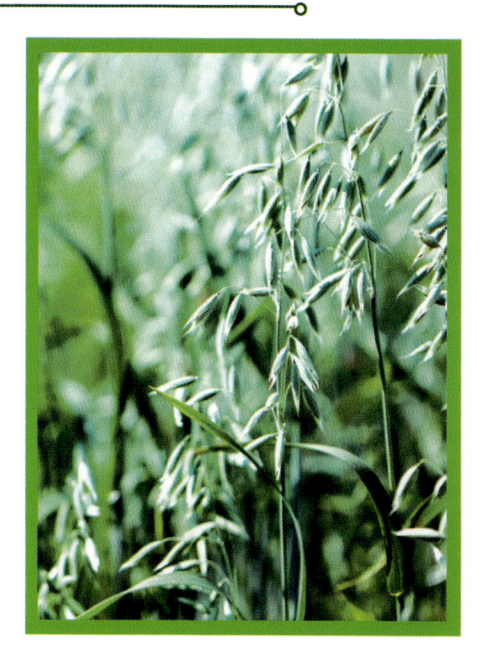

054. Avenca

Adiantum capillus veneris, L.

Polipodiáceas

O xarope com sassafrás e chapéu-de-couro é bom para problemas respiratórios. O chá é útil para tosse, bronquite, asma, regularização da menstruação e problemas urinários. Também em banhos pode combater a caspa e a queda de cabelo.

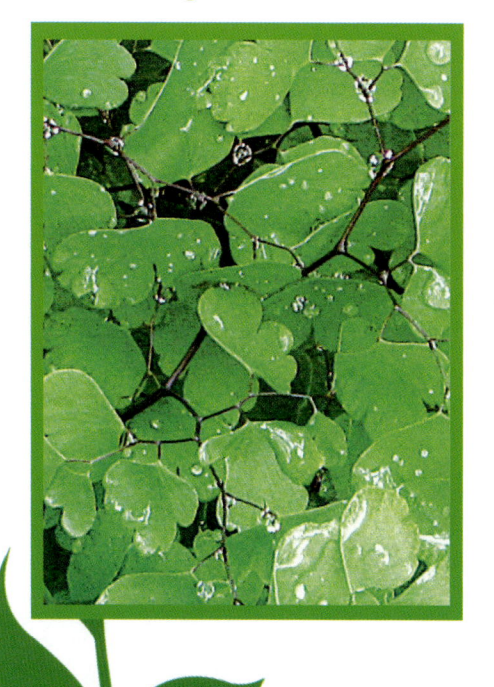

Aveloz

055.

Euphorbia tirucalli L.

Euforbiáceas

Na medicina alternativa é usado o suco leitoso cáustico, de efeito irritante à pele e aos olhos, porém, o seu suco dissolvido em água é indicado para tratamento de tumores cancerosos e pré-cancerosos. Não pode ser usado por gestantes e hipertensos.

Obs.: é muito importante estar consciente do seu uso, pois, em doses excessivas ele provoca a coagulação do sangue. O seu látex é irritante e causa problemas de pele, pode atingir os olhos e destruir a córnea, prejudicando a visão. Também provoca hemorragia interna e outros efeitos colaterais danosos e prejudiciais à saúde. O seu consumo também provoca a fobia mental e a cegueira temporária.

056.

Azedinha-branca

Oxalis latifolia, H.B.K.

Oxalidáceas

O chá feito com toda a planta é usado como depurativo e diurético. Cura aftas, dor de garganta e é bom para a bexiga e o fígado. Pode ser consumida em saladas.

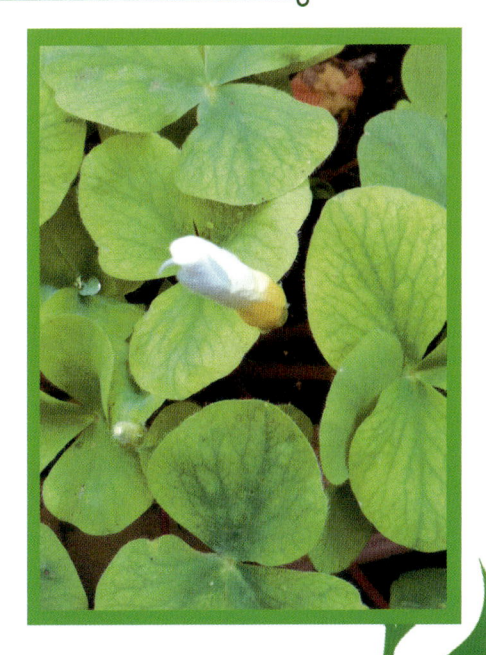

057. Azevém
Lolium multiflorum L.

Gramíneas

O chá do pé todo é diurético, sudorífero, auxilia no tratamento da obesidade e elimina impurezas dos rins.

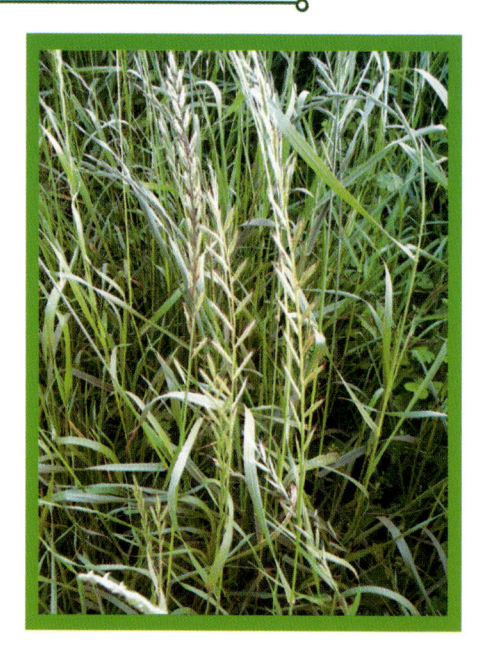

058. Azevinho
Ilex aquifolium, L.

Aquifoliáceas

Com três xícaras diárias (por infusão ou decocção), é usado como calmante para cólicas estomacais e intestinais, gota, cãibras, úlceras e reumatismo.

Obs.: é bom lembrar que suas frutas devem ser maduras e não consumir ao natural, mais do que cinco as mesmas podem provocar náuseas e vômitos.

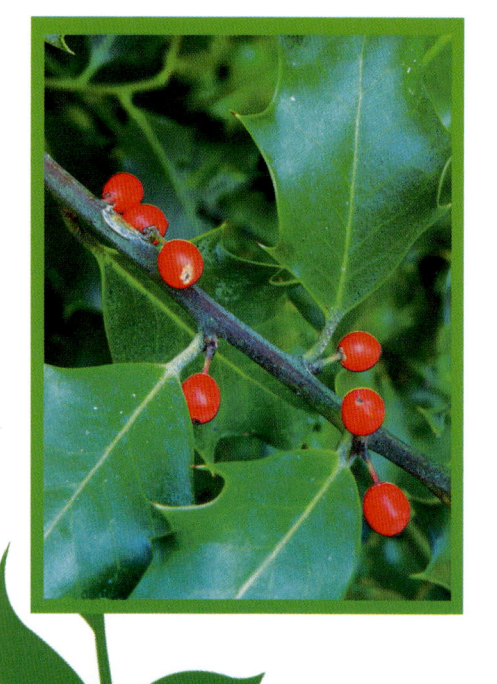

Babosa 059.
Aloe vera

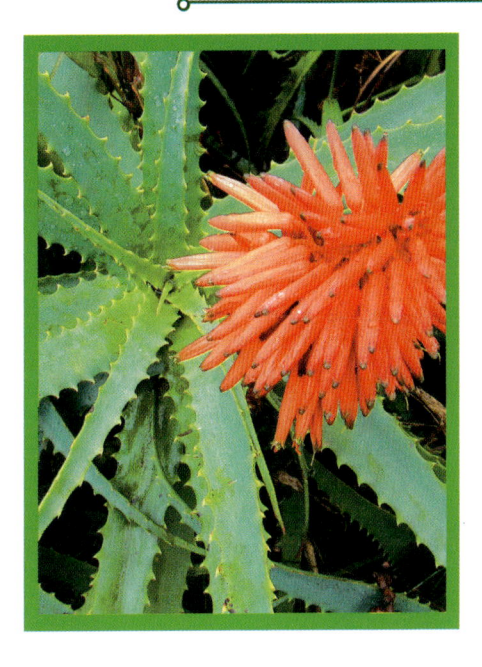

Liliáceas

Toma-se em jejum uma xícara preparada em infusão com uma fatia da polpa da folha. Após uma semana, os resultados são: melhora dos males do fígado, da icterícia, da prisão de ventre, e do estômago. Tem aplicações capilares úteis, como o retardamento da queda. O sumo triturado com mel é usado para curar certos tipos de câncer e também para bronquites. Usa-se o líquido externamente contra reumatismo, varizes, hemorroidas etc.

Obs.: o uso interno não é recomendado para gestantes ou pessoas que sofrem males dos ovários, bexiga, hemorroidas e rins. Existem inúmeras espécies e as que apresentam pintas brancas não são medicinais.

060. Bálsamo-brasileiro
Crassula argentea, L.

Crassuláceas

Útil para batidas, contusões e hematomas. É aplicado em forma de cataplasma durante 15 minutos, repetidamente. O seu suco pode ser pingado moderadamente nos olhos para curar cataratas.

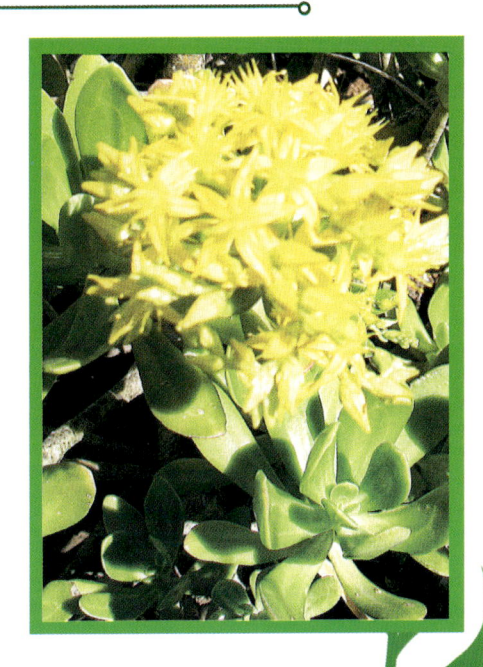

061. Bambu

Bambusa mitis, Poir.

Gramíneas

A sua água interna é usada para acalmar dores ligadas aos ossos, principalmente a artrite e a artrose, para acalmar o mal da gota e o reumatismo. O chá dos brotos combate a diarreia, a disenteria, acalma gases e também auxilia no funcionamento do estômago e dos intestinos, recuperando a flora.

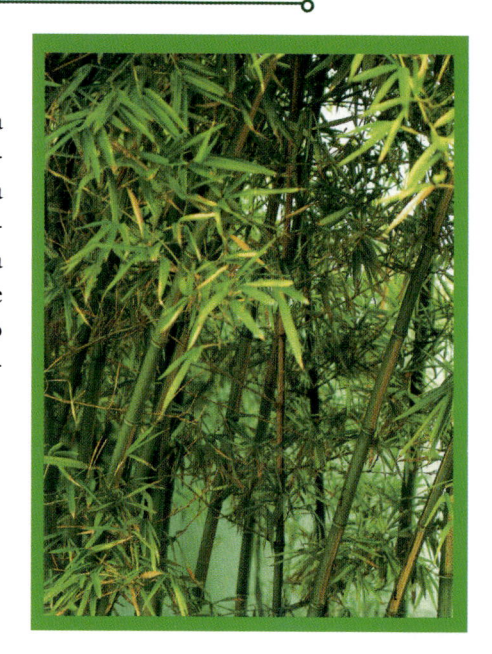

062. Bananeira

Musa paradisiaca, L.

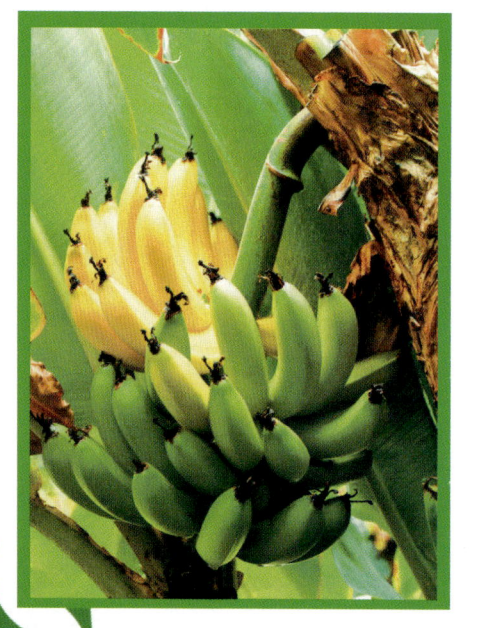

Musáceas

A água do tronco pode ser bebida em prol do combate de infecções, diarreias, febres, hemorragias uterinas, amarelão e ajuda em vícios alcoólicos e tabagistas. Uma banana levemente verde é útil para azia e diarreia. A seiva das folhas mais novas em compressa é utilizada em queimaduras, picadas, inchaços, urticárias e, inclusive, inflamações testiculares.

Barba-de-pau
Tillandsia usneoides, L.

063.

Bromeliáceas

Possui propriedades benéficas para hemorroidas, fígado e inflamação do reto. Se amassada com óleo ou banha, faz-se uma pomada para feridas e tumores externos.

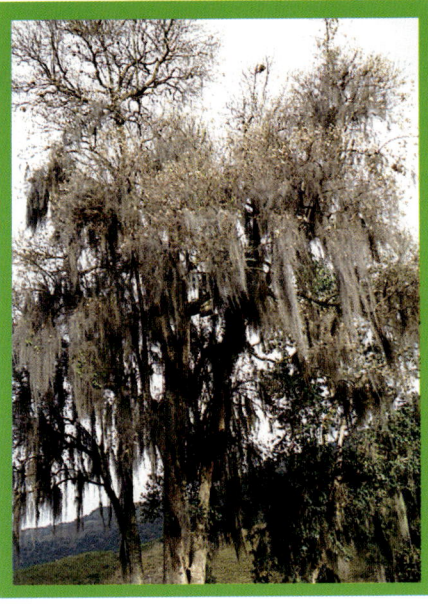

064.
Barbatimão
Stryphnodendrum barbatimão, Mart.

Legummimosáceas

Pode ser feito um pó com sua casca que é aplicado em hérnias e feridas. Se a casca for cozida, é usada para lavar feridas, infecções vaginais e pode-se beber o chá para hemorragias uterinas, gonorreia e corrimento.

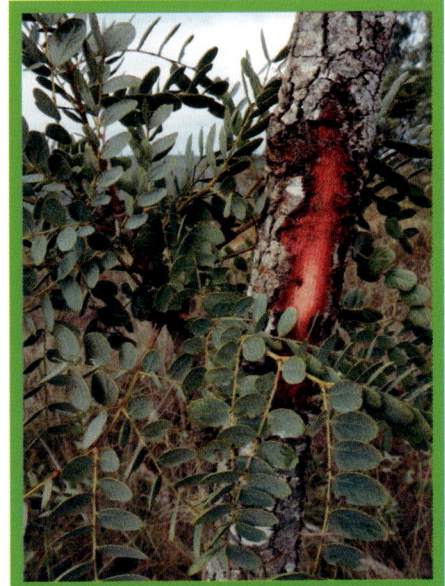

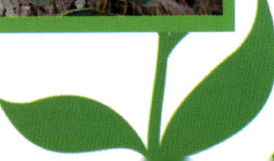

065. Bardana
Arctium lappa, L.

Compostas

É feito um chá depurativo e diurético da raiz e das folhas. Pode ser usado para bronquite, caxumba, cálculos biliares e da bexiga, catarro no tubo digestivo, cólicas hepáticas, furúnculos, gastrite, pólipos, eczemas e afecções da pele. O chá de sua raiz é útil em casos de intoxicações. Com a devida lavagem, revitaliza os cabelos e evita a calvície. Sua folha aquecida é adicionada à banha para fazer-se compressas para reumatismo e feridas. Pequenas quantidades de folhas tenras podem ser consumidas com salada.

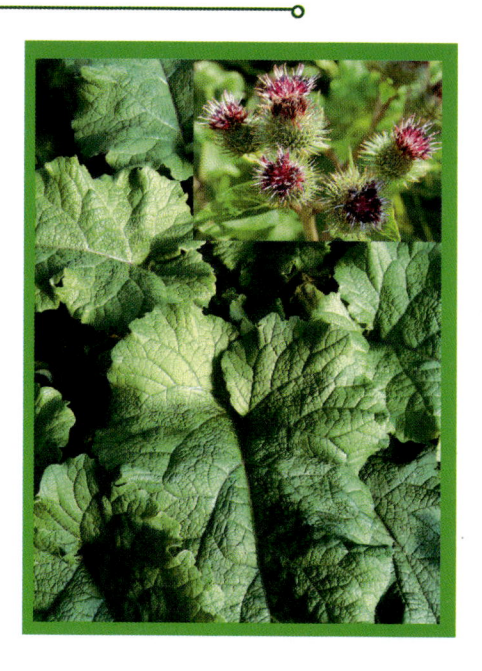

066. Baru
Dipteria pteropus, Mart.

Leguminosas

Das sementes é feito um chá que auxilia na revitalização de nervos, do coração e nas convalescenças, ajuda aliviar os sintomas da menstruação e excesso de transpiração.

É desaconselhável o uso por crianças e gestantes.

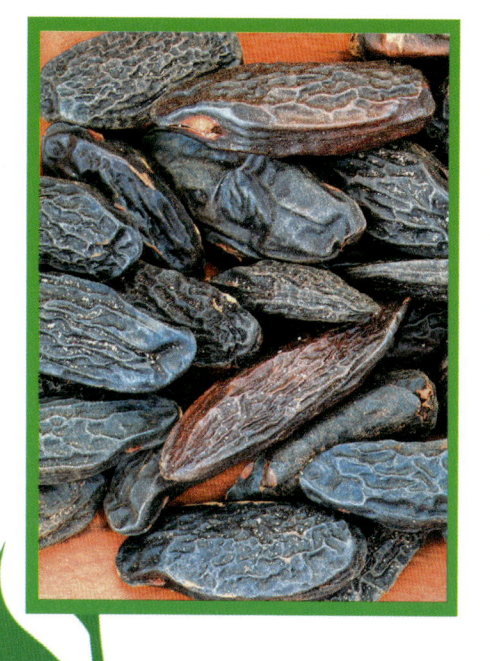

Batata-doce
Ipomoea batatas (L.) Poir.

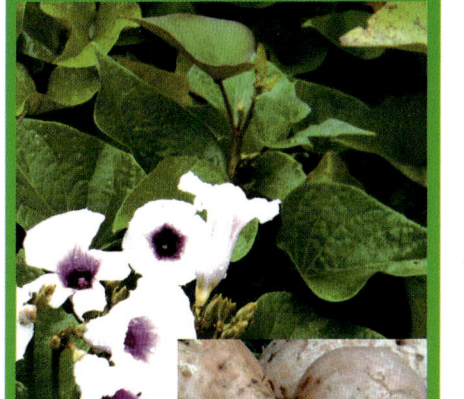

067.

Convolvuláceas

Sua pasta cozida amolece tumores. Faz-se das folhas um chá cujo gargarejo ajuda em inflamações dentárias, gengivais, da boca e da garganta.

O fruto em si auxilia na saúde dos olhos, da pele e do aparelho respiratório.

068.

Batata-inglesa
Solanum tuberosum, L.

Solanáceas

O sumo da batata ainda crua é benéfico para o estômago, em caso de úlceras. Acredita-se que a aplicação de rodelas de batata na testa ajuda no tratamento da dor de cabeça. O chá das folhas no banho trata inflamações e o gargarejo trata aftas e até tumores.

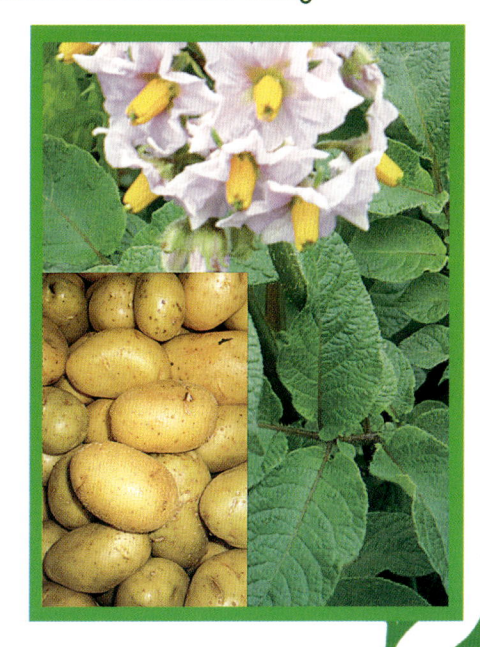

069. Begônia
Begonia coccinea, Hoock

Begoniáceas

O chá feito das folhas da begônia é útil para diarreia, disenteria e inflamações da bexiga, da uretra.

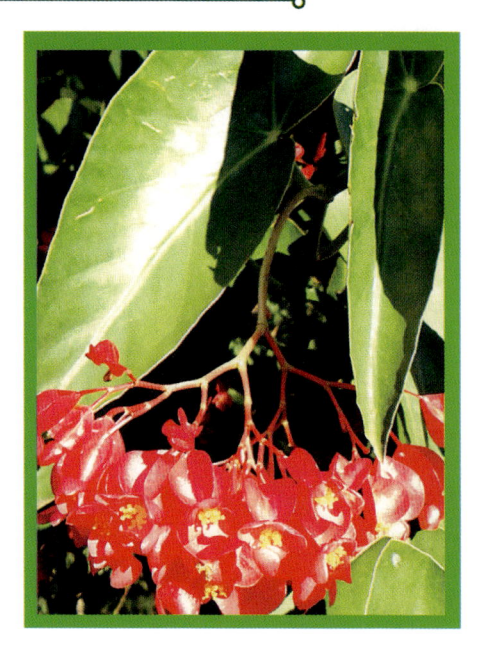

070. Beiço-de-boi
Desmodium incanum, DC.

Leguminosas

A infusão das folhas é antigonorreica, a parte aérea é usada em problemas dos ovários e toda a planta é utilizada contra asmas, bronquites e afecções dos rins. As folhas também servem contra o amarelão, são diuréticas e auxiliam em problemas dos rins. A raiz é usada em problemas do sangue, rins, bexiga e próstata.

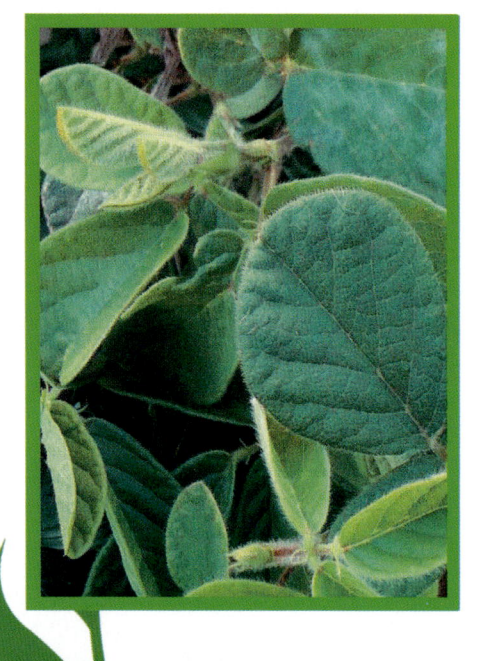

Beijo-flor
Impatiens walleriana, Hook f.

071.

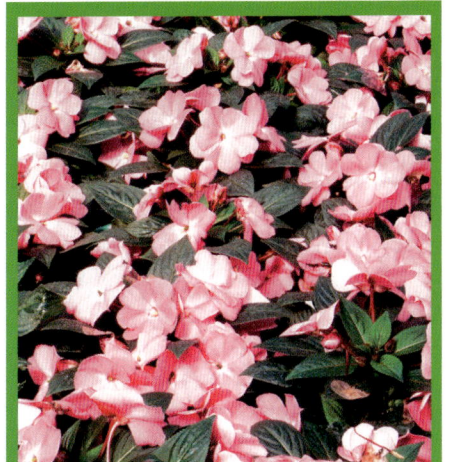

Balsamináceas

Apesar do suco do caule ser considerado tóxico, a planta contém propriedades catárticas, eméticas e diuréticas.

Pode-se tomar banho com ela e aplicá-la em forma de compressas para purificar feridas e facilitar a cura.

Obs.: o suco do caule desta planta ornamental e medicinal usado em demasia pode ser tóxico e prejudicial à saúde.

072.

Beldroega
Portulaca oleracea, L.

Portulacáceas

É uma planta diurética, benéfica ao fígado, rins e bexiga.

Em pequenas quantidades aumenta a produção de leite materno e facilita a expulsão da placenta no momento do nascimento do filho.

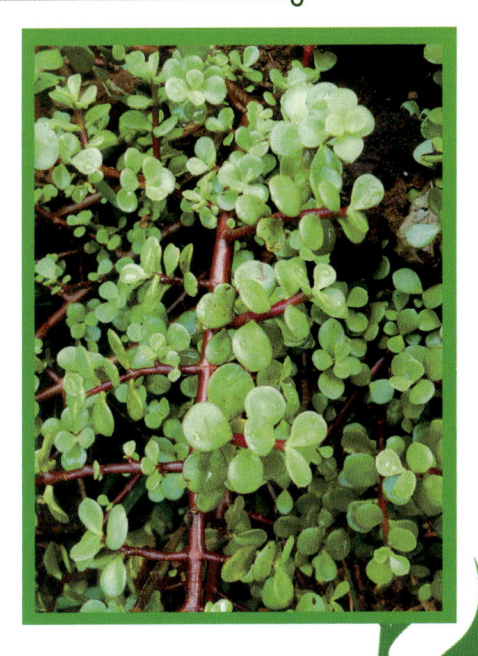

073. Bergamota
Citrus nobilis, L.

Rutáceas

Das folhas é feito um chá calmante. O chá da casca é bom para reumatismo, ácido úrico e garganta.

Ao natural ajuda a combater angina, ansiedade, bronquite, carência de vitamina C, cistite, dermatites, febre, gases, gripe, infecções vaginais e vermes intestinais. Das flores podem ser feitas compressas para eliminar dores de erisipela e ao mesmo tempo embelezar a pele.

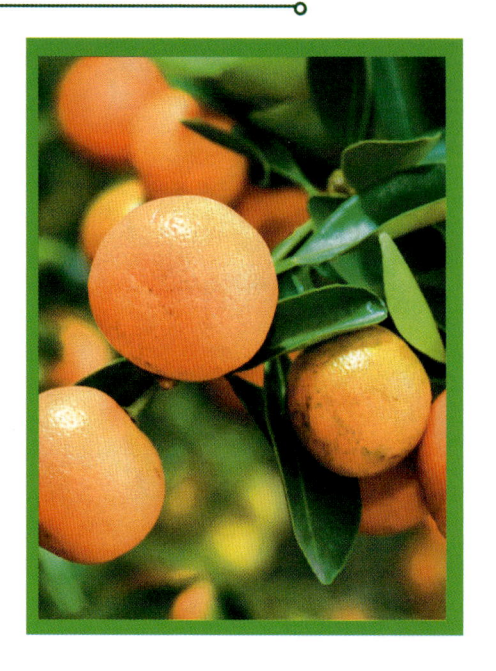

074. Berinjela
Solanum melongena, L.

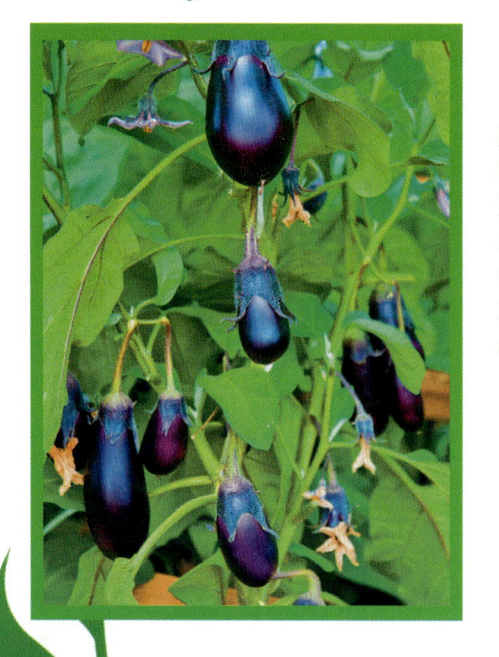

Solanáceas

Uma dieta regular com berinjela pode equilibrar o sono, estimular bons resultados na regulagem do colesterol, na purificação do sangue e no bom funcionamento intestinal. O fruto, assim como o chá feito das folhas, é diurético, laxante e facilita a eliminação de pedras da bexiga.

Beterraba
Beta vulgaris, L.

075.

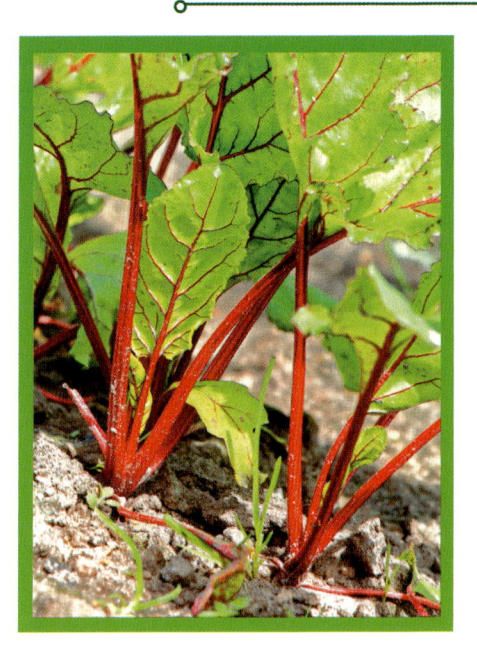

Quenopodiáceas

Possui propriedades calmantes e fortificantes. Limpa as vias urinárias; é muito nutricional, energética, remineralizante e digestiva; pode ser consumida em saladas e sopas, crua, cozida ou em sucos. Ativa o cérebro, evita o câncer e fortalece as células.

Obs.: as folhas da beterraba consumidas em demasia contêm ácido oxálico, por isso podem formar cristais no organismo; não é indicada para pessoas com artrite ou com pedras nos rins.

076.

Bétula
Betula pendula Roth.

Betuláceas

Muito indicada para problemas no couro cabeludo, como calvície e caspa, e também para problemas cutâneos, como irritação da pele, psoríase e pele rachada. Possui propriedades diuréticas, cicatrizantes e antissépticas.

Obs.: o consumo da mesma feito de forma exagerada pode acarretar alergias e efeito anticoagulante, pois a resina da mesma causa irritação na pele, principalmente à pessoa que tiver insensibilidade.

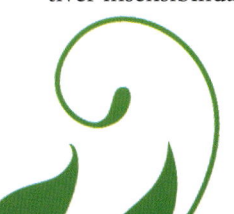

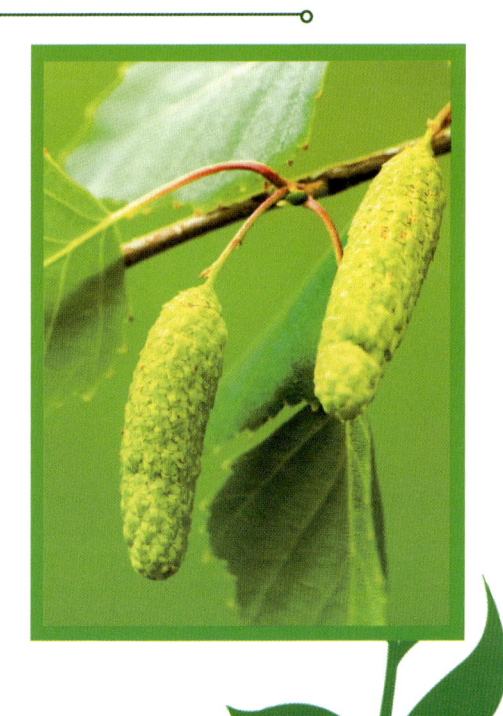

077. Bocaiuva
Acrocomia aculeata (Jacq.) Lodd. ex Mart.

Arecáceas

A água das sementes fervidas pode ser usada para cicatrizar a pele e rachaduras do meio dos dedos dos pés e nos calcanhares. O óleo também tem um ótimo valor nutricional, comparado ao azeite da oliva, que é benéfico para diminuir o colesterol, regrar o aparelho digestivo, facilitar a digestão e regular os intestinos.

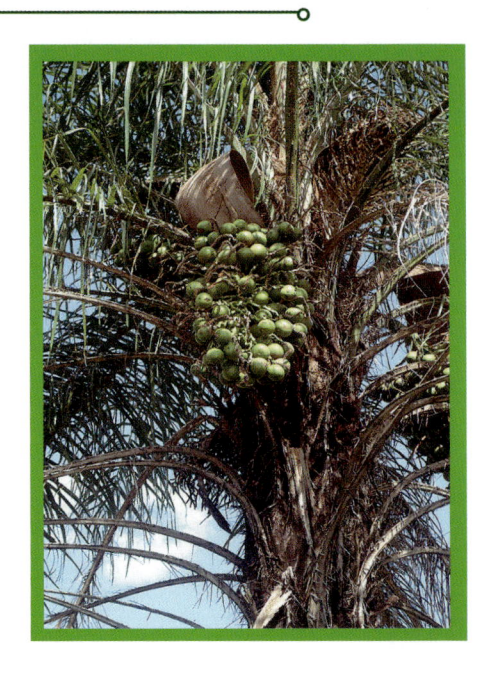

078. Boca-de-leão
Anthirrinum majus, L.

Escrofulariáceas

Seu chá é anti-inflamatório, útil para a garganta, boca e pele. Alivia dores se for usada em forma de compressa.

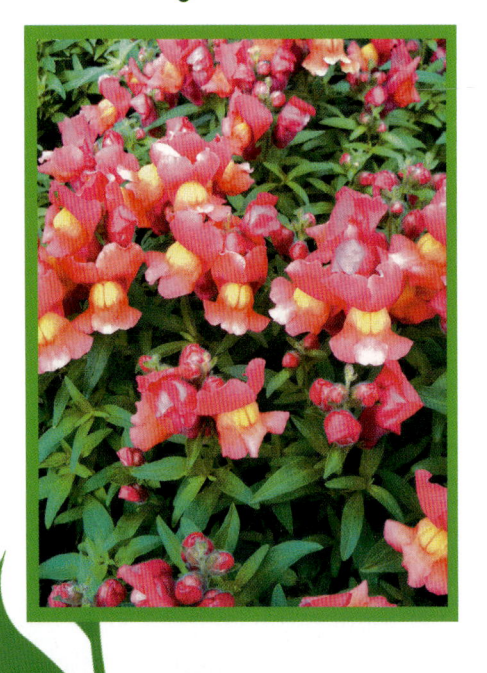

Boldo 079.
Coleus barbatus, Benth.

Lamiáceas

Muito útil para curar ressacas. Possui propriedades digestivas, é bom para o fígado, estômago, intestino e alivia a azia.

Obs.: usá-lo por muitos dias provoca irritação e disfunção gástrica.

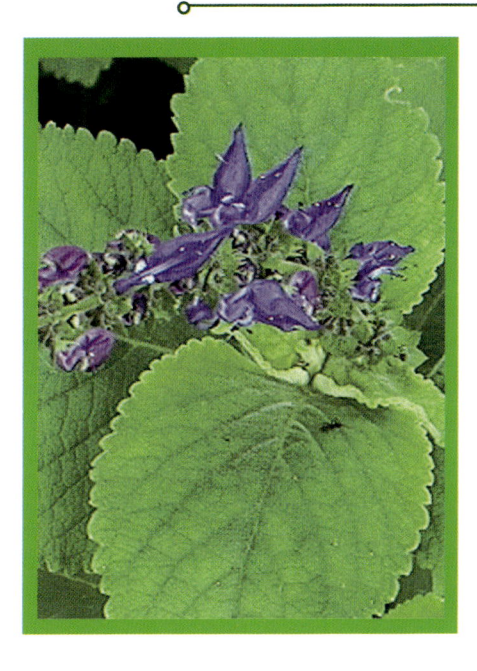

080. Boldo-do-chile
Peumus boldus, Molina

Monimiáceas

É ótimo para quem tem intestino preso, cálculos biliares e gastrite. Deve ser evitado durante a gravidez por conter propriedades abortivas.

Obs.: o consumo do boldo-do-chile em demasia pode provocar hemorragias internas; por isso deve ser usado com cautela e conhecimento verdadeiro.

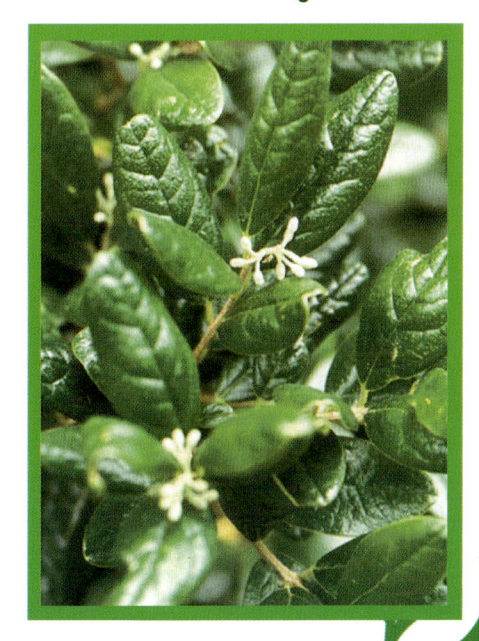

081. Boldo-graúdo
Vernonia condensata, Baker

Asteráceas

Seu chá é ótimo para o fígado, vesícula, dores de cabeça e ressacas.

Obs.: o boldo-graúdo é abortivo e provoca dores, se usado por gestantes e nutrizes.

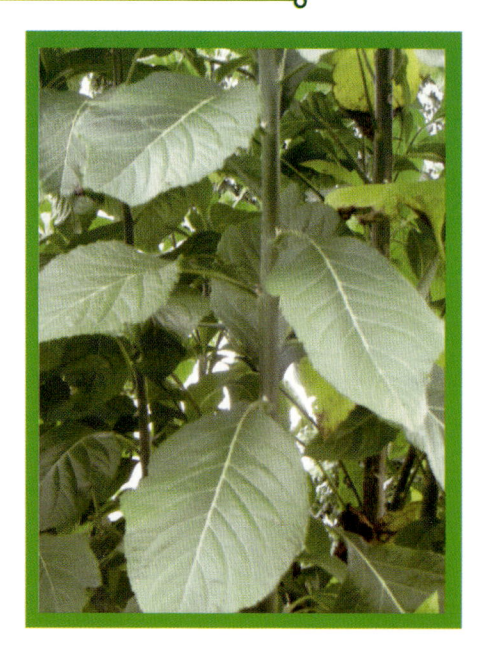

082. Bolsa-de-pastor
Capsella bursa-pastoris (L.) Moench.

Crucíferas

Muito útil contra hemorragias, menstruação em excesso, escarros com sangue, menopausa, vômitos e disenterias. Em forma de banhos, é ótimo contra problemas cutâneos, como feridas abertas e doenças de pele em geral.

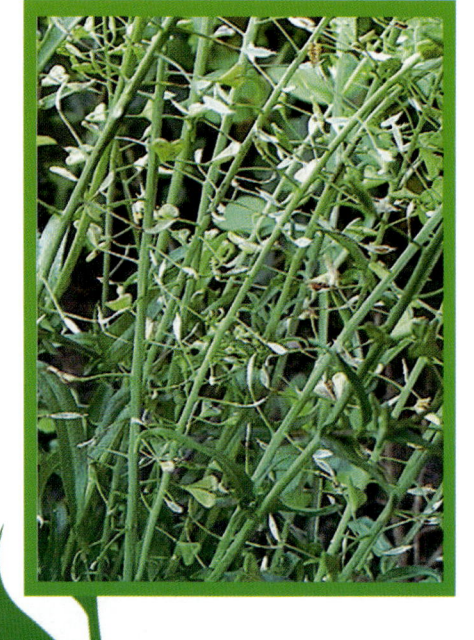

Borragem
Borrago officinalis, L.
083.

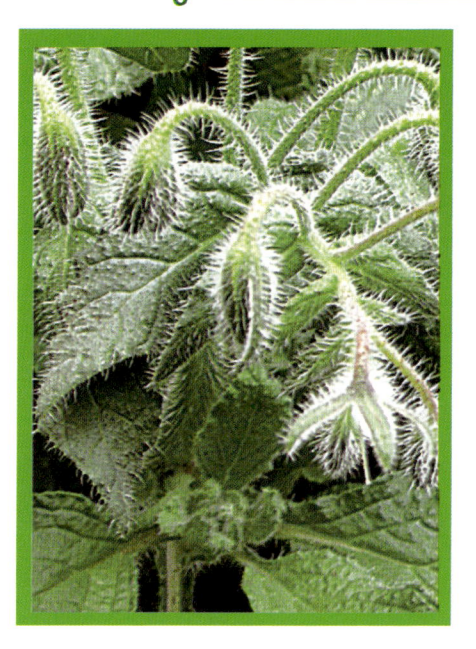

Borragináceas

Apresenta propriedades emolientes, que ajudam a amolecer e a cicatrizar feridas e hematomas, é ótimo também para combater a diurese, pois provoca suor, principalmente quando for utilizada para combater a gripe, a bronquite, as afecções do pulmão, o sarampo e outros males. É utilizada para aliviar a tensão pré-menstrual e é um ótimo calmante.

Obs.: é contraindicada durante a gravidez.

084.
Brinco-de-princesa
Fuchsia regia, Munz.

Onagráceas

Ótimo para produção de chás. Se feitos com as flores, são refrigerantes e antioxidantes. Se feitos das folhas, têm propriedades diuréticas.

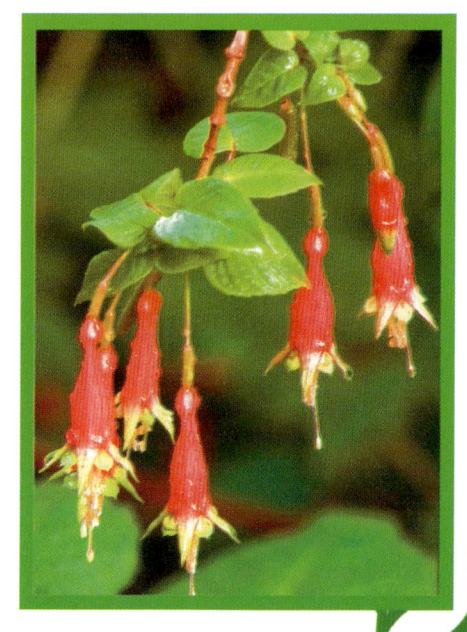

085. Brócolis
Brassica oleracea (var. italica), L.

Crucíferas

O suco das folhas em jejum combate gastrite e úlceras estomacais. O consumo das flores, de preferência cruas, fortalece o organismo, prevenindo contra a gota, o câncer, a artrite, a hipertensão e derrames cerebrais.

Além disso, fortalece o sistema imunológico e estimula glândulas. O talo pode ser usado para suco que, tomado várias vezes por dia, ajuda a tirar a necessidade de fumar.

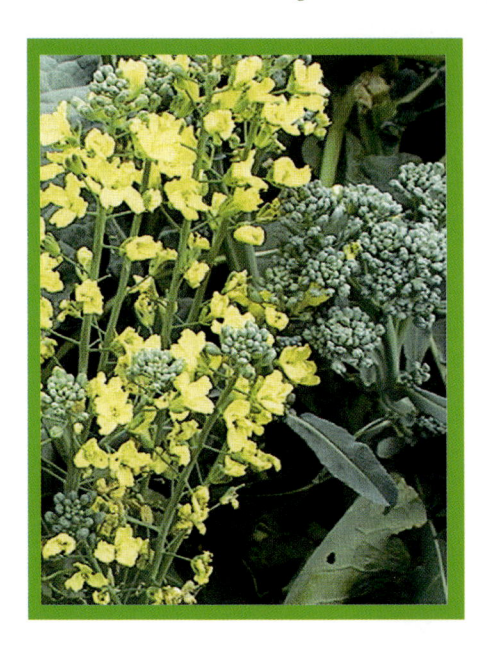

086. Buchinha-do-norte
Luffa acutangula Roxb (L.) Cogn.

Cucurbitáceas

Obs.: é indicada para sinusites e rinites. Deve ser utilizada apenas para uso externo nasal. Nunca deve ser fervida, pois suas substâncias de princípio ativo têm característica cáustica sobre a mucosa nasal e provocam irritações, sangramento e dor.

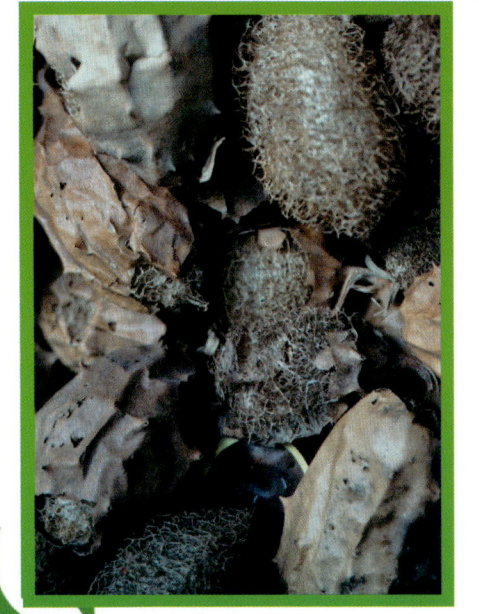

Buriti — 087.
Mauritia flexuosa L.

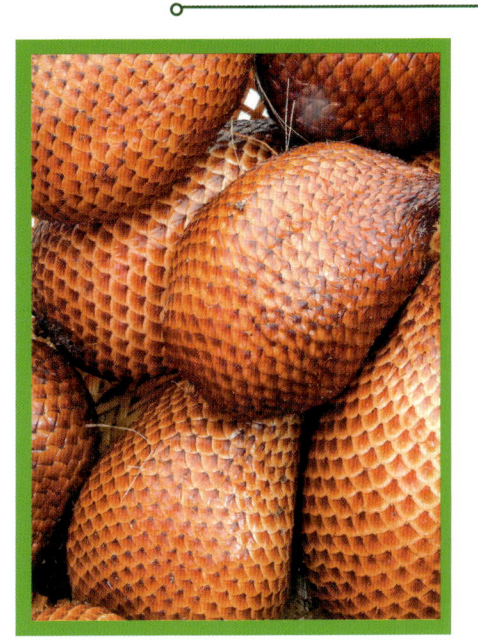

Arecáceas

Seu óleo é usado contra queimaduras na pele, provocando alívio imediato e auxiliando na cicatrização. Também tem propriedades energéticas e vermífugas.

088. Butiá
Butia eriospatha, Mart.

Arecáceas

O butiá é uma excelente fonte de vitaminas A e C. Tem bastante carboidrato, o qual é importante na constituição dos ossos, dentes e na parede dos vasos sanguíneos, além de auxiliar na prevenção de diversas doenças.

Também possui ácido cítrico, que é antioxidante. O consumo de butiá ajuda a eliminar vermes do organismo. O chá da flor recém-aberta elimina frieiras e fortalece o organismo todo contra a icterícia e o amarelão. É possível também fazer licor de butiá, que é benéfico para regrar o fígado, combater a azia e a má digestão.

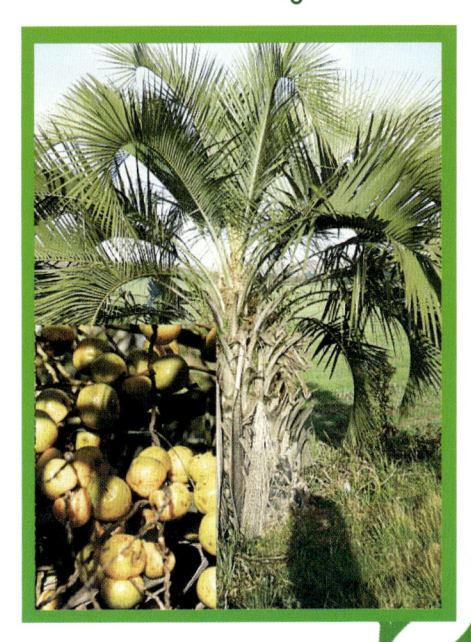

089. Buva
Erigeron bonariensis, L.

Compostas

Ajuda em casos de doenças venéreas, hemorroidas e artrite. Auxilia anti-inflamatoriamente a uretra, a bexiga, o fígado, a próstata e os testículos.

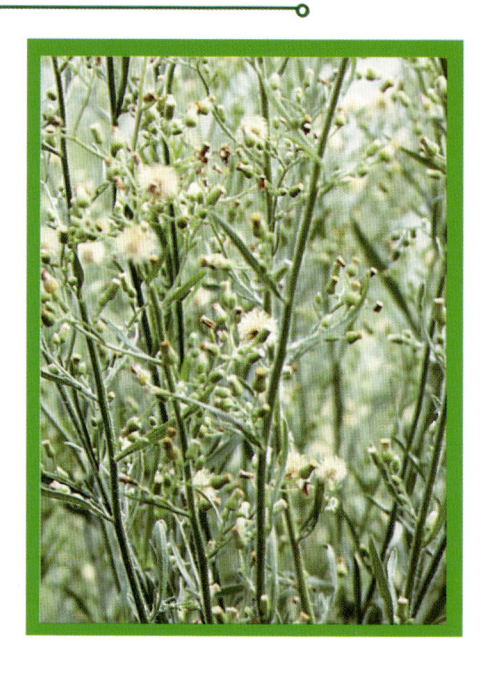

090. Cabriúva
Myrocarpus frondosus, Fr All.

Legum.-papilon

Faz-se um ótimo xarope expectorante com a casca desfiada da cabriúva misturada com a casca desfiada do angico, e um chá que combate doenças de pulmão, asma e bronquite.

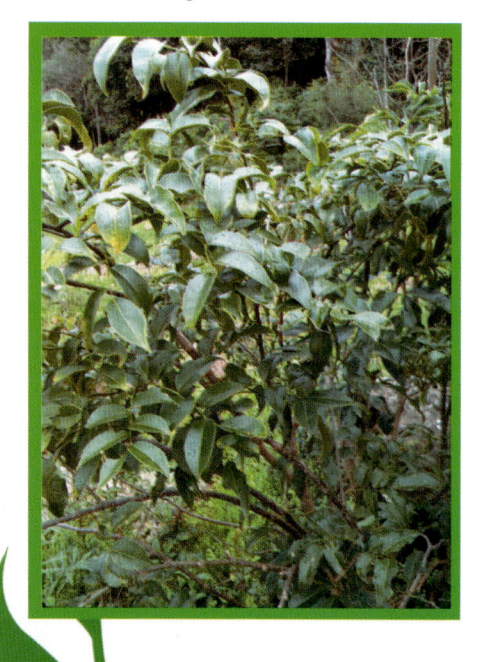

Cacau 091.
Theobroma cacao, L.

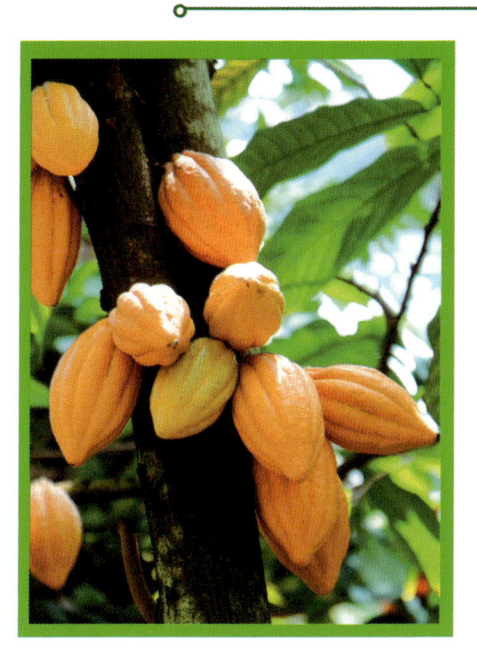

Esterculiáceas

Mais focado na alimentação, tem propriedades tônicas e diuréticas. Contém vitaminas A, B, e C. Contém ferro, fósforo, cálcio e proteínas.

Obs.: consumido em doses elevadas, apresenta cafeína, que pode ser prejudicial à saúde, quando em grandes quantidades.

092. Cacto
Cereus jamacaru, Mart.

Cactáceas

Em forma de xarope elimina a afecção pulmonar e combate a tosse, a gripe e o resfriado. Como chá é muito útil para eliminar o catarro vesical, fortalecer a bexiga e controlar a urina solta. É também estimulante para os órgãos genitais tanto masculinos como femininos, pois estimula a circulação sanguínea.

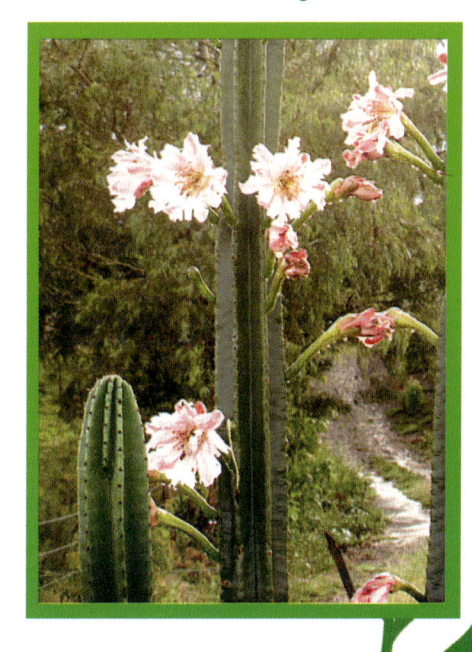

093. Café
Coffea arabica, L.

Rubiáceas

Estimulante e energético. Seu consumo pode prevenir problemas cardíacos e há indícios de que previne o mal de Parkinson, e até mesmo o câncer. Usam-se as folhas em banhos para reumatismo. Seu uso em demasia pode ser prejudicial.

Obs.: o café forte não deve ser consumido por quem tem problemas de gastrite, úlcera nervosa, duodenal, problemas de insônia, agitação psicomotora que é caracterizada por um estado de excitação mental e atividade motora aumentadas.

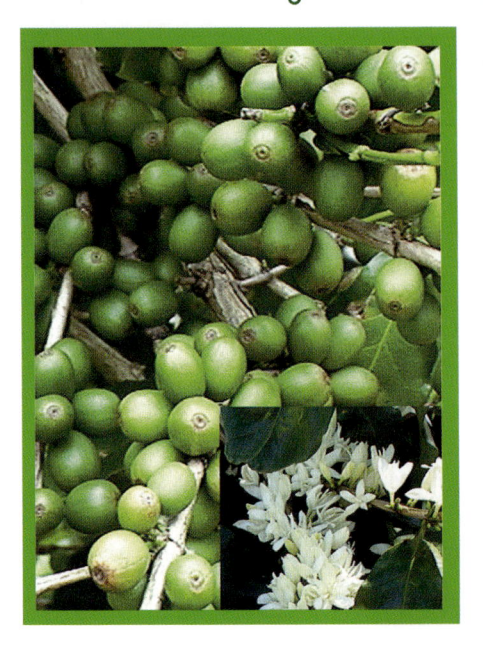

094. Cajá-manga
Spondias dulcis, Fort.

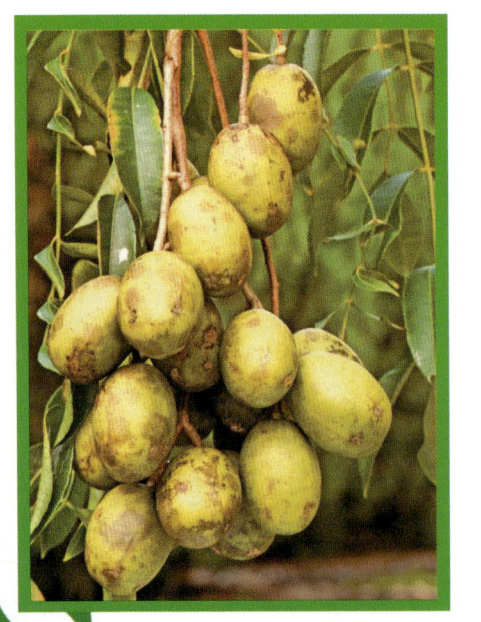

Anacardiáceas

O chá de sua casca é útil contra cólicas, diarreias e vômitos. O chá das flores fortalece o coração, é fortificante e ajuda em inflamações.

Caju
Anacardium Occidentalis, L.

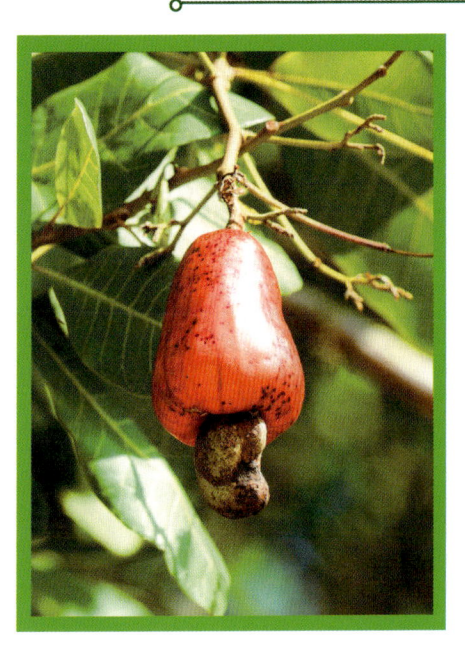

095.

Anacardiáceas

Rico em vitamina C, fortifica o organismo e combate várias doenças. Seu chá é estimulante e afrodisíaco.

Se feito da casca, é bom contra o diabetes e afecções do pulmão, em bochechos, contra aftas e em banhos, contra doenças de pele.

Obs.: o óleo do caju irrita a pele; o vapor do óleo, se inalado, também é irritante.

096.

Calêndula
Calendula officinalis L.

Asteráceas

Conta-se que na guerra civil americana os médicos que atuavam nos campos de batalha utilizavam as flores e as folhas da calêndula para tratar os ferimentos dos soldados. Ótima contra problemas uterinos e cólicas menstruais, é usada também para combater artrite, doenças nervosas, menopausa, alergias, estimular a atividade hepática e atenuar espasmos gástricos. Possui propriedades antissépticas e cicatrizantes.

Obs.: não deve ser usada por gestantes.

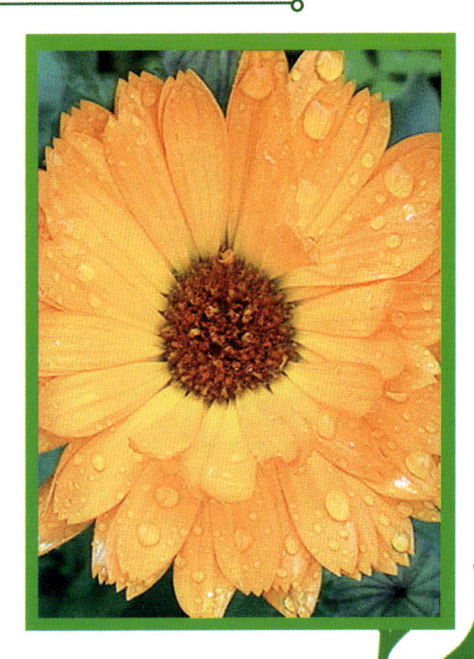

097. Cambará
Gochnatia polymorpha (Less) Cabr.

Compostas

Seu chá é útil contra vários problemas respiratórios, como gripe, tosse e bronquite.

Obs.: deve ser feito da casca ou folhas secas à sombra.

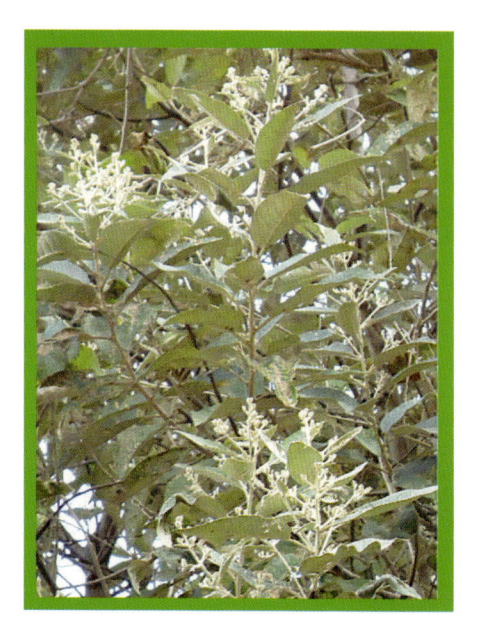

098. Cambará-de-jardim
Lantana camara, L.

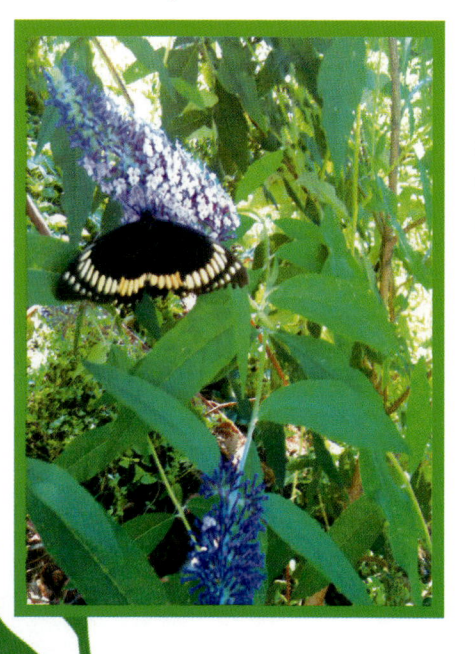

Verbenáceas

Suas folhas e flores são úteis para afecções respiratórias, asma, coqueluche e gripes em geral. Em forma de chá possuem vitamina B12 e proteínas.

Camboatá
Cupania vernalis, Camp.

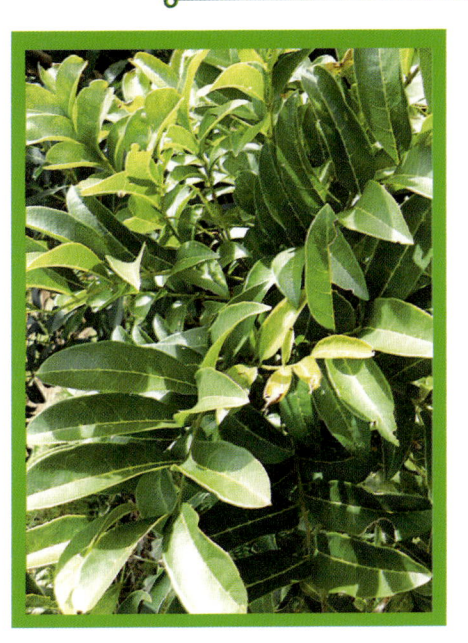

099.

Sapindáceas

O chá feito da casca é digestivo, tônico, tem propriedades calmantes e antitérmicas; é bom para o fígado e contra azia; é fortificante e útil contra inflamações.

100.
Cambuí
Myrciaria tenella, (DC) Berg.

Mirtáceas

Útil no combate a diarreias, bronquites, feridas bucais e brotoejas. Contém vitamina C, que é antioxidante, ou seja, protege o organismo do estresse.

Obs.: seu uso não é aconselhado para crianças pequenas.

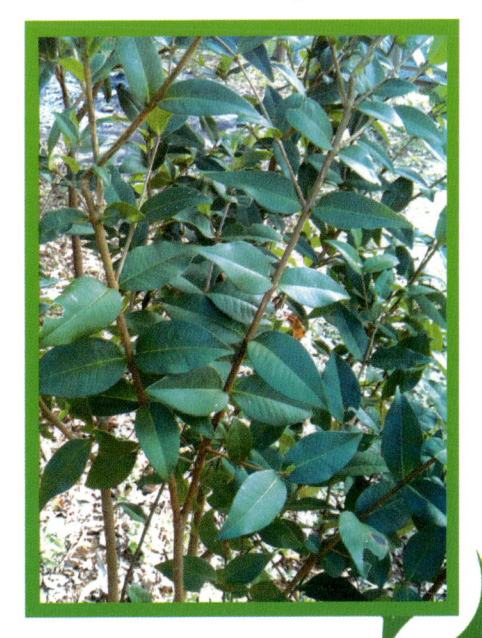

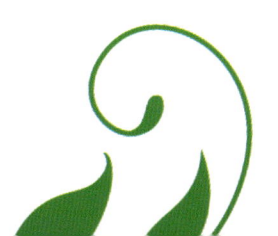

101. Camélia
Camellia japonica, L.

Teáceas

A planta tem efeito hemostático e tônico. As flores são adstringentes e anti-hemorrágicas. Podem ser utilizadas no tratamento de queimaduras, sendo para isso misturadas com óleo de sésamo e aplicadas sobre as zonas afetadas.

Obs.: demonstra propriedades anticancerígenas, sendo que seu potencial como medicamento se encontra em estudo.

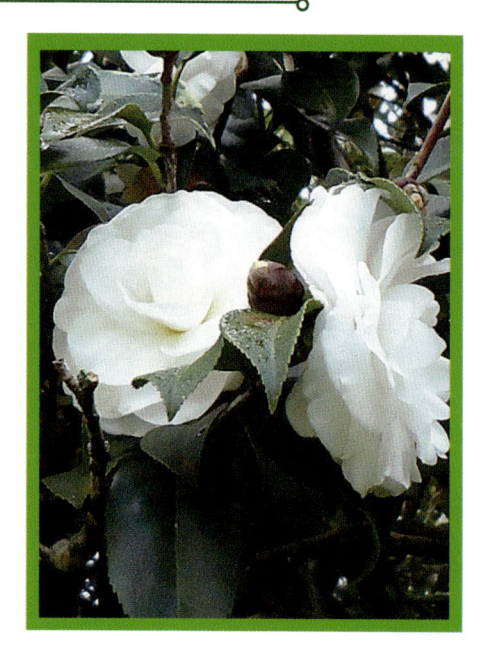

102. Camomila
Matricaria chamomilla, L.

Compostas

A camomila tem propriedades calmantes e ajuda em menstruações dolorosas. Suas flores são úteis contra espasmos, auxiliam na digestão e curam cólicas estomacais, intestinais e biliares. Pode ser usada externamente como emoliente, contra reumatismo, nevralgias, doenças cutâneas, inflamações oculares e no clareamento do cabelo.

Obs.: o chá da camomila não deve ser utilizado por doentes que tomem medicamentos como varfarina, pois pode ocorrer hemorragia interna.

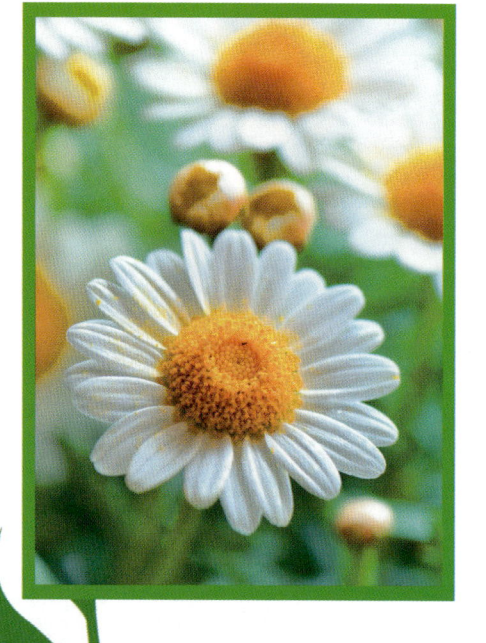

Camomila italiana
Matricaria recutita

103.

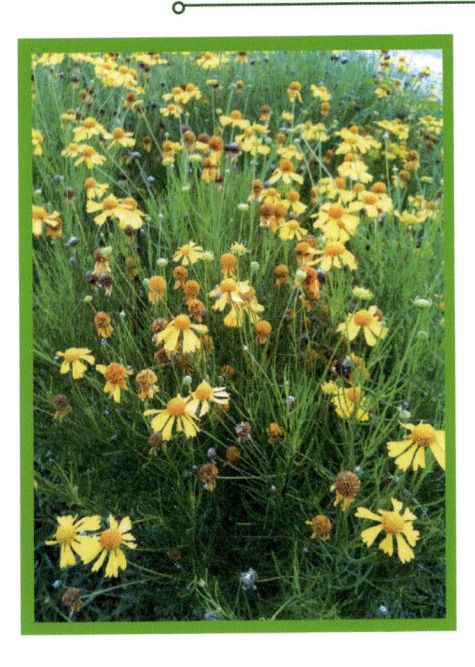

Asteráceas

O chá de suas flores é útil para combater ácidos orgânicos, cólicas, gastrite e doenças do estômago, má digestão, problemas no hiato, fortalecer a pele, moderar o apetite. Muitos usam o chá como antiflogístico que previne e combate inflamações, como diaforético que provoca e auxilia na transpiração, cicatrizante, e amargo.

Obs.: o chá não é indicado para pacientes alérgicos ou para pessoas que apresentam inflamação estomacal ou duodenais, para pessoas com pressão alta ou hiperacidez.

104.

Camu-camu
Myrciaria dubia H. B. K. (McVough)

Mirtáceas

É a fruta mais rica em vitamina C que se conhece. O fruto é muito energizante, eleva o humor e é altamente eficaz no fortalecimento do sistema imunológico.

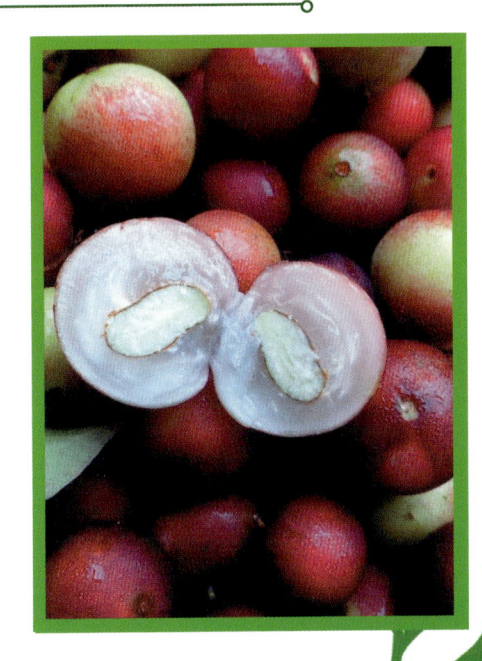

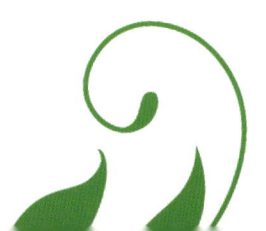

105. Cana-de-açúcar
Saccharum officinarum, L.

Gramíneas
Rica em cálcio, fósforo e ferro.
Seus derivados, com exceção do açúcar refinado, são ótimos para desnutrição. Ótima para os dentes, o chá feito de suas folhas pode curar aftas. A garapa combate distúrbios dos rins e aumenta a resistência.

Obs.: se consumida em excesso provoca diarreia e cólicas intestinais.

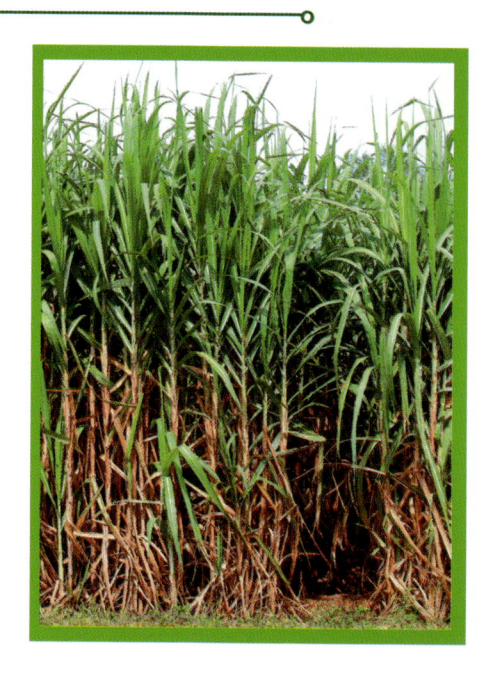

106. Cana-de-cacho
Sorghum bicolor

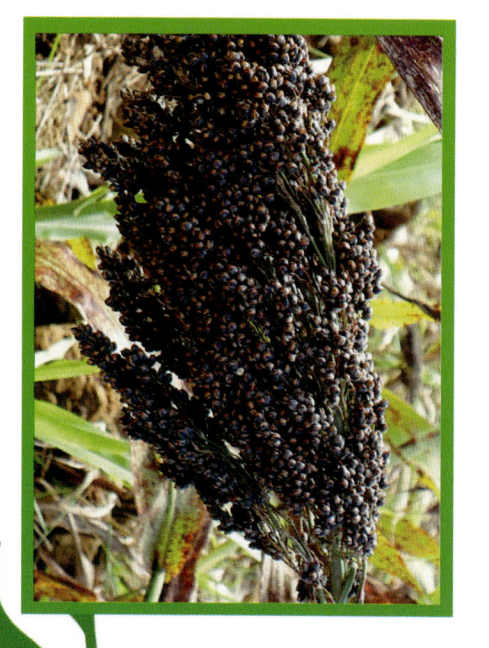

Gramíneas
Tem as mesmas propriedades benéficas da cana-de-açúcar, aumenta o leite materno, elimina parasitas intestinais e fortalece o pulmão.

Obs.: o consumo em excesso da garapa provoca diarreia, cólicas intestinais e irritação nos rins.

Cana-de-macaco
Costus spiralis, Rosc.

107.

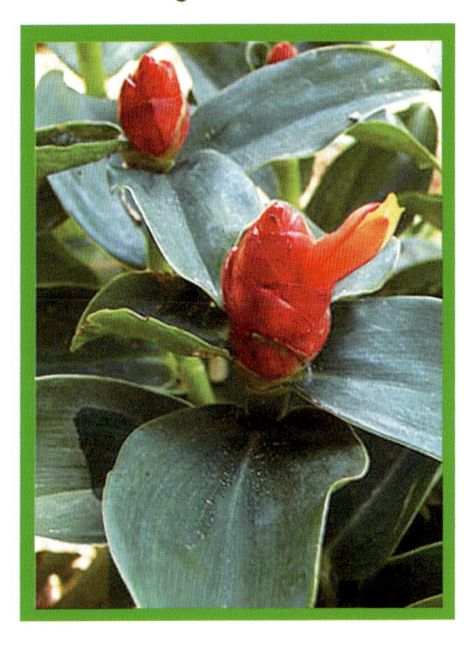

Zingiberáceas

Seu suco é calmante, diurético, bom para dores na uretra, bexiga, cálculos renais, rins, arteriosclerose, sífilis e gonorreia. Também o chá das folhas ou do caule tem propriedades anti-inflamatórias dos rins e da bexiga, auxilia no controle e no tratamento do diabetes, no combate da dor do reumatismo, da artrite e outras afecções dos ossos.

Obs.: o chá não pode ser tomado por um período prolongado, pois colabora para o surgimento de cálculos urinários, uma vez que é rico em cálcio.

108.

Cana-do-brejo
Costus spicatus, Swartz.

Zingiberáceas

É sudorífica, diurética, combate a sífilis, inflamações dos rins, arteriosclerose, amenorreia, problemas na bexiga, cálculo renal, distúrbio menstrual, dor reumática, dores e dificuldade de urinar, inchaço, inflamações da uretra e problemas nos rins.

Obs.: não é aconselhável para ges-tantes e nutrizes.

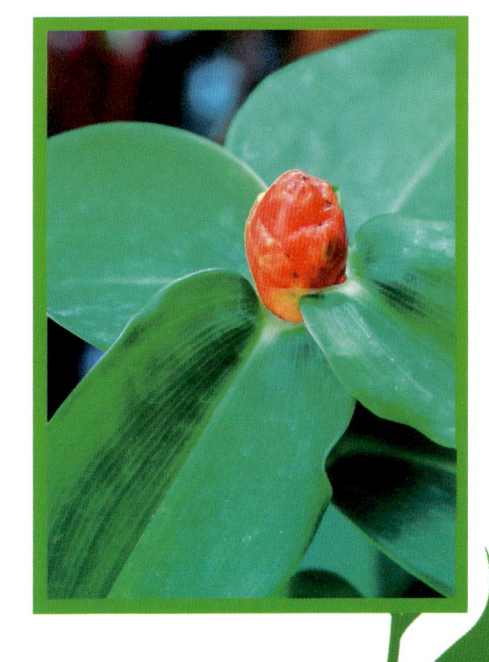

109. Canela-da-índia
Cinnamomum zeylanicum, Nees.

Lauráceas

Seu chá feito da casca ativa a circulação, estimula os nervos, combate azia, enjoos, diarreias, mau hálito e infecções da garganta. Além disso, estimula moderadamente a ereção dos órgãos genitais. Algumas pesquisas têm demonstrado que o chá da casca da canela também auxilia a diminuir o colesterol e no tratamento do diabetes tipo 2.

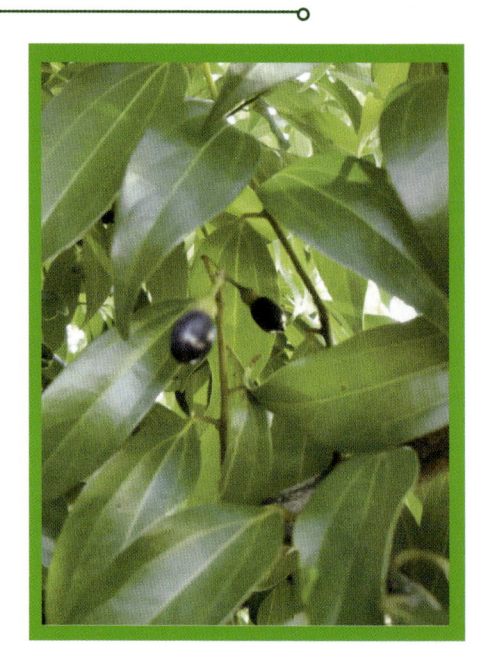

110. Canela-preta
Nectandra magapotamica, Mez.

Lauráceas

A parte interna da casca desfiada e aquecida é aplicada em furúnculos para seu amadurecimento.

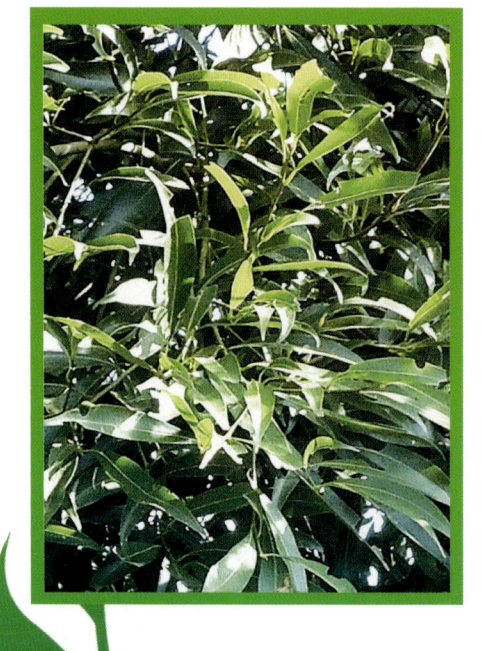

Canjerana

Cabralea canjerana, (well) Mart.

111.

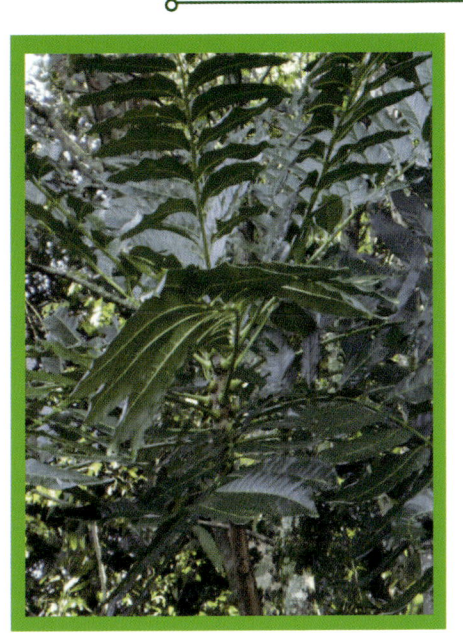

Meliáceas

O chá da casca é bom para vários problemas estomacais, como prisão de ventre, diarreia e má digestão. Também é bom para febre e doenças de pele.

112.

Capim-barba-de-bode

Aristida longiseta, Steud.

Gramíneas

Seu chá é bom para o estômago, fígado e rins. Se tomado com o capim-pelo-de-porco (n. 118), é bom para os rins e a bexiga, trata a bronquite e funciona como diurético.

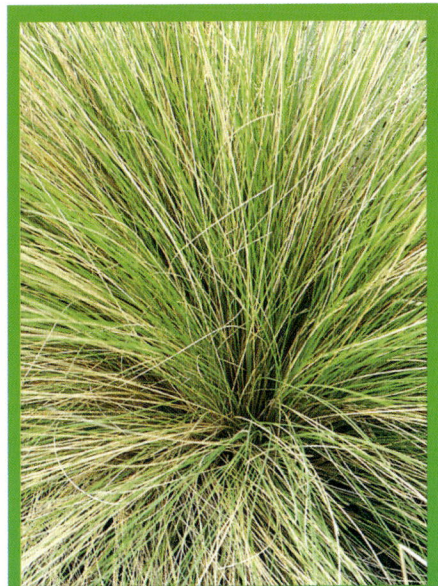

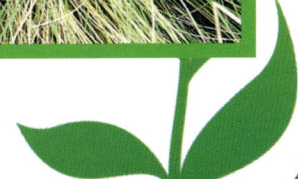

113. Capim-cidró
Cymbopogon citratus (DC) Staph.

Gramíneas
Tem propriedades digestivas e calmantes, é bom no combate ao reumatismo, gases, dores musculares, ansiedade e febre. Facilita também a transpiração, é analgésico e expectorante.

Obs.: é contraindicado em casos de dor abdominal e gastrite. Em altas doses pode provocar aborto, abaixar a pressão, causar desmaios ou perda do sono, sedação e diarreia.

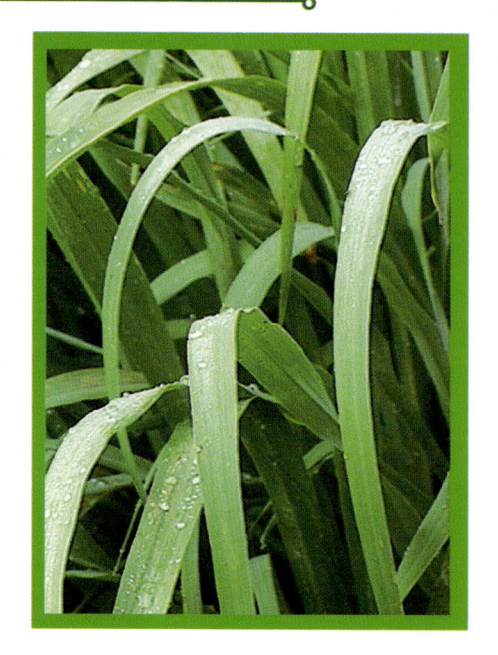

114. Capim-de-burro
Cynodon dactylon, (L) Pers.

Gramíneas
Da sua raiz é feito um chá diurético antiabortivo muito útil para inflamações das vias urinárias e reumatismo. Facilita a transpiração.

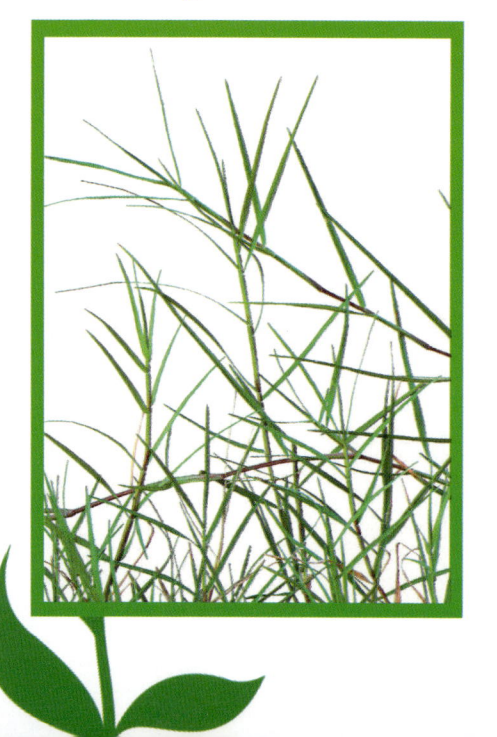

Capim-gordura
Panicum melinis, Trin.

115.

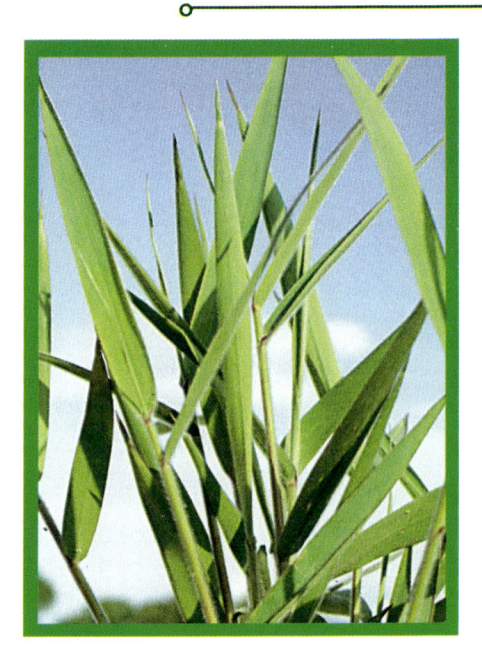

Gramíneas

Útil para afecções das vias respiratórias, infecções intestinais, diarreias e disenterias. Funciona também como diurético.

116.
Capim-milhã
Digitaria ciliaris (Retz) Koel.

Gramíneas

O chá feito da raiz funciona como diurético e contra problemas urinários e cálculos renais. Toda a planta também é ótima para dores reumáticas, em forma de banho.

Obs.: o chá muito concentrado pode provocar vômitos.

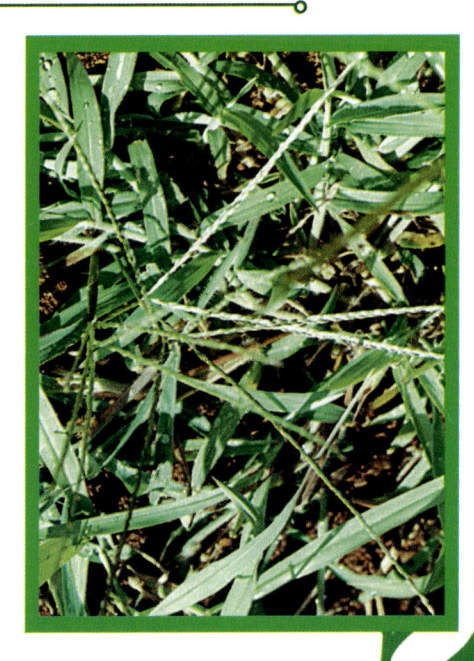

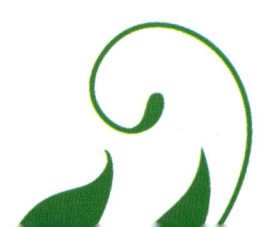

117. Capim-pé-de-galinha
Eleusine indica, L.

Gramíneas

A planta inteira é usada para fazer chá contra afecções intestinais e gástricas, hemorragias e menstruações abundantes. Também é um ótimo fortificante.

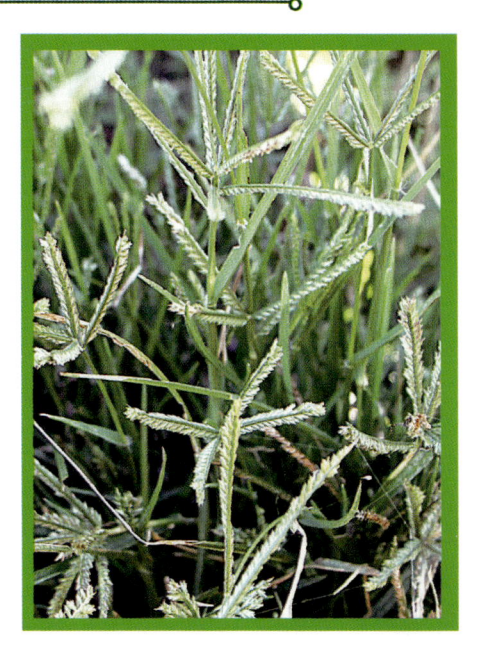

118. Capim-pelo-de-porco
Piptochaetium montevidensis, (Spreng) Parodi

Gramíneas

Ótimo para eliminar a pedra nos rins, regularizar a bílis e tratar a coqueluche.

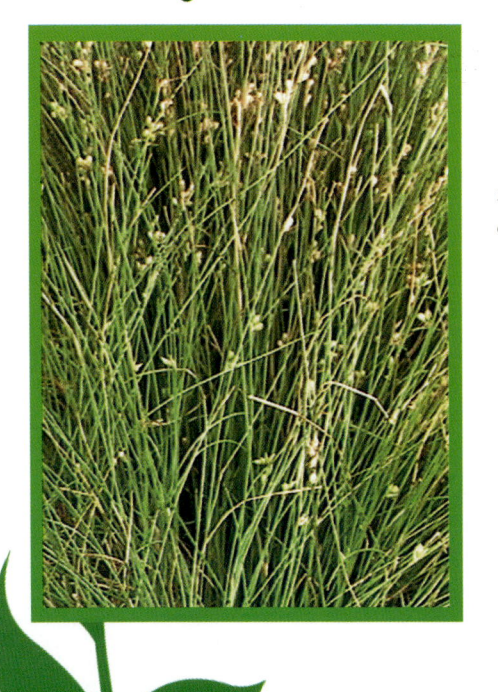

Capim-rabo-de-burro
119.
Andropogon bicornis, L.

Gramíneas

Muito útil contra amarelão, além de ser um bom vermífugo e útil contra inflamação do fígado, da bexiga e da uretra. Também é um ótimo diurético, mas seu chá, quando muito concentrado, pode provocar vômitos.

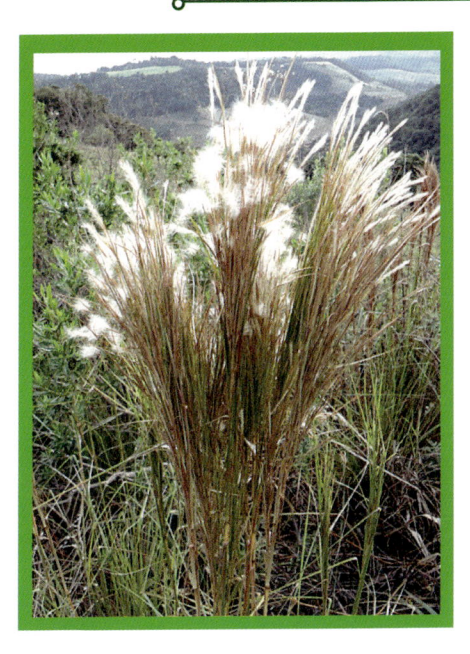

Capim-rosário
120.
Coix lacryma-jobi, L.

Gramíneas

Das suas sementes e folhas faz-se um chá para os intestinos e problemas de rins e bexiga. Também é um ótimo diurético. Suas folhas e sementes trituradas são compressas para tratar reumatismo.

Obs.: o chá não deve ser usado por gestantes e nutrizes. O uso prolongado do chá pode provocar paralisia motora, depressão respiratória e morte.

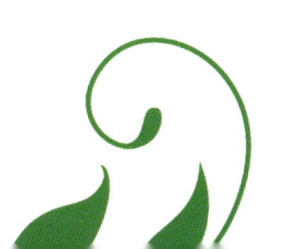

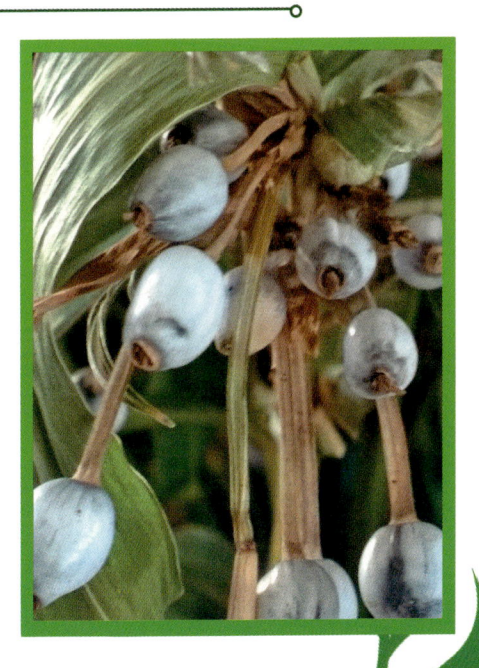

121. Capuchinha
Tropaeolum majus, L.

Tropeoláceas

Serve como tônico capilar, é depurativo, útil para intestinos e estômago e rico em vitamina C. As folhas são ótimas no combate a doenças de pele, como psoríase e eczemas. Suas folhas e flores podem ser consumidas como salada.

Obs.: seu consumo é contraindicado na gravidez, na lactação, em casos de hipotireoidismo e insuficiência cardíaca ou renal. O uso demasiado pode causar hipotensão.

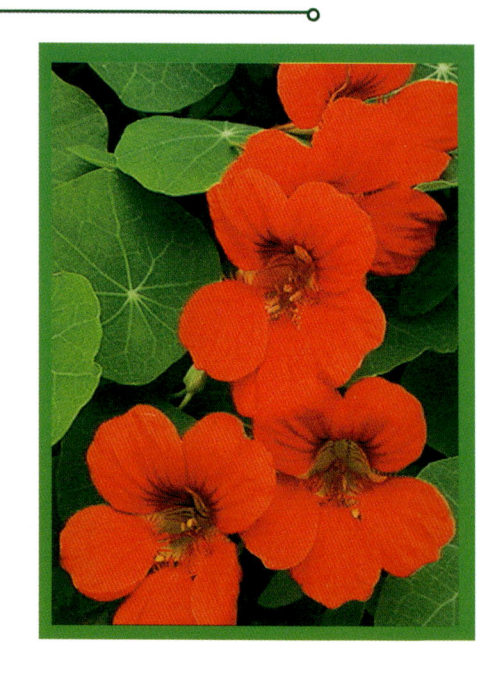

122. Caqui
Diospyros kaki, L.

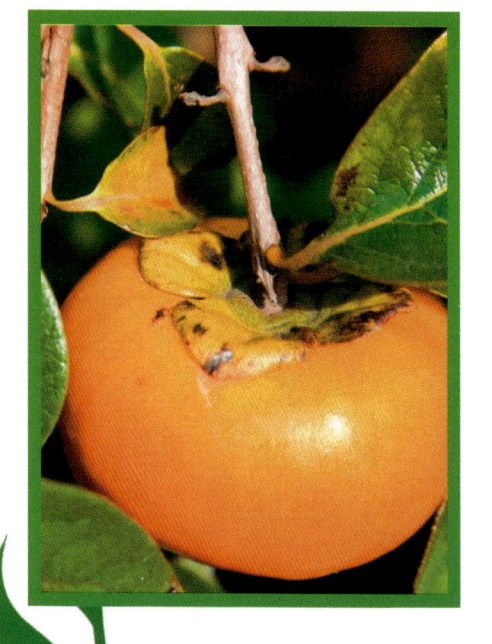

Ebenáceas

O caqui é muito bom contra anemia e rico em vitaminas A e B. Funciona como digestivo, laxante leve, diurético, trata diabetes e gota e é ótimo para a flora intestinal.

Obs.: a semente fervida provoca aborto e problemas no útero.

Cará
Dioscorea petrea, A. Penna

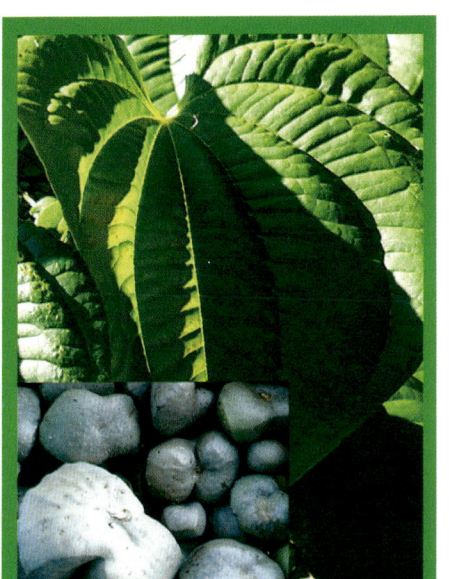

123.

Dioscoreáceas

Seu chá feito das folhas tem propriedades beneficentes em caso de asma, coqueluche, bronquite, catarros presos e problemas respiratórios.

124.

Caraguatá
Eryngium panniculatum, Cav. e Dom.

Umbelíferas

Suas folhas quentes, usadas externamente, curam erisipelas, inflamações e eczemas. Usá-las retirando os espinhos.

Obs.: o chá pode provocar úlceras.

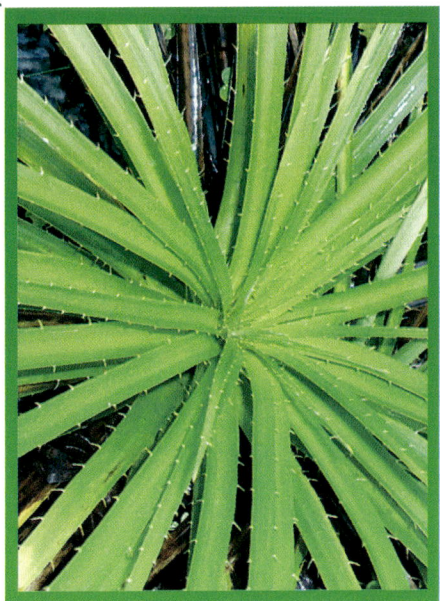

125. Carambola
Averrhoa carambola, L.

Oxalidáceas

Seu fruto ajuda no controle do diabetes, regulando a glicose. Seu suco é diurético e auxilia no emagrecimento. A fruta da carambola e o suco são auxiliares também no combate da febre, do escorbuto, de hemorragias diversas, manchas de pele e diarreia.

Obs.: pessoas portadoras de insuficiência renal ou com intestino preso não podem consumir carambola.

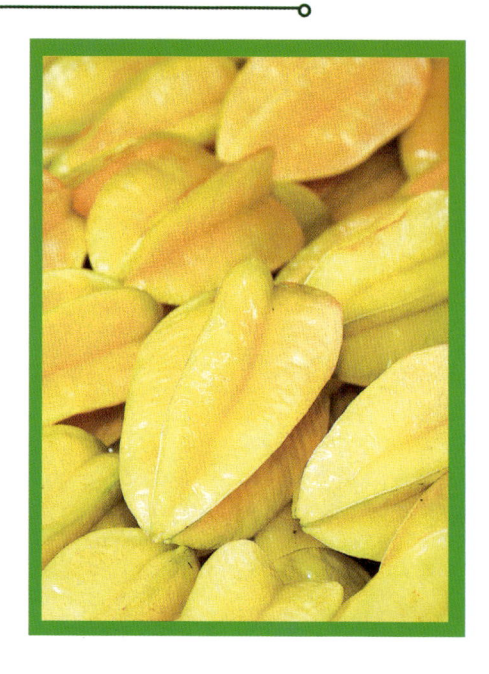

126. Cardamomo
Alpinia speciosa, Schum.

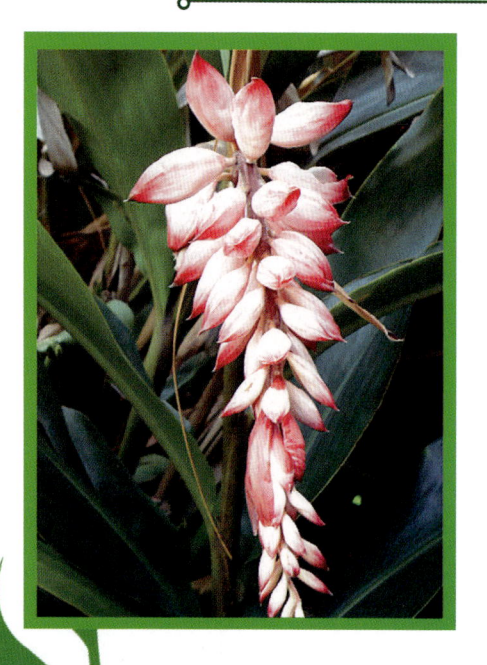

Zingiberáceas

Tem propriedades úteis para abrir o apetite, controlar gases intestinais e baixar a pressão. Suas flores em chá fortalecem o coração.

Obs.: o chá das raízes em demasia é abortivo.

Cardo-amarelo
Argemone mexicana, L.

127.

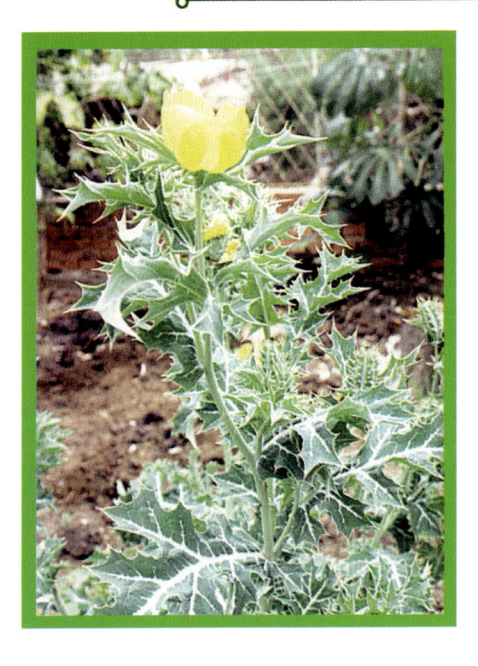

Papaveráceas

Seu látex é usado para remover verrugas e de suas folhas faz-se um chá purgativo. É bom para os rins, bexiga e intestinos, acalma a asma e cura feridas e úlceras sifilíticas.

Obs.: o chá causa intoxicações, quando usado em demasia. Para fazê-lo, não se usam as flores nem a semente; somente as folhas.

128. ## Cardo-de-santa-maria
Silybum marianum, Gaertn.

Compostas

Ótimo para melhorar o apetite, auxiliar as funções hepáticas, combater enjoos, hemorroidas, hipotensão. Estudos comprovam que ingerido oito dias antes de uma viagem, possui uma ação preventiva contra os enjoos de transporte.

Obs.: em doses excessivas o chá pode causar queimaduras das vias digestivas, bem como vômitos ou diarreias. Também não é recomendado para crianças, pessoas com problemas renais, úlceras, gastrite e hipertensão.

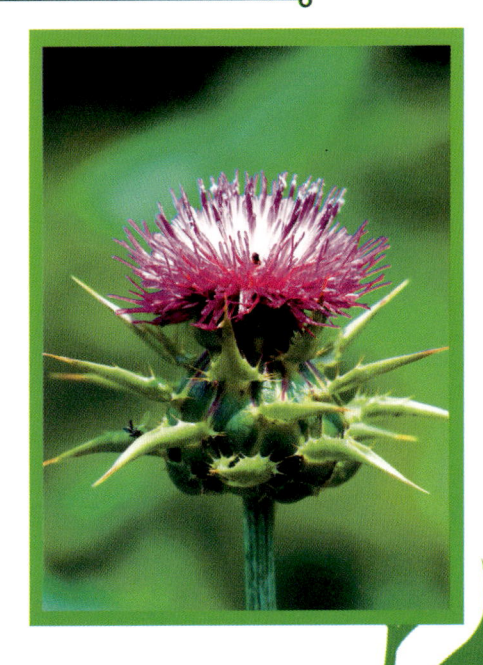

129. Caroba
Jacaranda puberula, Cham.

Bignoniáceas

Seu chá é útil contra doenças venéreas, limpa o sangue, combate reumatismo, problemas ósseos, varizes e é ótimo para lavar feridas, alergias e coceiras.

Obs.: o uso deve ser evitado por gestantes, nutrizes e crianças menores de 3 anos.

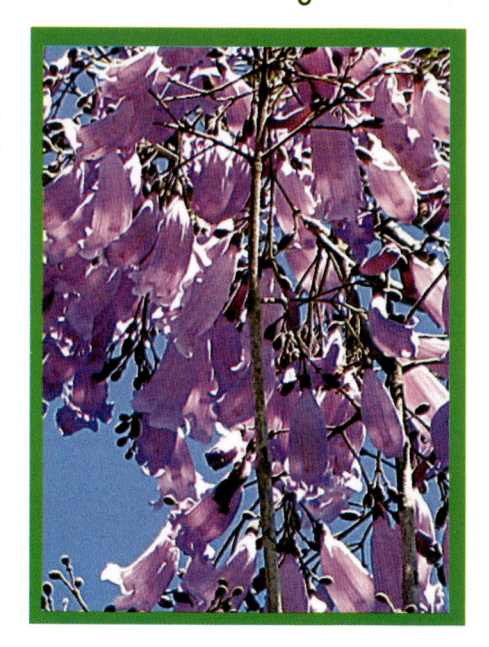

130. Carqueja-amargosa
Baccharis trimera, (Less) DC.

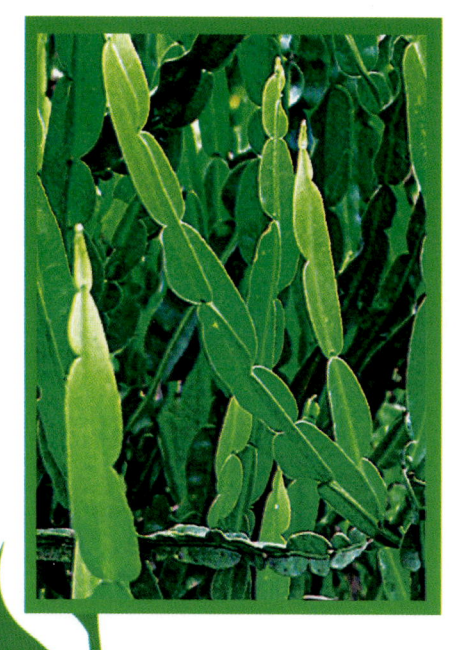

Compostas

O chá da carqueja-amargosa é um poderoso antibiótico, antisséptico, diurético, depurativo do sangue, digestivo, emoliente próprio para abrandar uma inflamação ou fazer um emplastro e antipirético. É laxante, combate a tênia e é vermífugo. Indicado para combater enfermidades da bexiga, dos rins, do pâncreas, do baço, a esterilidade feminina e a impotência sexual masculina. Pode ser usado também contra espasmo, dores de garganta, gengivites, gota, e para neutralizar o efeito do alcatrão e da nicotina causados pelo cigarro. **Obs.:** esse chá não é indicado em doses excessivas para gestantes e nutrizes, porque abaixa a pressão.

Carqueja-branca
Baccharis sp.

131.

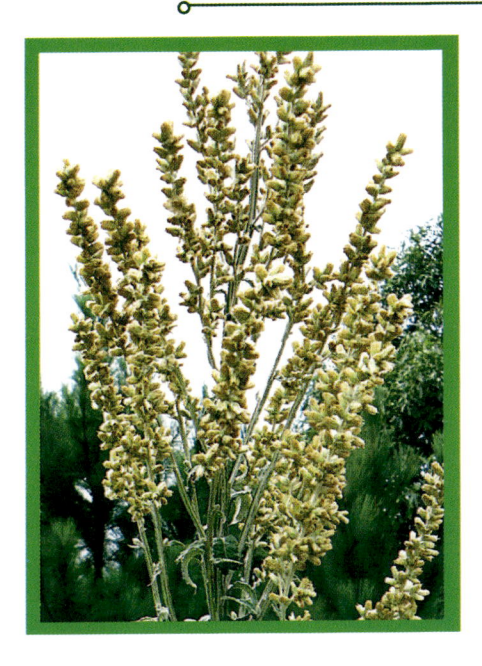

Asteraceae

Seu chá auxilia no tratamento de azia, gastrite, má digestão e é calante em geral.

Obs.: essa planta não deve ser consumida por gestantes, nem por aquelas que tiverem problemas de útero, dificuldade de engravidar ou que já tiveram abortos.

132.
Carqueja-de-jardim
Baccharis articulata, L.

Compostas

Combate doenças venéreas, azias, reumatismo e sinusite, e é boa para o fígado. Faz-se cataplasma da flor da carqueja-doce misturada com enxofre para cuidar de picadas de insetos venenosos.

Obs.: por ser abortivo, o chá não é indicado para gestantes.

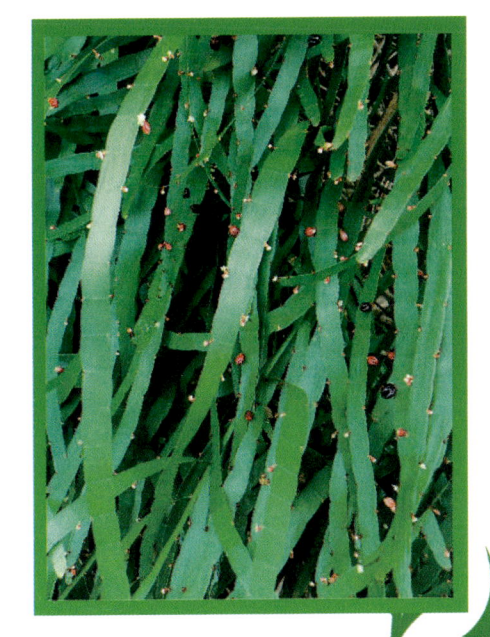

133. Carqueja-doce
Baccharis trimera Person, Syn

Compostas

É indicada no combate da azia, problemas hepáticos, sinusite, reumatismo e doenças venéreas.

Obs.: em altas doses o chá provoca aborto e pode causar problemas ao feto, durante a gestação.

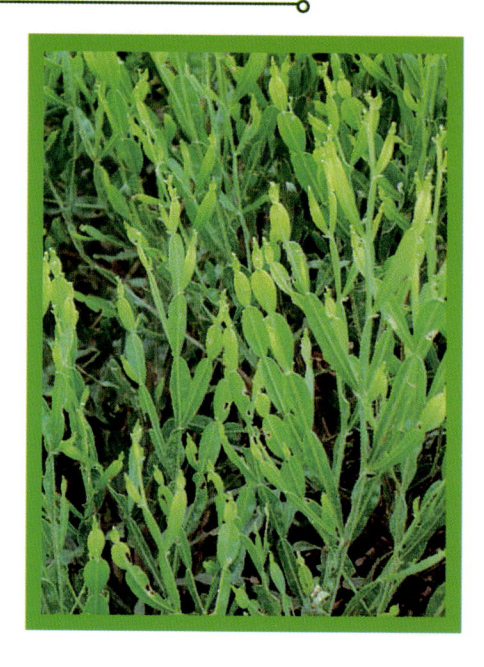

134. Carqueja-miúda
Baccharis microptera, Baker

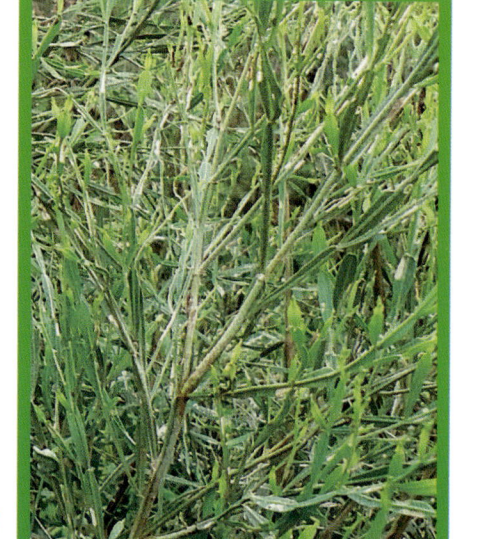

Compostas

Seu chá é digestivo, bom contra o amarelão e problemas do fígado. É bom também como diurético e para combater os problemas provocados pela asma. É desintoxicante, combate o resfriado, acalma diarreias, dores de garganta e pregas vocais, ajudando a recuperar a tonalidade da voz.

Carrapicho 135.
Xanthium strumarium, L.

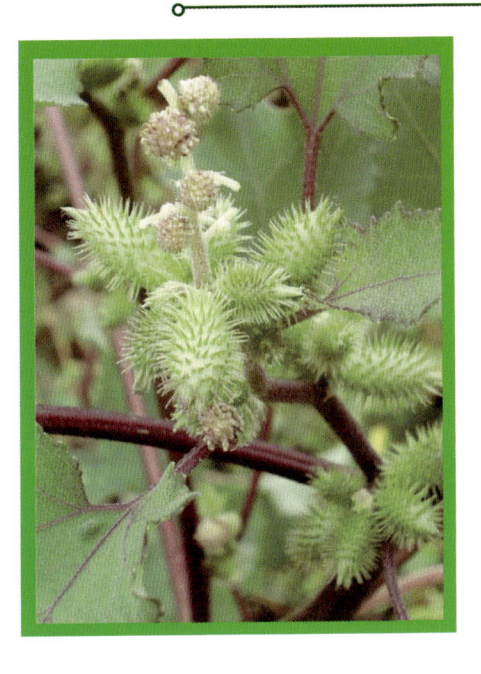

Compostas

Ótimo contra doenças venéreas, inflamação do estômago, fígado, rins, bexiga e pênis, dores internas e das articulações, febre, bronquite e também na cura de feridas.

Obs.: não consumir as sementes de forma alguma, pois provocam a perda dos reflexos protetores das vias respiratórias e diminuem as batidas cardíacas acentuadamente.

136. Carrapicho-rasteiro
Acanthospermum australe,
(Loefl.) O. Kuntze

Compostas

Sua raiz é diurética e indicada em casos de envenenamento e intoxicação. É indicado no caso de diarreia, hemorroidas, hemorragias, dores no corpo e corrimentos vaginais.

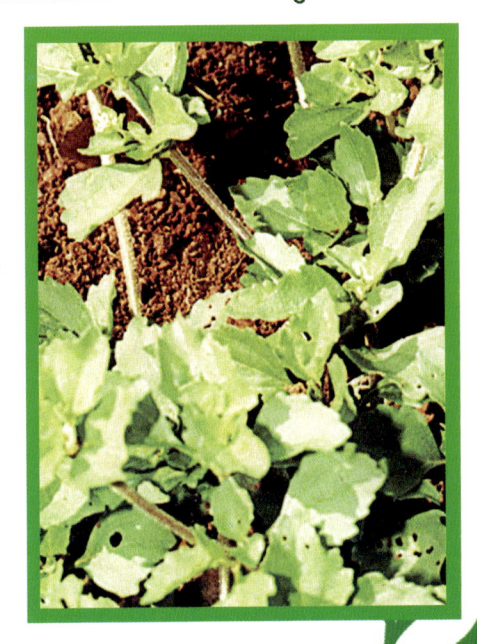

137. Caruru-roxo
Amaranthus hybridus, L.

Amarantáceas

Útil para o funcionamento dos intestinos, a desinflamação da mucosa, para aliviar a tosse e expelir o catarro.

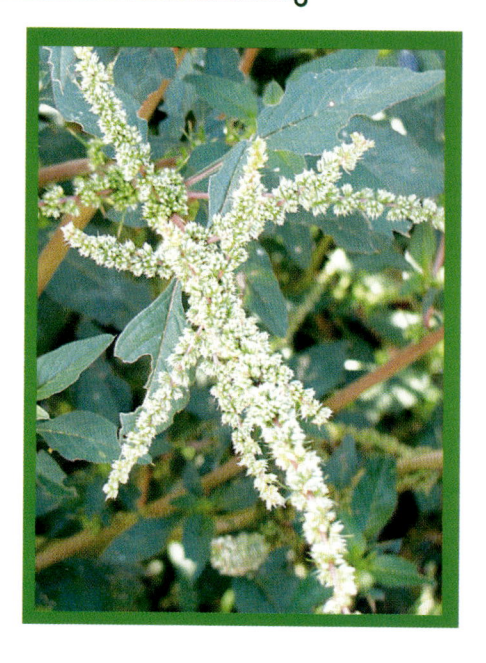

Obs.: a flor não deve ser consumida por gestantes, nutrizes e cardíacos.

138. Caruru-verde
Amaranthus viridis, L.

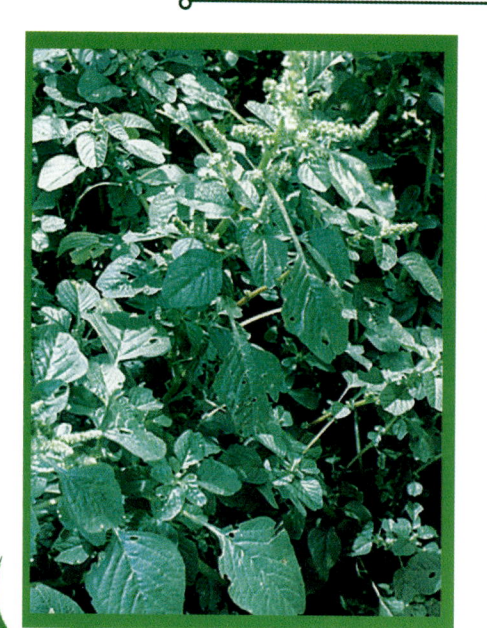

Amarantáceas

Rico em proteínas e vitamina A, tem propriedades diuréticas, é bom para o tratamento de males do fígado, catarro da bexiga, hidropisia e ajuda na amamentação.

Obs.: a flor não deve ser consumida por gestantes, nutrizes e cardíacos.

Casca-de-anta
139.
Drimys winteri, Forst

Winteráceas

Fortificante, depurativo, resolutivo da digestão e auxiliar em casos de diarreia. Um ótimo tônico, aumenta o apetite, é vermífugo e limpa o sangue. O chá de sua folha e casca é útil para sangramentos bucais e hemorragias, também para problemas cutâneos, sarna e piolho.

Obs.: deve ser consumido com moderação por gestantes e hipertensos.

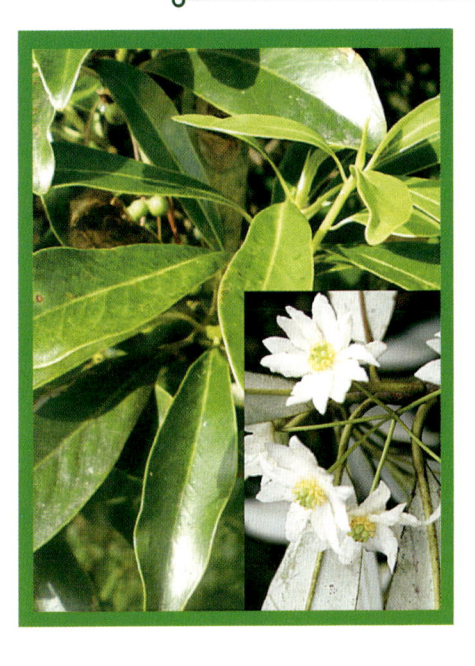

140.
Castanha
Castanea sativa, Miller

Fagáceas

Fruto muito nutritivo. Obtém-se um xarope quando a casca seca e misturam-se os frutos com mel. É ótimo para tosse e problemas respiratórios.

A casca é rica também em tani-no, pectina e óleo essencial. Por isso, consumir o fruto é excelente para regrar os intestinos e combater a colite. Das sementes se faz um pó que é benéfico na alimentação e auxilia a condução do bolo fecal intestinal.

Obs.: a planta não pode ser consumida por um período longo, pois pode provocar a hipertensão arterial e outros sintomas.

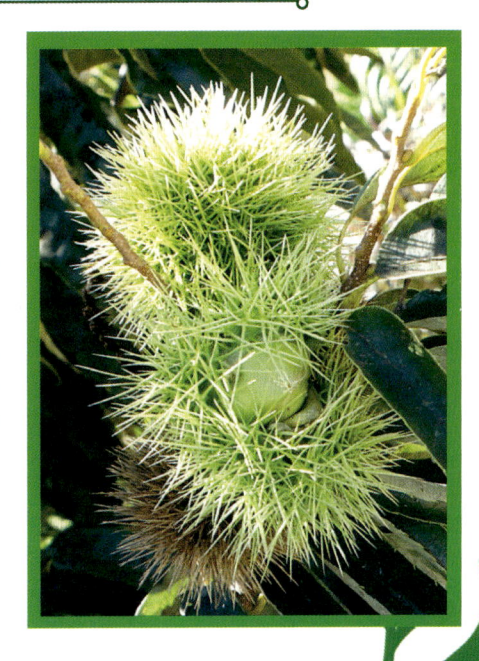

141. Castanha-do-pará
Bertholletia excelsa, H.B.K.

Lecitidáceas

Sua casca é útil contra afecções do fígado e em casos de amarelão. Suas amêndoas são nutritivas, combatem o estresse e ajudam a recuperar a memória; o óleo é um emoliente para tumores e feridas.

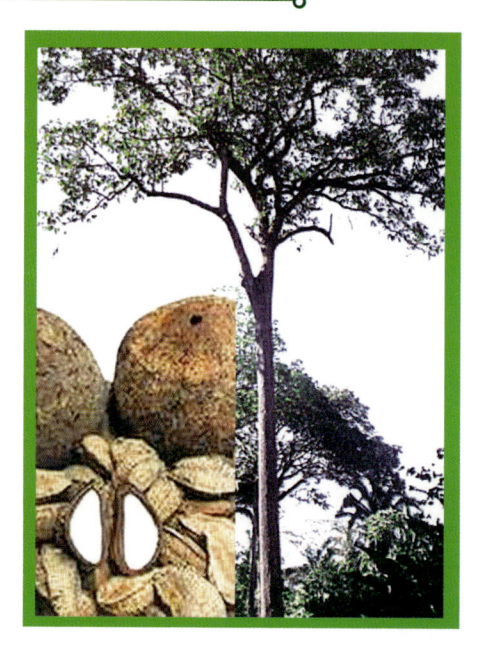

142. Catinga-de-bode
Ageratum conyzoides L.

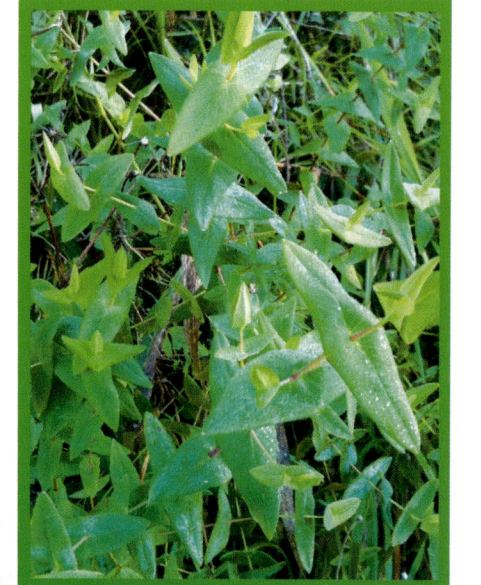

Asteráceas

Planta antidiarreica, febrífuga, tônica e útil também contra os resfriados, prisão de ventre, gonorreia e a pneumatose do tubo digestivo.

Obs.: não pode ser consumida por um período longo, pois pode provocar a hipertensão arterial e outros sintomas.

Catinga-de-mulata
143.
Tanacetum vulgare, L.

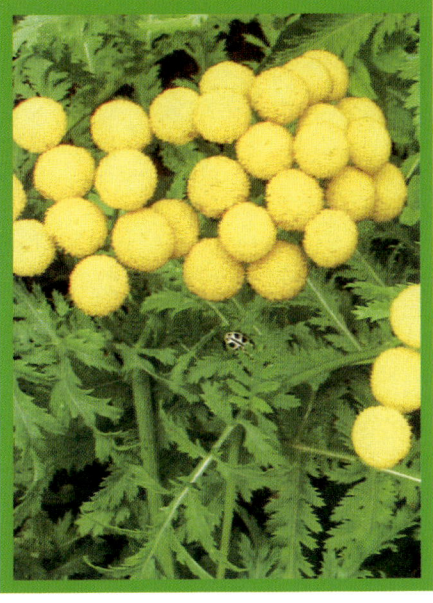

Compostas

Sua folha pode ser queimada e sua fumaça é dedetizadora. Seu chá tem propriedades digestivas, é bom para tratar inflamações nos olhos, dor de dente e icterícia, além de ser diurético, mas é contraindicado na gravidez e na lactação. Útil para fazer banhos em caso de problemas de nervo ciático, reumatismo, erisipelas e para estancar o sangue.

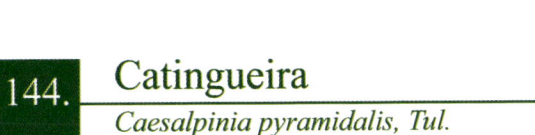

144.
Catingueira
Caesalpinia pyramidalis, Tul.

Leguminosas

Funciona como afrodisíaco e depurativo. Pode ser usada extenamente em eczemas, impingem e erisipela.

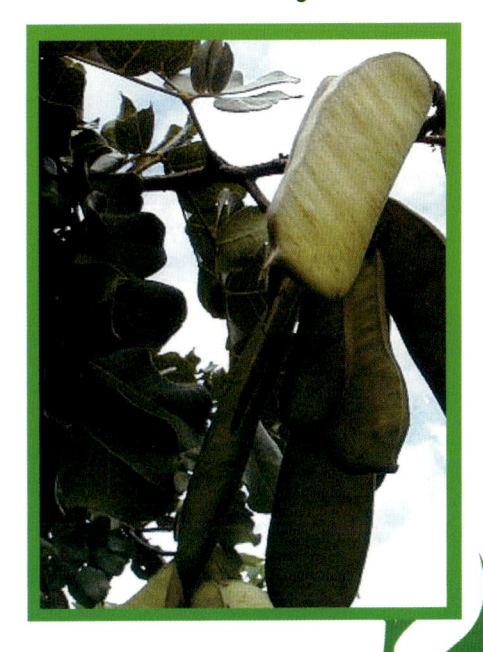

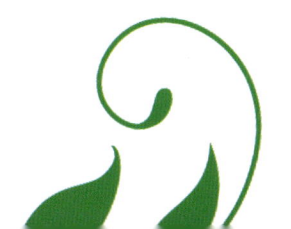

145. Catuaba
Erythroxylon catuaba, Mart.

Eritoxiláceas

O chá da casca combate a impotência sexual, é fortificante, auxilia o sistema nervoso, combate o envelhecimento precoce e casos de medo, insônia e ansiedade.

Obs.: não podem consumir a mesma: gestantes, recém-nascidos e crianças pequenas, e também as pessoas portadoras de glaucoma, prisão de ventre e mal de Parkinson.

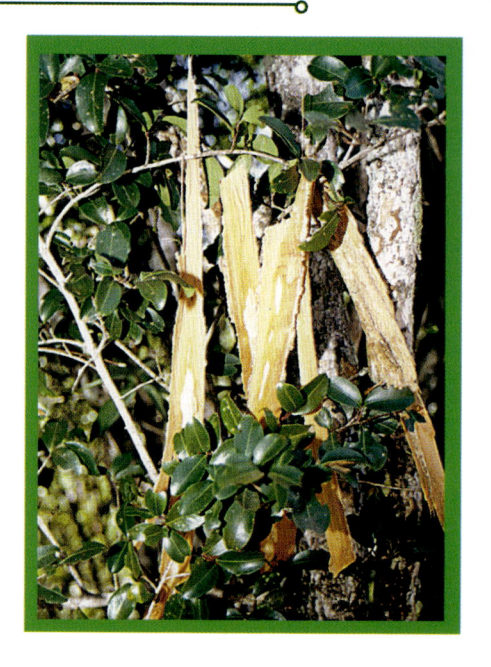

146. Cavalinha
Equisetum hiemale, L.

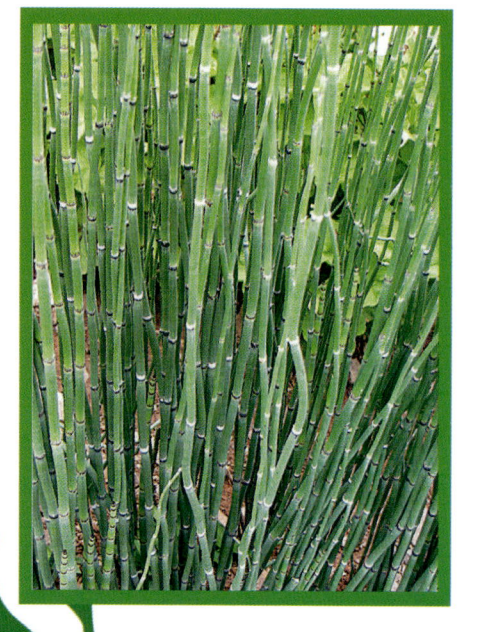

Equisetáceas

Seu chá é cicatrizante, fortificante, bom para a próstata, trata hemorragias internas, tuberculose, incontinência urinária, osteoporo-se, hemorragia nasal, bucal e úlceras gástricas.

Obs.: a flor não é indicada para o chá. E o chá, se consumido em excesso, pode resultar em deficiência e enfraquecer o organismo todo. Em altas doses diminui a vitamina B1, que é importante para o bom funcionamento do sistema nervoso e dos músculos em geral.

147. Cebola
Alium cepa, L.

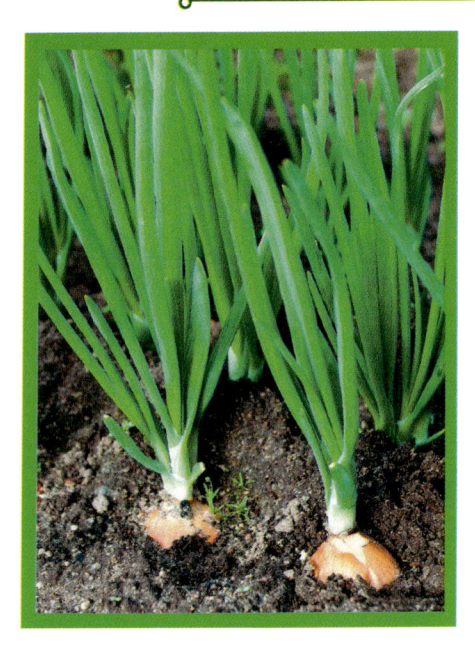

Liliáceas

Uma dieta incluindo cebola, após dez dias, ajuda no tratamento de casos de reumatismo, ácido úrico, artrite e inflamação da próstata. Pode ser consumida com mel para tratar gripes e dores de cabeça; é expectorante e ajuda as funções renais. O caldo combate vermes e é usado contra apendicite.

Obs.: o consumo da cebola em demasia pode provocar acidez estomacal e flatulência intestinal.

148. Cedro
Cedrella fissilis, Vell.

Meliáceas

É usado em feridas e inflamação dos testículos. Funciona muito bem contra febre, disenterias, catarro pulmonar, artrite, artrose e como fortificante.

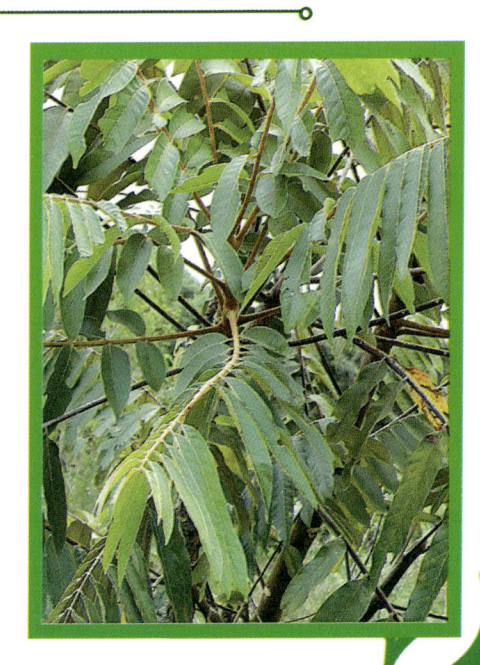

149. Celidônia
Chelidonium majus, L.

Papaveráceas

É usada para remover verrugas, mas seu suco é perigoso e seu chá deve ser evitado. Suas folhas são úteis contra problemas no fígado, vesícula biliar e para normalizar o colesterol. Sua raiz pode ser usada como purgativo e para normalizar pressão alta e espasmos.

Obs.: recomenda-se o chá da mesma moderadamente, pois o seu uso pode ser tóxico.

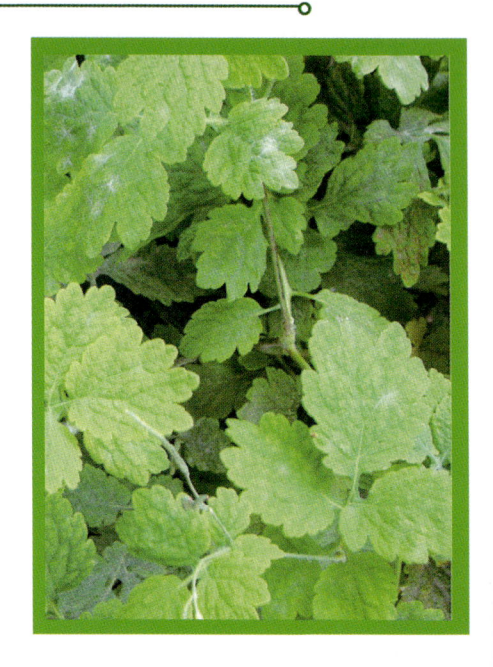

150. Cenoura
Daucus carota, L.

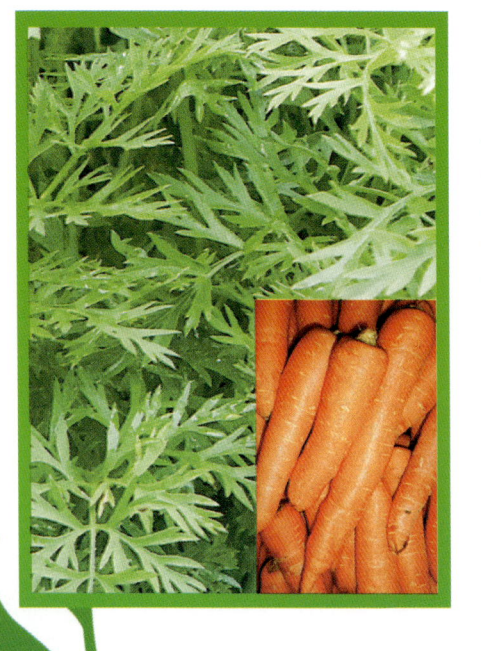

Umbelíferas

Ajuda na prevenção de proble-mas de próstata, gota e reumatismo. O suco feito de cenoura ajuda em casos de gases, úlceras, amarelão, tosse, diarreia, bronquites, fortifica a visão e os ossos, embeleza a pele e é cicatrizante.

Centeio
Secale cereale, L.

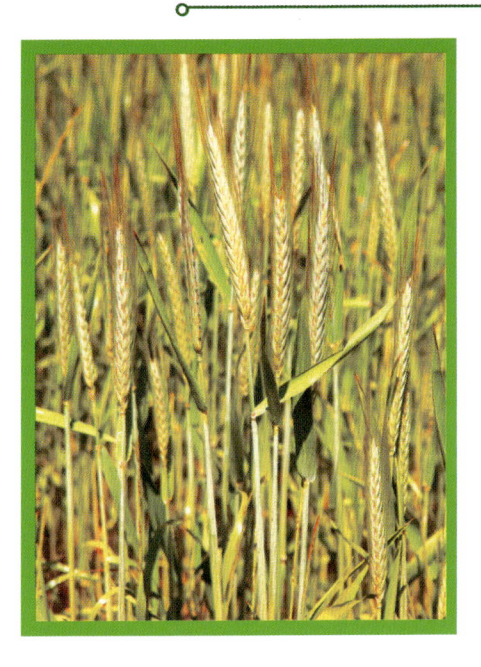

151.

Gramíneas

Tem propriedades nutrientes, emolientes, anti-inflamatórias e energéticas. A farinha de grãos de centeio é indicada para convalescenças e desnutrição.

152.

Cereja
Eugenia involucrata, DC.

Mirtáceas

Das folhas e da casca faz-se um chá para cólicas e disenteria e um xarope para gripes e dores no peito. Sua fruta é digestiva, ajuda em casos de reumatismo e arteriosclerose, é boa para o fígado e indicada para controle do ácido úrico.

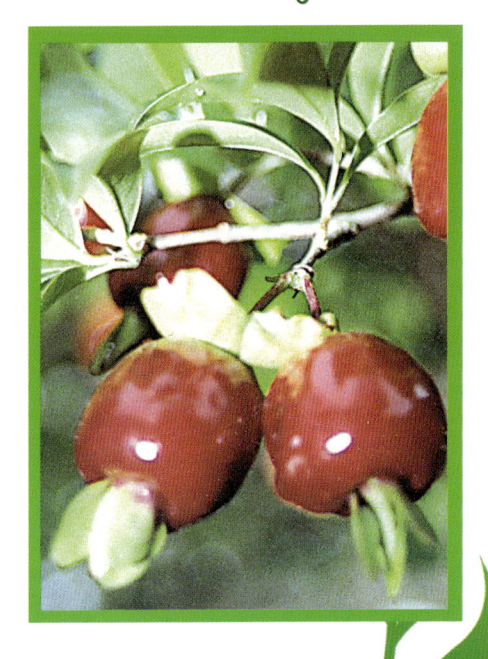

153. Cereja-da-europa
Prunus avium, L.

Rosáceas

Tem propriedades digestivas, reconstituintes e diuréticas. Ajuda a purificar o estômago e o sangue, controlar o ácido úrico e liberar pedras da vesícula.

Obs.: as folhas, a casca e as sementes são tóxicas.

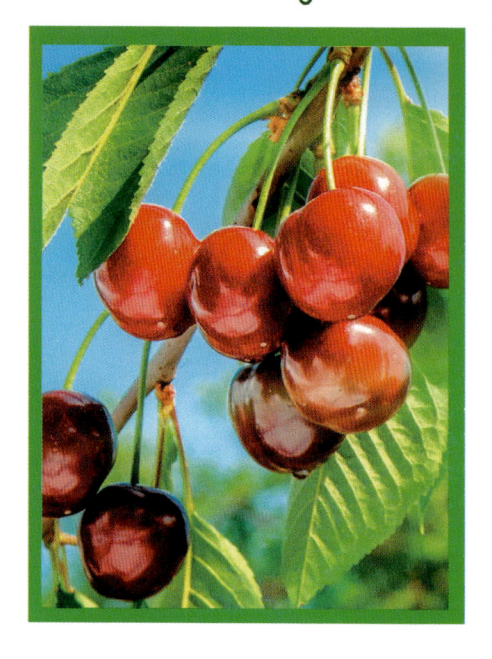

154. Cevada
Hordeum vulgare, L.

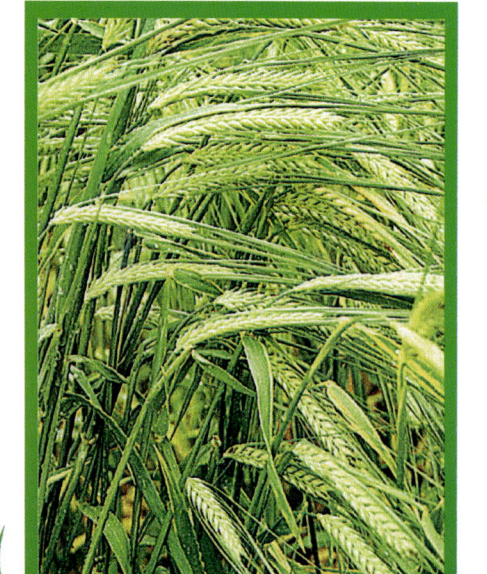

Gramíneas

É a matéria-prima do malte, da cerveja. A cevada ajuda no crescimento, é boa para o estômago, intestino, contra diarreias, inflamação na bexiga, funciona como tônico cardíaco e é útil na amamentação.

Chá-de-bugre
Casearia sylvestris, Swartz.

155.

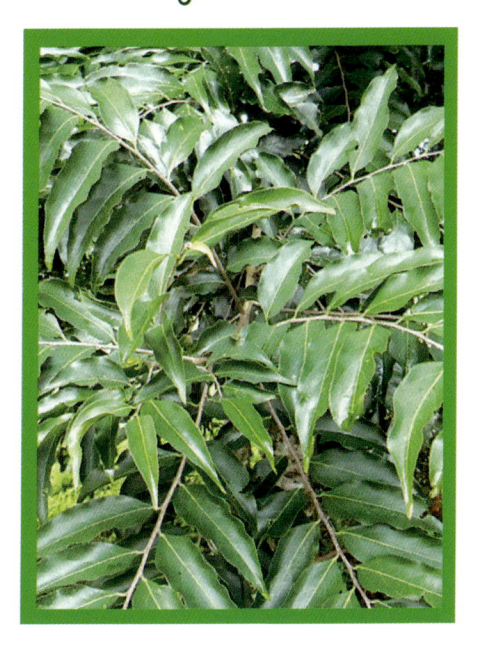

Flacourtiáceas

É diurético, depurativo, controla o colesterol, ajuda no emagrecimento, em problemas de ovários, úlceras gástricas, enxaquecas, e auxilia em problemas da próstata e do coração. Também ajuda na circulação sanguínea. Junto com a casca da caroba, previne artrite e esteoporose.

Obs.: gestantes e nutrizes não devem consumir chá-de-bugre.

156.

Chapéu-de-couro
Echinodorus grandiflorus, Mitch.

Alismatáceas

Seu chá funciona como diurético, depurativo do sangue e laxante. Muito útil para o fígado, rins, bexiga, controle do ácido úrico, limpeza da pele e combate a feridas sifilíticas. Também é funcional em casos de reumatismo, arteriosclerose e artrite.

Obs.: nutrizes e pessoas com pressão baixa não devem consumir o chá do chapéu-de-couro.

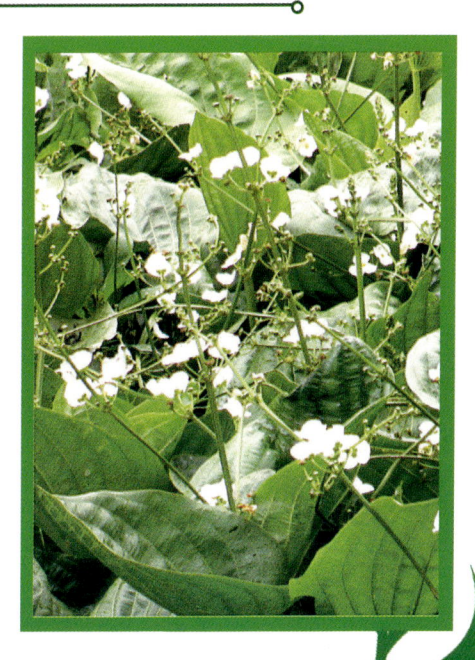

157. Chá-verde
Cammelia sinensis L.

Teáceas

No chá-verde há vitaminas B1, B2, B6 e C. Há também betacaroteno, carboidratos, taninos e antioxidantes. Ele combate doenças, intoxicações diversas e evita o envelhecimento. Diminui as taxas do colesterol ruim LDL, fortalece as artérias, previne doenças cardíacas e fortalece o aparelho circulatório.

Previne a formação de tumores, diminui o risco de cáries, elimina gorduras, auxilia na diurese, no emagrecimento, em problemas nos pulmões, melhora a respiração, combate a asma, regula os intestinos, o esôfago, previne derrames, diminui a formação de pedras na vesícula, doenças na tireoide, na pele e nos rins. Não tem contraindicações.

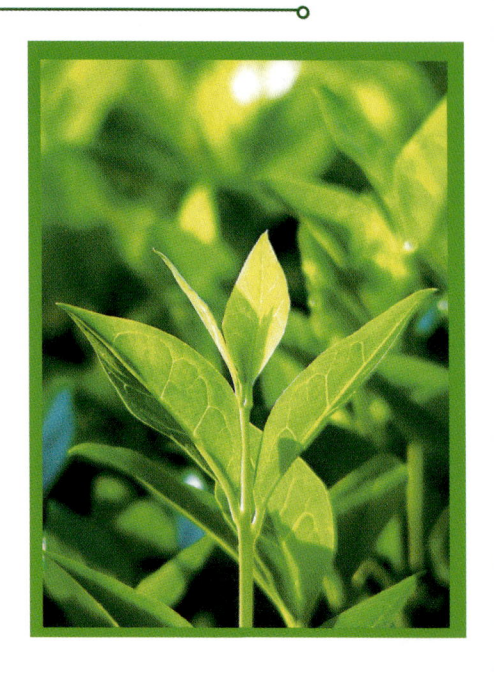

Chicória 158.
Chicorium intybus, L.

Compostas

É calmante, diurético, depurativo, digestivo, desintoxicante, contém ferro, potássio, cálcio e magnésio. Útil para o estômago, fígado, bexiga e rins.

Chinchilho 159.
Tagetes minuta, L.

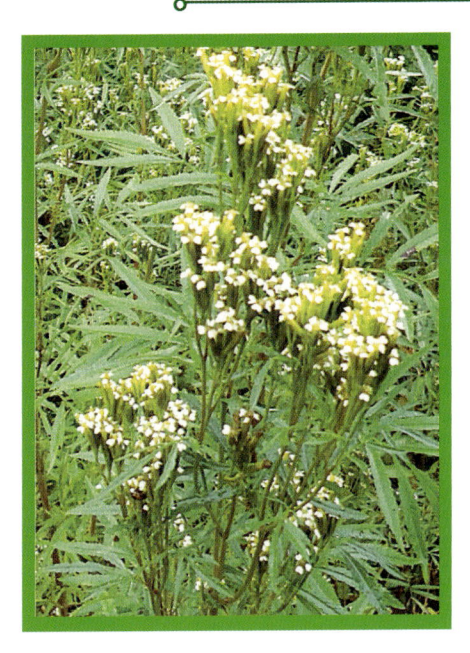

Compostas

Usado para distúrbios gástricos, menstruais, diarreias e lombrigas. Seu chá é usado contra tosse, gripe, asma e catarro pulmonar, e para deixar vícios, como alcoolismo e fumo.

160. Chinchim
Fortunella japonica

Rutáceas

Contém as mesmas propriedades da laranja, porém é mais rico em vitamina C.

É bom para reconstituir o organismo em geral, principalmente para acalmar dores musculares e nevralgias. Fazer um xarope e misturá-lo com algumas folhas de guaco para combater a tosse, a gripe e o resfriado e ao mesmo tempo para eliminar o catarro do pulmão. Sua casca com folhas de sabiá é benéfica para eliminar a rouquidão e os problemas das pregas vocais, favorecendo a recuperação da voz.

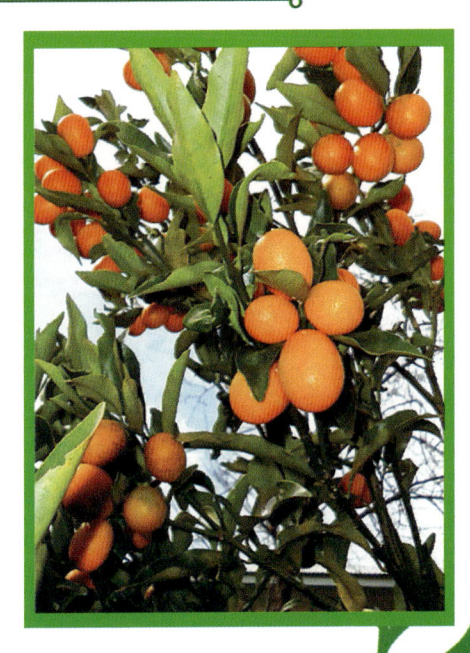

161. Chorão
Salix babylonica, L.

Salicáceas
Tem propriedades antifebris, soníferas e calmantes, é usado para prevenir queda de cabelo, tratar sarna e dores reumáticas.

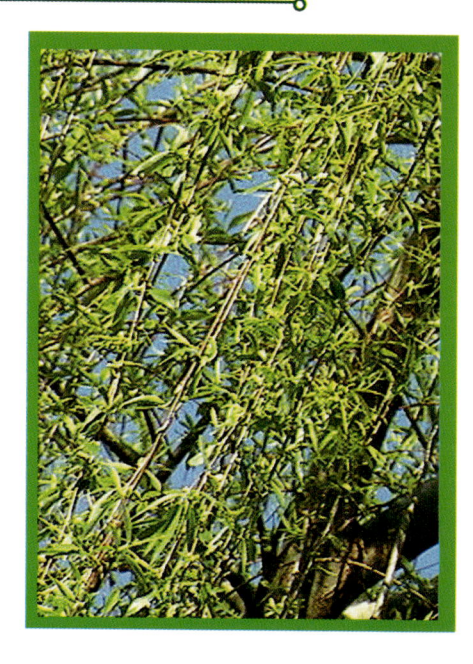

162. Chuchu
Sechium edule, Sw.

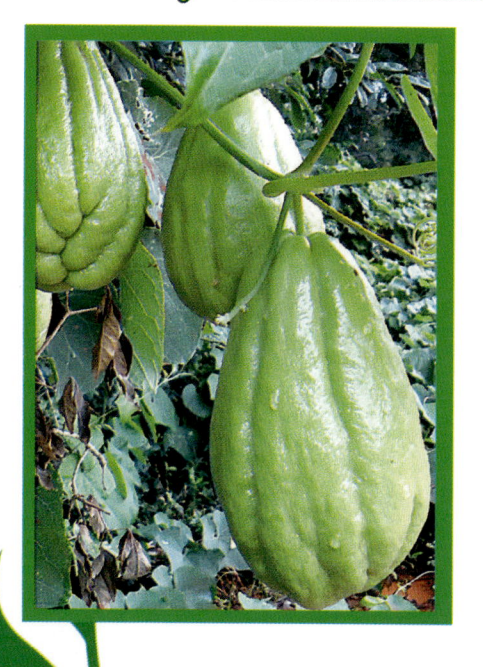

Cucurbitáceas
É diurético, calmante e abaixa a pressão. Bom também para tratamento de hemorroidas e controle do ácido úrico.

Cincho 163.
Sorocea bonplandii (Bailon) Burger

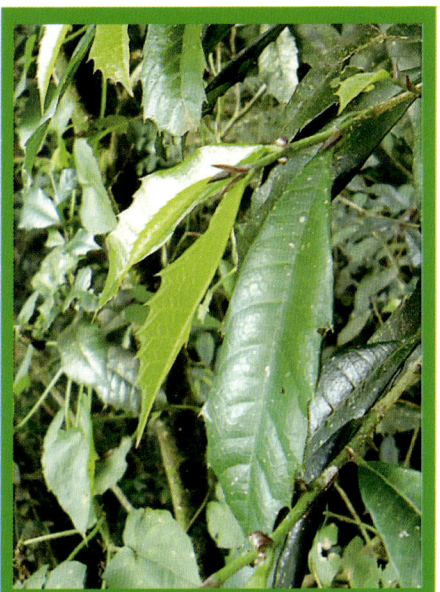

Moráceas

O chá feito de sua casca acalma os nervos, dores reumáticas e controla a pressão. O látex dessa espécie tem efeito tóxico e por isso não se deve tomar o chá da casca antes que ela esteja bem seca.

164. Cinerária
Senecio cineraria, DC.

Compostas

Tem propriedades benéficas contra a inflamações oculares, é descongestionante, cicatrizante e anti-inflamatória.

Obs.: o chá deve ser tomado com moderação porque pode prejudicar o fígado.

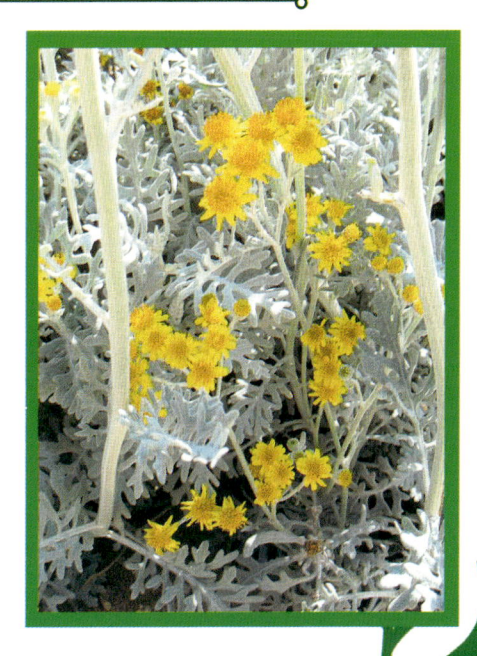

165. Cipó-cabeludo
Mikania cordifolia (L.F.) Wild.

Compostas

Seu chá pode ser usado externamente em frieiras e rachaduras. É diurético, bom em casos de dores intestinais, inflamação na bexiga, cólicas menstruais, hemorragias internas e externas e gota. Ajuda no tratamento de doenças venéreas e também é bom para os rins. Por ser muito bom diurético, o uso demasiado provoca perda de minerais.

Obs.: deve ser usado com cautela.

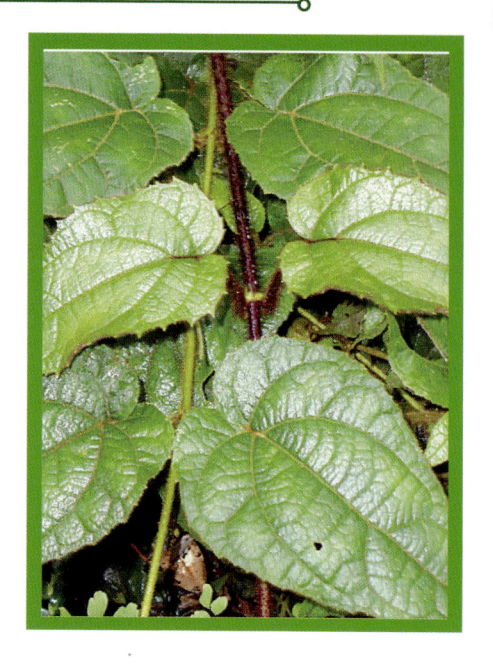

166. Cipó-imbé
Philodendron selloum, Koch.

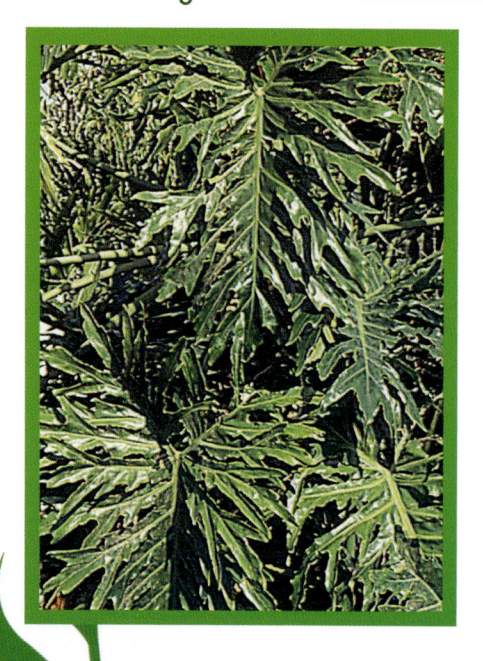

Aráceas

Usado externamente para tratar úlceras, feridas, cortes, ferimentos de espinhos, de estrepes, erisipela, reumatismo, ínguas e inflamações testiculares.

Cipó-insulina
Cissus sicyoides, L.

167.

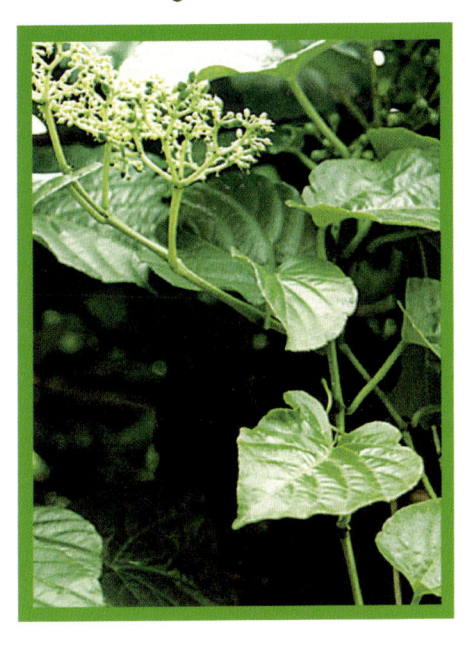

Vitáceas

A infusão de uma colher de folhas picadas em uma xícara, tomada três vezes ao dia, entre as refeições, possui propriedades benéficas aos diabéticos e ajuda no emagrecimento.

Cipó-mil-homens
Aristolochia triangularis, Cham.

168.

Aristoloquiáceas

Apesar de contraindicado durante a gravidez, este cipó é tônico, depurativo, estimulante, aumenta o apetite, combate cólicas, gastrite, diarreias, depressão, desânimo, estresse e hipocondria. Também limpa o sangue, ajuda em dores localizadas, nevralgias, dores ciáticas e reumatismo; seu chá é usado em casos de malária.

Obs.: gestantes e nutrizes não devem consumi-lo. A flor e as folhas são impróprias para o consumo.

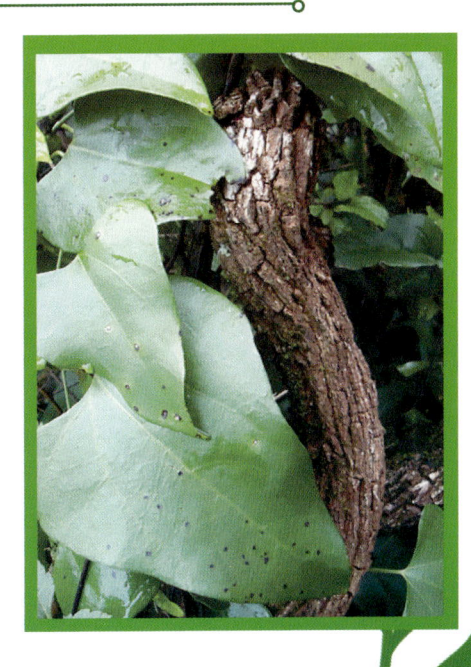

169. Cipó-pata-de-vaca
Bauhinia splendens, H.B.K.

Legum. cesalpináceas

Produz um chá diurético que combate diabetes, tosse, bronquite, sífilis, pedras nos rins e problemas na bexiga. Suas folhas são usadas para a eliminação da caspa e para lavar feridas.

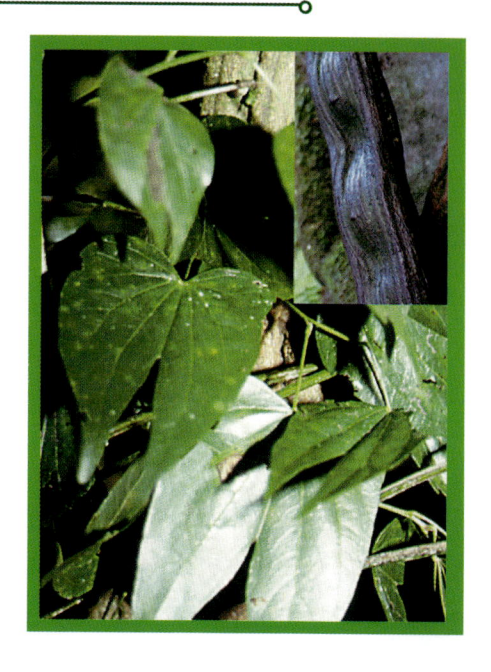

170. Cipó-de-são-joão
Pyrostegia venusta, Miers.

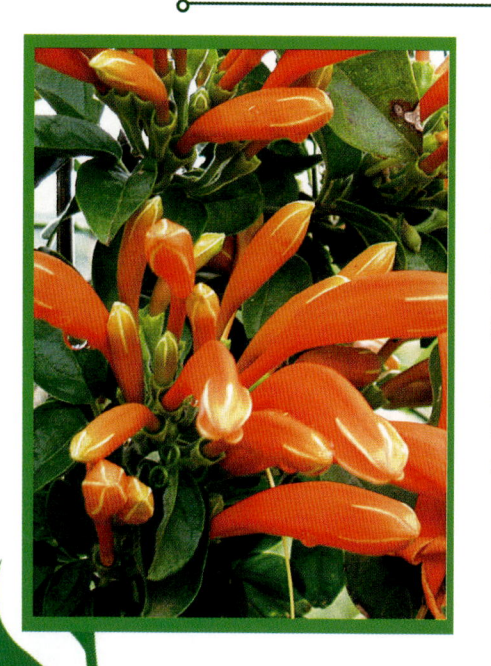

Bignoniáceas

Possui propriedades que embelezam a pele, curam feridas e ulcerações, usado para fazer lavagens vaginais e ajudar em dores articulares, também para criar ânimo, vitalidade, combater depressão, perda de memória, tosse, gripe e resfriados.

Obs.: a planta deve ser seca à sombra e só depois deve ser feito o chá, para que sua pequena toxidade não prejudique a saúde.

Cipó-suma 171.
Anchieta salutais, St. Hil.

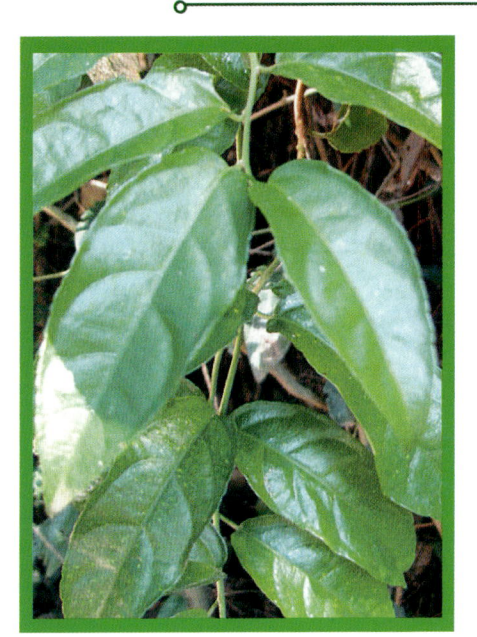

Violáceas

Depurativo, ajuda em doenças de pele, como manchas, erupções purulentas, sarna e feridas provindas de sífilis. Tem propriedades purificantes do sangue e também previne o raquitismo.

172. Cipreste
Cupressus sempervirens, L.

Coníferas

O chá de cipreste regula o sistema respiratório, o sistema circulatório, o sistema hormonal e o digestivo. Alivia os pés cansados e diminui o suor nos pés. Suas bagas cozidas são úteis para hérnias e feridas.

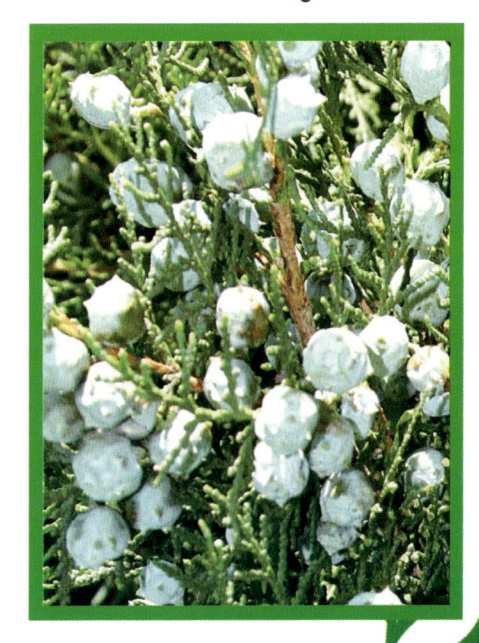

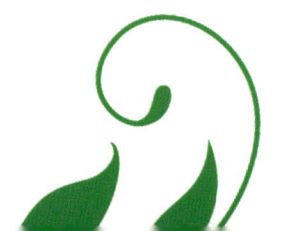

173. Citronela
Cymbopogon nardus (L.) Rendle.

Gramíneas

Ótimo repelente de insetos. Medicinal na forma de aromaterapia em casos de nervosismo, ansiedade e agitação.

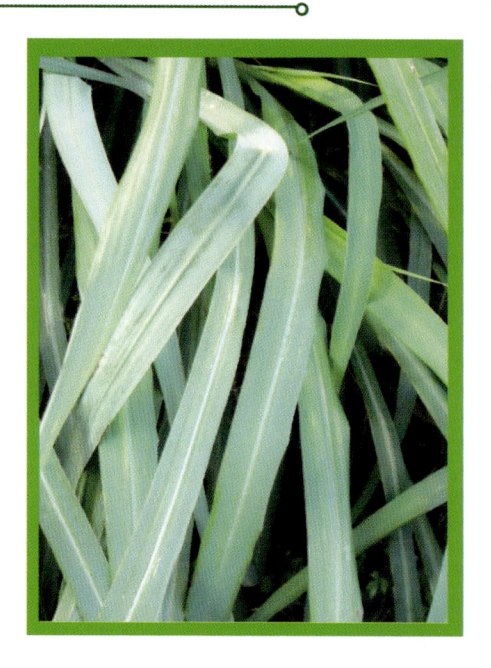

174. Coco-babaçu
Orbignya speciosa, Barb.-Rodrigues

Arecáceas

O óleo das amêndoas recupera a energia do corpo e previne doenças causadas por debilidade do organismo.

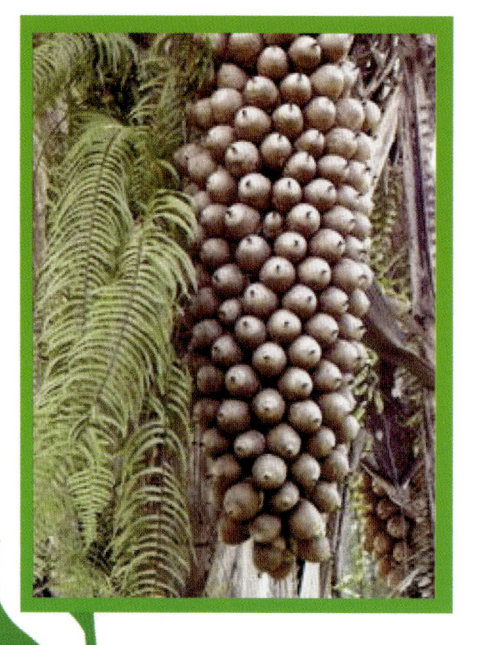

Coco-da-baía
Cocos nucifera, L.

175.

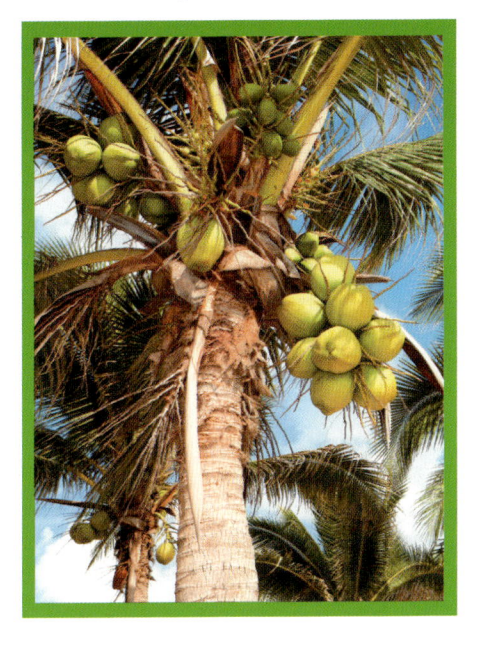

Arecáceas

Sua massa fresca, assim como o leite encontrado nele, consumida em jejum possui propriedades vermífugas e combate a tênia. Sua água reidrata e é diurética. Ajuda no combate a vômitos. O carvão de sua casca, quando ingerido com água, auxilia os intestinos, combate diarreias e hemorroidas.

176.

Coentro
Coriandrum sativum, L.

Umbelíferas

Estimula o apetite e as funções digestivas, elimina os gases e é calmante.

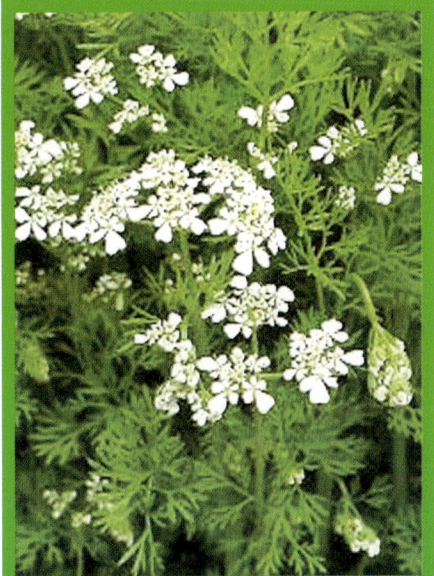

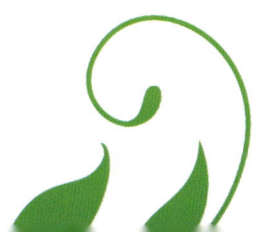

177. Confrei
Symphytum officinale, L.

Borragináceas

A planta é usada externamente como anti-inflamatória, cicatrizante, rejuvenescedora e revitalizadora das células. Cicatriza queimaduras e é útil em rachaduras da pele, úlceras e psoríase.

Obs.: não recomendado para gestantes e pessoas com câncer.

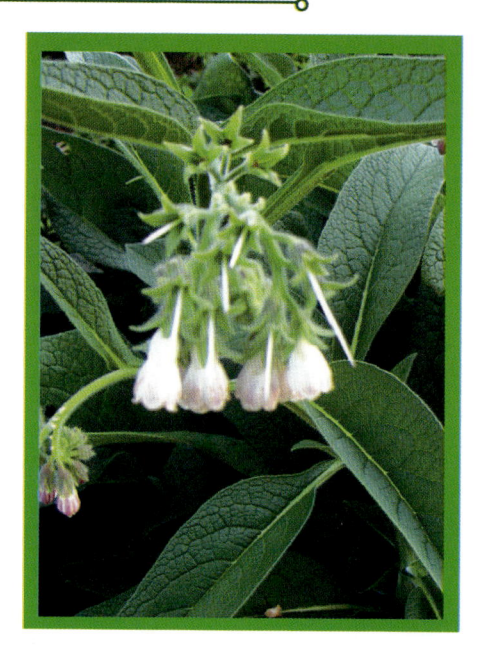

178. Copo-de-leite
Zantedeschia aetiopica, Spreng.

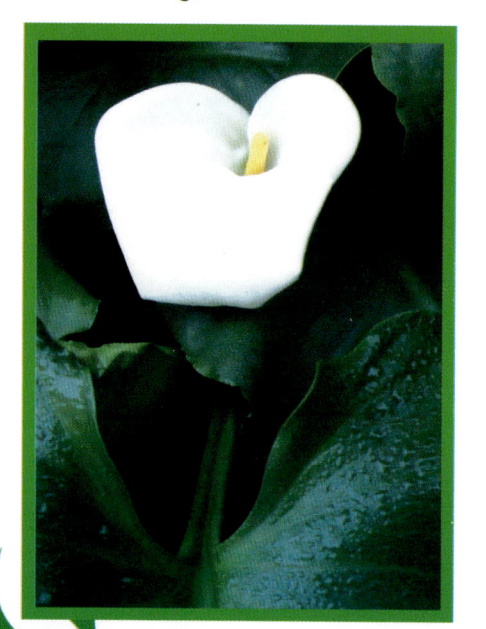

Aráceas

Apesar do seu uso interno ser tóxico, sua folha é útil em inflamações externas e o miolo deixado no álcool é benéfico em casos de dores reumáticas e varizes. Não pode ser usado em forma de chá porque provoca queimação, congestão, asfixia, lacrimejamento e náuseas.

Coqueiro
*Arecastrum somanzoffianum,
(Cham) Beccari*

179.

Arecáceas

Contém ferro e enxofre. Da casca e da flor faz-se um chá diurético que combate amarelão, icterícia, problemas dos rins e diarreia.

Obs.: o fruto consumido quente provoca disfunções intestinais.

180.
Cordão-de-frade
Leonotis nepetaefolia, R.Br.

Lamiáceas

Seu chá é estimulante, bom contra retenção de urina, dores reumáticas e para acalmar os nervos. Também é útil para controlar o ácido úrico, problemas asmáticos e respiratórios em geral, hemorragias uterinas e estomacais.

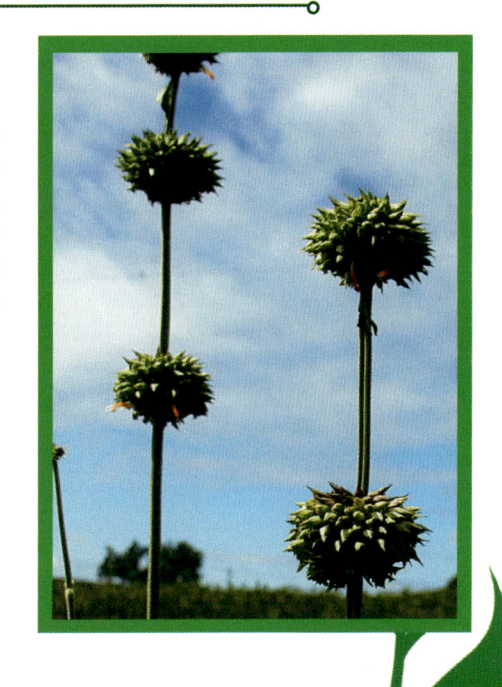

181. Corticeira
Erythrina falcata, Benth.

Legum. papilonáceas

Tem propriedades calmantes, cura dores musculares, hepatite crônica, reumatismo, pode combater a insônia, pressão alta, asma e tosse.

Obs.: crianças, gestantes e nutrizes não devem consumir o chá.

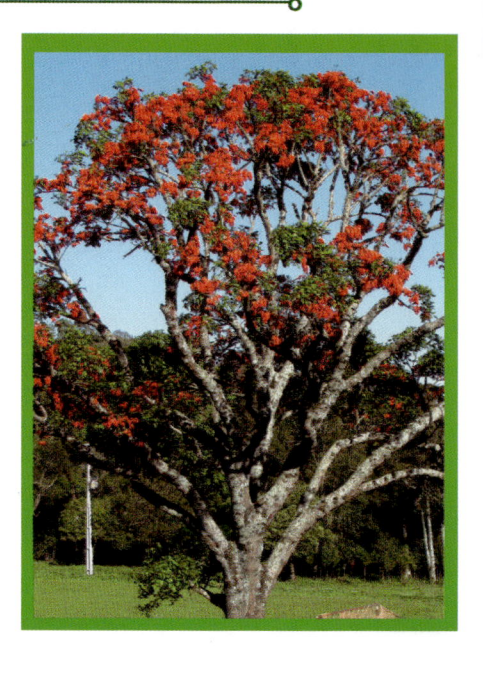

182. Corticeira-de-jardim
Erythrina speciosa, Andrews

Legum. papilonáceas

Sua casca tem propriedades calmantes, cura dores musculares, hepatite crônica, reumatismo, pode combater a insônia, pressão alta, asma e tosse.

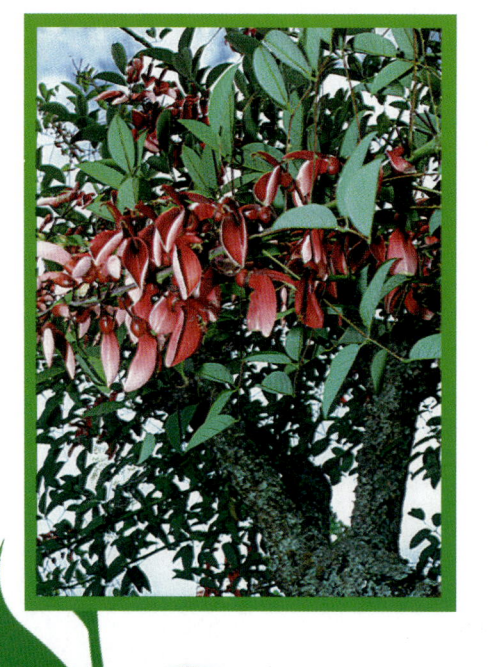

Couve-de-todo-o-ano
Brassica Oleracea, L.

183.

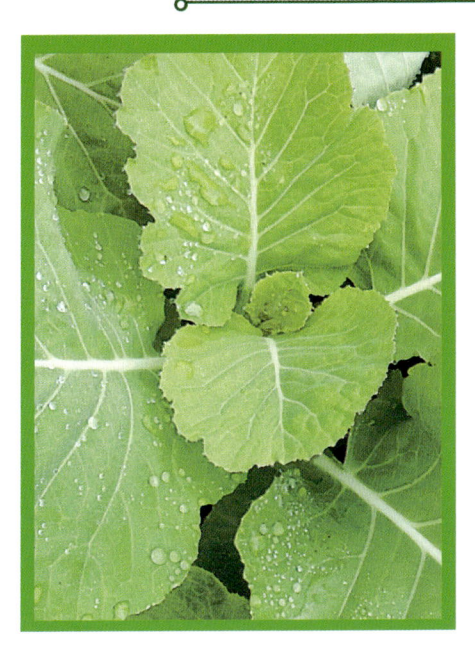

Crucíferas

Possui propriedades antirreumáticas, aperientes, cicatrizantes, condicionantes, estimulantes, expectorantes e fortalecedoras. Útil para acalmar artrite, hipertensão, prevenir gota, derrame cerebral e câncer.

184.
Cravo-branco
Dianthus caryophyllus, L.

Cariofiláceas

O chá de sua flor pode aliviar tonturas, dores de cabeça e até paralisia das pernas.

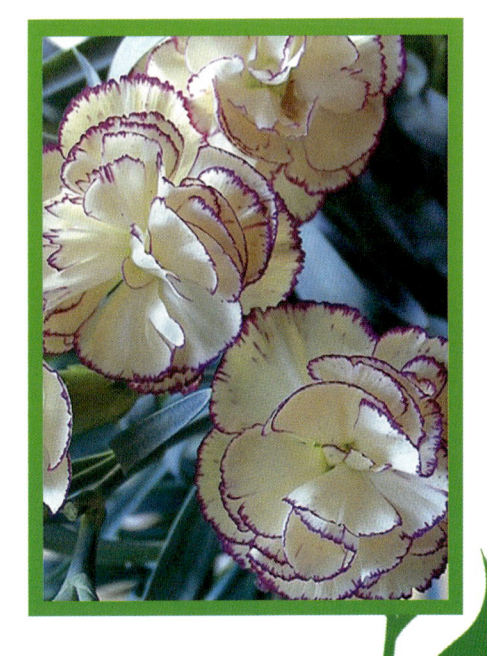

185. Cravo-de-defunto
Tagetes erecta, L.

Compostas

Seu chá combate doenças uterinas, respiratórias, tosse, bronquite, asma e vermes.

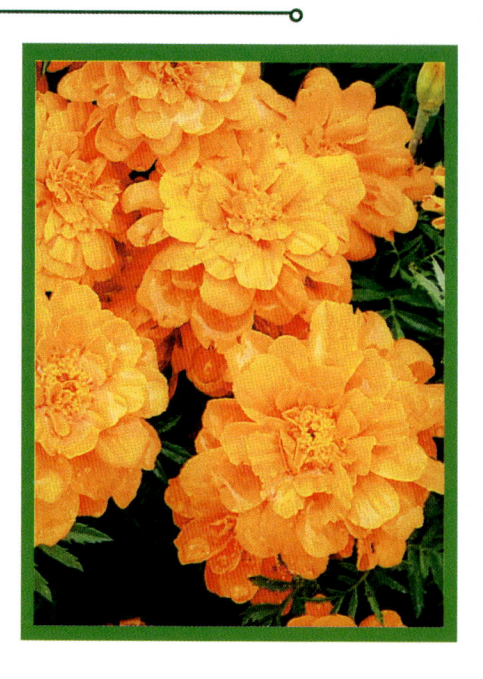

186. Cravo-da-índia
Caryphyllus aromaticus, L.

Mirtáceas

Indicado para dor de dente, gases, higiene bucal, micose da unha, vermes, problemas nas vias respiratórias e estomacais, gastrite, azia e para acalmar os nervos e o sono. Tem propriedades afrodisíacas, estimulantes, bactericidas e digestivas.

Obs.: é contraindicado para gestantes, nutrizes, crianças, pacientes com Mal de Parkinson e pessoas alérgicas.

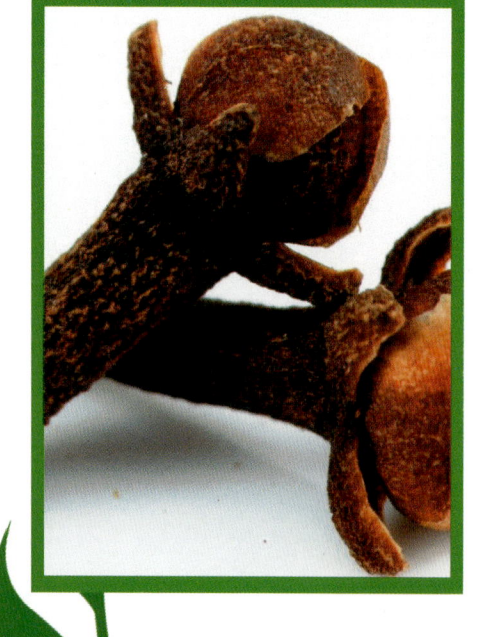

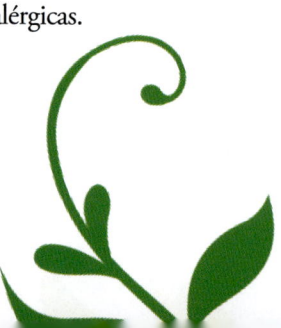

Cravo-de-jardim
Dianthus caryophyllus, L.

187.

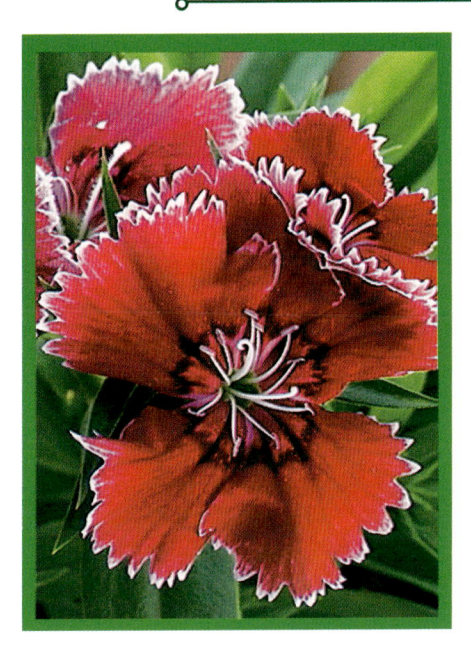

Cariofiláceas

Assim como o cravo-branco (n. 184), o chá de sua flor pode aliviar tonturas, dores de cabeça e até para-lisia das pernas.

188.
Crem-do-mato
Tropaeolum Pentaphyllum, Lam.

Tropeoláceas

Usa-se a batata para equilibrar a flora intestinal e estomacal e facilitar a digestão. É diurético e sudorífero.

Obs.: não indicado para nutrizes, gestantes, crianças e hipertensos.

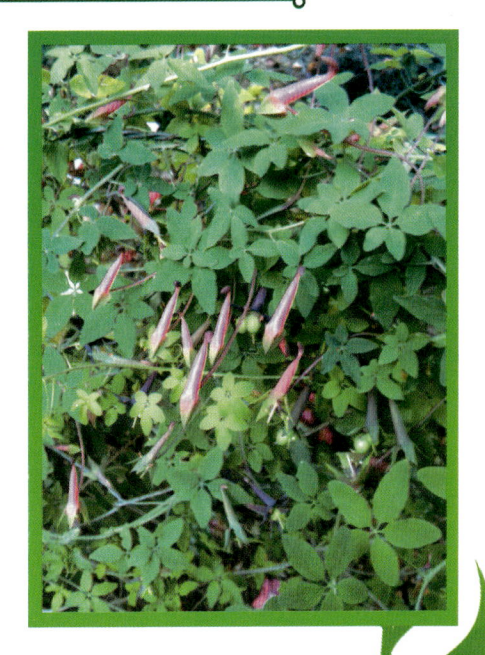

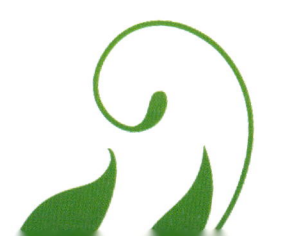

189. Crisântemo
Pyrethrum parthenium, Smith

Compostas

Seu chá é tônico, combate cólicas, insônia, dores estomacais, indigestão e problemas urinários. Podem-se fazer inalações para sinusite e usar em cataplasma para feridas.

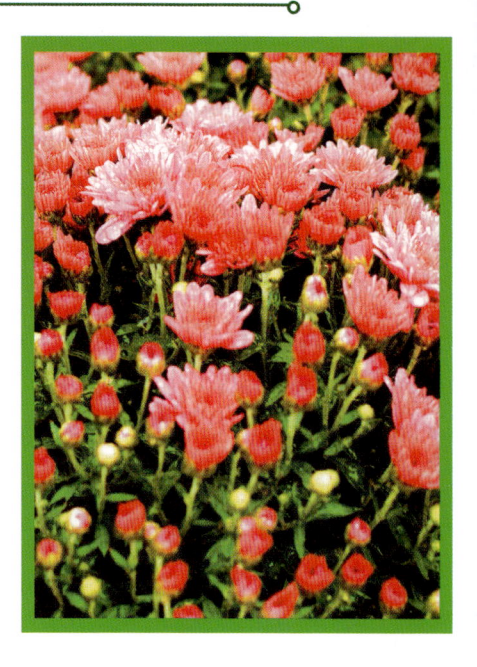

190. Crista-de-galo
Celosia cristata, L.

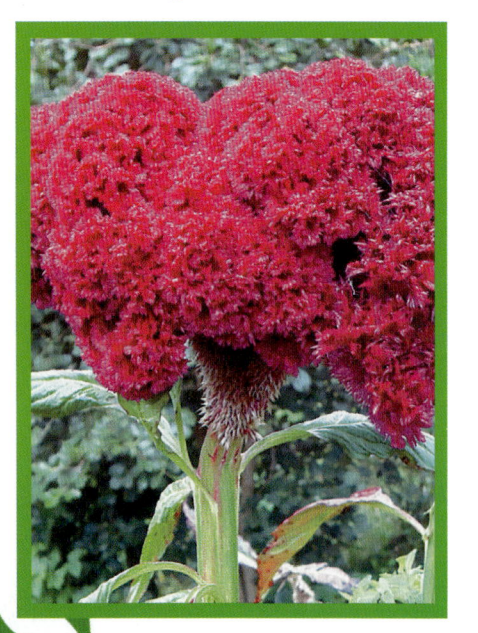

Amarantáceas

Seu chá feito das folhas é bom para tratar diarreias, asma, tosse, bronquite e coqueluche. Pode ser aplicado em aftas, úlceras, problemas de pele e irritação anal.

Cuieira
Cucurbita lagenaria, Mart.

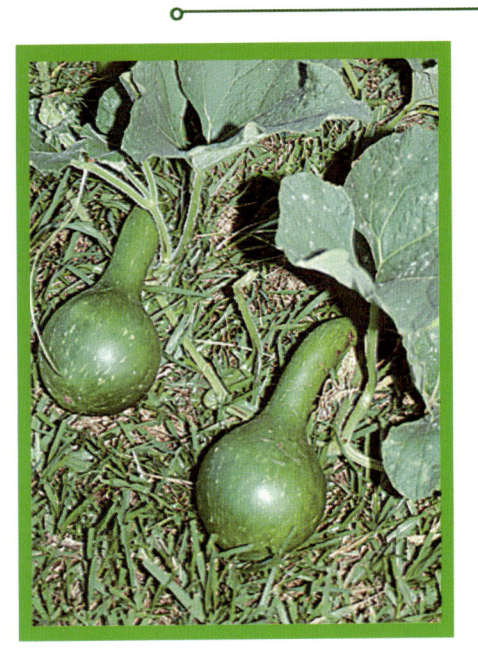

Cucurbitáceas

Banhos com as folhas tratam problemas de pele; a massa verde da planta é útil para contusões, feridas, hematomas e afecções cutâneas em geral.

Obs.: o chá das folhas é abortivo e venenoso para humanos e para o gado.

Curupiá
Celtis glyciparca, M.

Ulmáceas

Seu chá é bom contra dor de fígado e de estômago, azia e até mesmo pneumonia.

Obs.: contraindicado para pacientes com marca-passo arterial, pois em demasia calcifica as artérias.

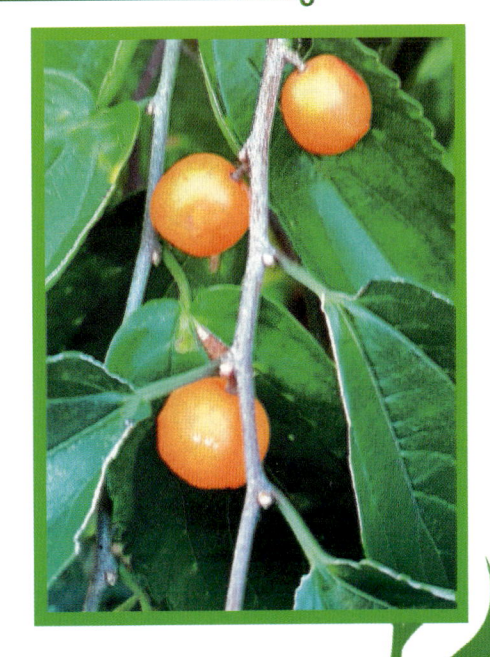

193. Dália
Dahlia variabilis, L.

Compostas

Suas folhas espremidas são úteis para melhorar ardências causadas por queimaduras ou picadas de insetos. As flores combatem sarampo e febre. O óleo é diurético, e as batatas esquentadas são usadas em hematomas, dores reumáticas e contusões.

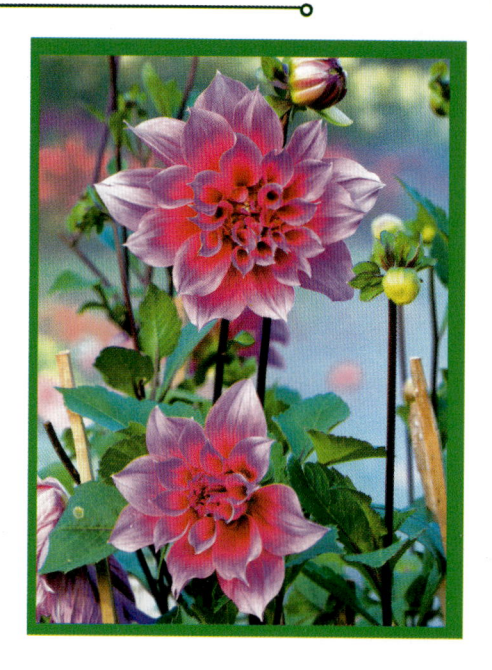

194. Damiana
Turnera ulmifolia L.

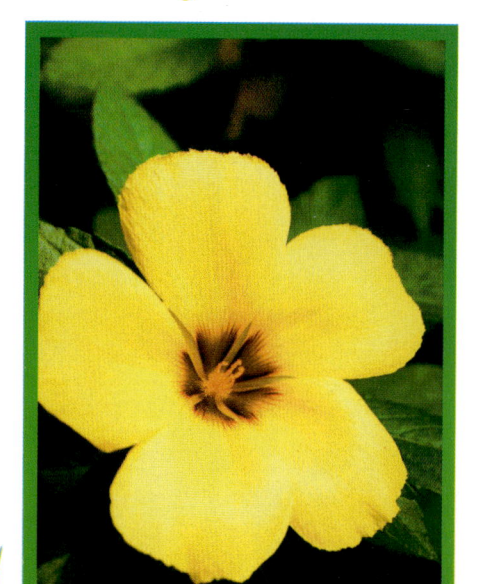

Turneráceas

É um estimulante sexual, melhora a circulação do sangue e o metabolismo. É usada contra a fadiga, o esgotamento nervoso, a exaustão, desordens hormonais e congestões.

Obs.: o chá deve ser usado com moderação.

Dedaleira 195.
Digitalis purpurea L.

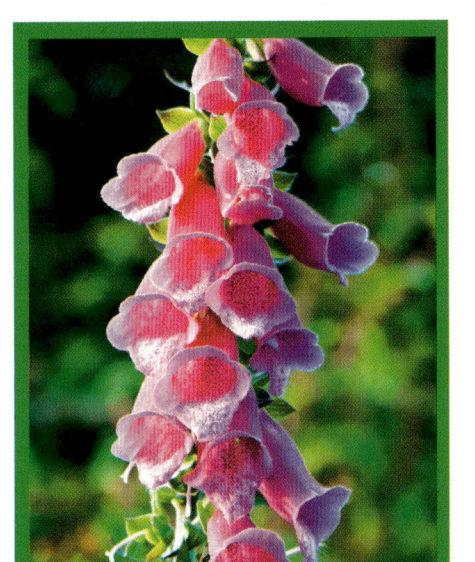

Plantagináceas

Secada à sombra é uma tônica cardíaca, útil para insuficiência cardíaca e arritmias. Seu uso deve ser moderado, pois possui propriedades tóxicas.

196. Dente-de-leão
Taraxacum officinale, Web.

Compostas

Desintoxicante, depurativo para todo o organismo, útil para casos de arteriosclerose, varize, artrose, hepatite, astenia, cálculo biliar, cirrose, colesterol, constipação, diabetes, distúrbio menstrual, celulite, fígado, gastrite, obesidade, cistite e prisão de ventre.

Obs.: gestantes e pessoas com sensibilidade gastrointestinal devem usá-lo com moderação, pois pode provocar diarreias, descompensação e outros sintomas.

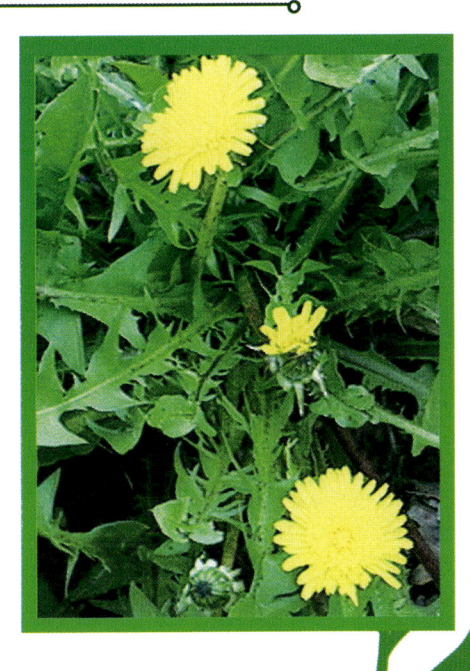

197. Dorme-dorme
Mimosa pudica, L.

Leguminosas

Suas folhas são purgativas e seu chá é bom para males do fígado, dores de cabeça, gases e erupções de pele. Se usadas em cataplasma ou em banhos, funcionam contra tumores, úlceras e inflamações dos gânglios.

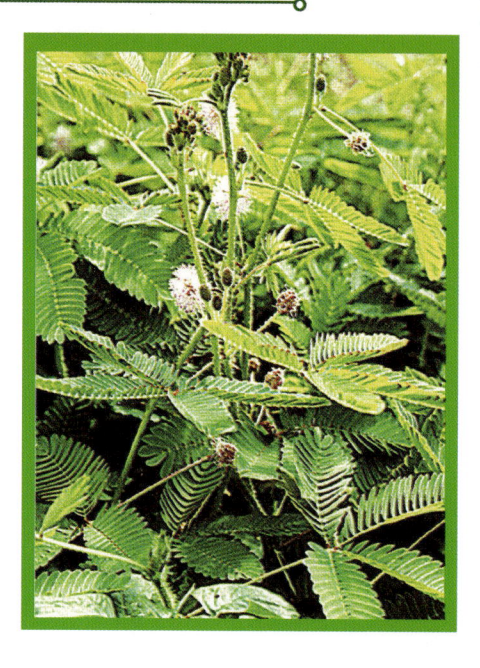

198. Douradinha
Waltheria douradinha, St. Hil.

Esterculiáceas

O chá das folhas é diurético, bom para limpar rins e bexiga, contra bronquite, tosse e afecções pulmonares. Também pode ser usado para lavar feridas sifilíticas e úlceras.

Obs.: deve ser evitado por pacientes com distúrbios de coagulação sanguínea.

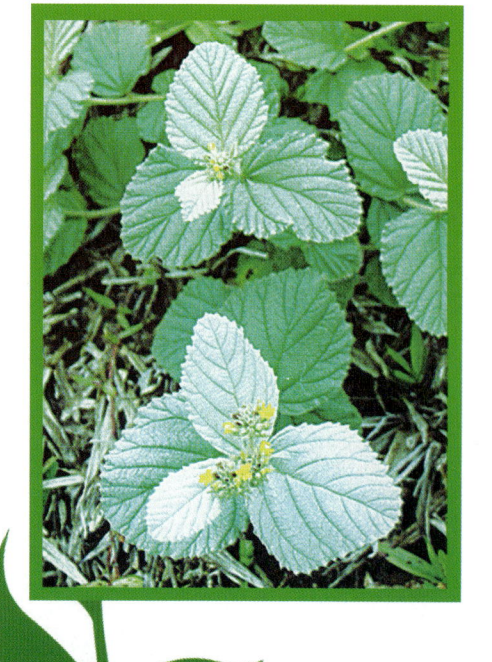

Douradinha-do-campo
Palicurea rigida

199.

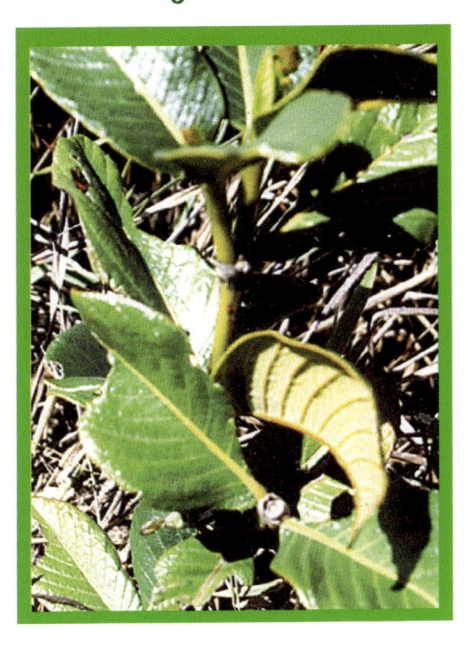

Rubiáceas

Suas folhas e hastes são diuréticas e seu chá é bom para inflamação na bexiga, diminuindo a dor e auxiliando a urinação.

Obs.: deve ser evitado por pacientes com distúrbios de coagulação sanguínea.

200.

Embaúba
Cecropia glaziovi, Snethlage

Cecropiáceas

Tem propriedades diuréticas e abaixa a pressão, é bom para melhorar quadros de asma, tosse, bronquite, coqueluche e problemas respiratórios em geral.

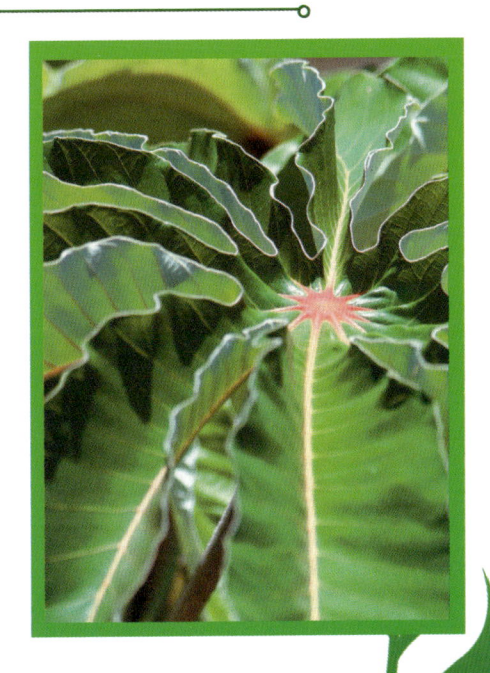

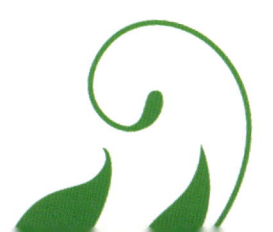

201. Endro
Anethum graveolens, L.

Umbelíferas

Sua semente é usada como remédio para o estômago, gases, cólicas, vômitos e soluços, além de aumentar o leite materno. Também pode-se lavar os olhos para tratar inflamações e fazer bochechos para males da boca e da garganta.

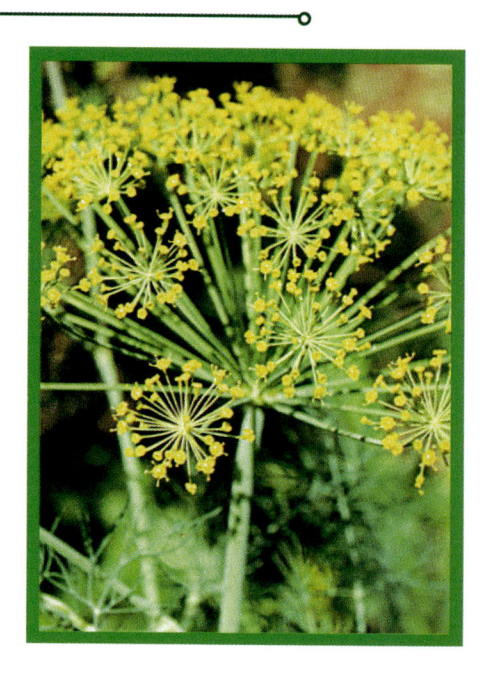

202. Erva-ciática
Ranunculus sceleratus

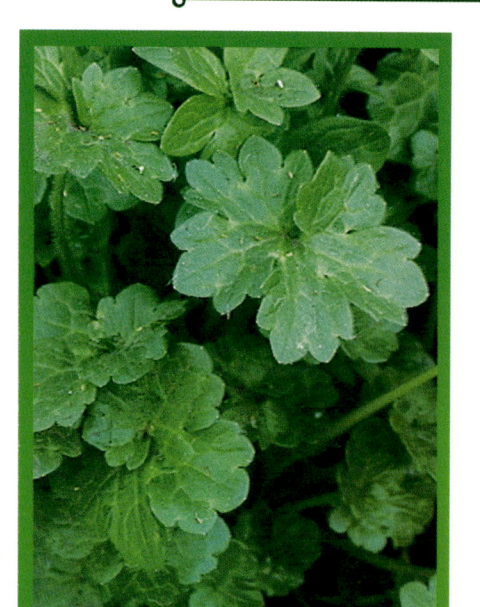

Ranunculáceas

Não se usa internamente, pois é muito venenosa. São aplicadas partes amassadas da planta em dores reumáticas e nervos ciáticos, mas nunca sobre cortes ou feridas, justamente por ser venenosa.

Erva-de-bicho
Polygonum hydropiper, L.

203.

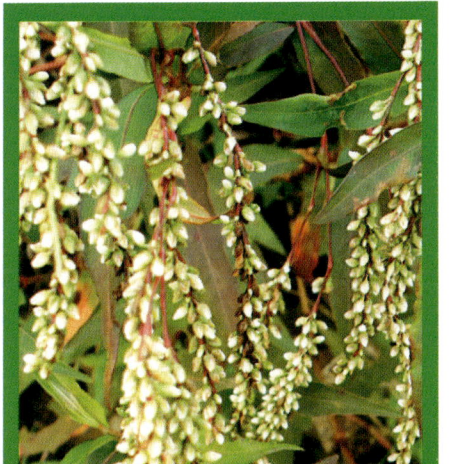

Poligonáceas

A infusão das folhas dessa planta pode ser usada para fortalecer o couro cabeludo, como anti-inflamatório e para tratar varizes, hemorroidas, eczemas, erisipela, bronquite, laringite, amigdalite, artrite e reumatismo. Combate hemorragias e também é usada contra a febre, além de ser vermífuga.

Obs.: o chá em demasia pode ser abortivo.

204.

Erva-de-passarinho
Phoradendron juniperinum Engelm. ex Gray

Santaláceas

Apresenta propriedades para auxiliar no tratamento do diabetes e do ácido úrico.

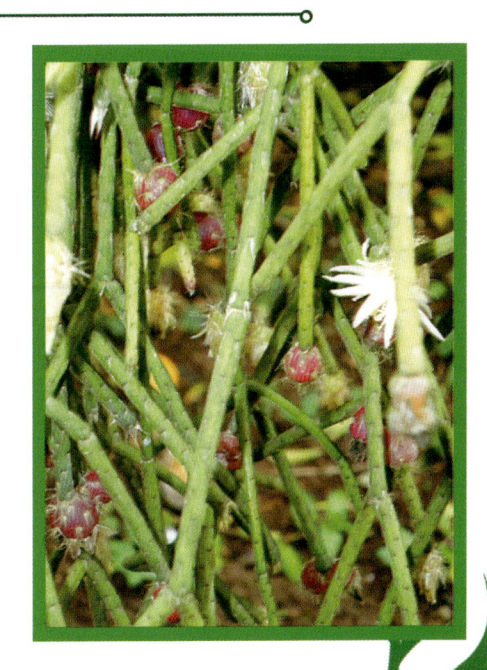

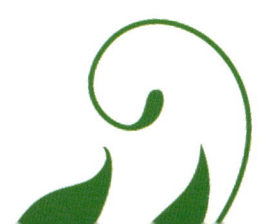

205. Erva-de-passarinho
Psidium guajava L.

Mirtáceas

Possui quantidade razoável de sais minerais, como cálcio e fósforo. Auxilia no tratamento de diarreias, disenterias, excesso de ácido úrico, ferimentos diversos, gripes, resfriados e retenção de líquidos. Também ajuda a prevenir a acidez do estômago.

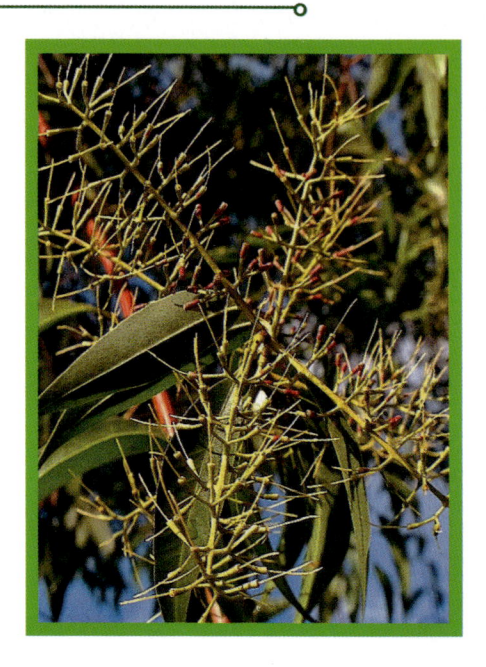

206. Erva-de-passarinho
Viscum album L.

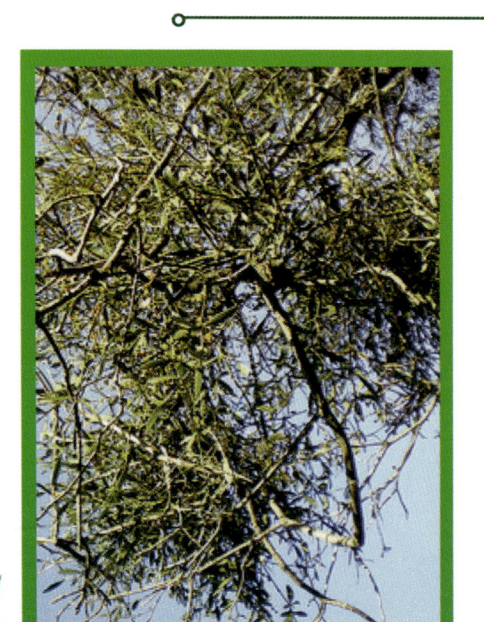

Santaláceas

Tem propriedades antiespasmódicas, diuréticas, hipotensoras e purgativas. É indicada em casos de arteriosclerose, edema, epilepsia, frieira, hipertensão, leucorreia, nervos e tosse.

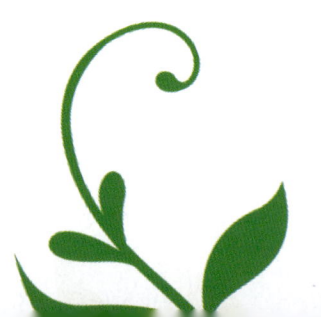

Erva-de-santa-maria — 207.
Chenopodium ambrosioides, L.

Quenopodiáceas

A planta inteira pode ser usada. É uma erva picante, adstringente e fortemente aromática, que destrói parasitas intestinais, aumenta a transpiração e relaxa espasmos. Também tem efeitos expectorantes, antifungais e inseticidas.

Obs.: em alta dose é extremamente tóxica, podendo causar a morte. É abortiva e contraindicada para menores de 2 anos. O uso interno deve ser orientado por profissional da saúde ou um bom conhecedor dessa área.

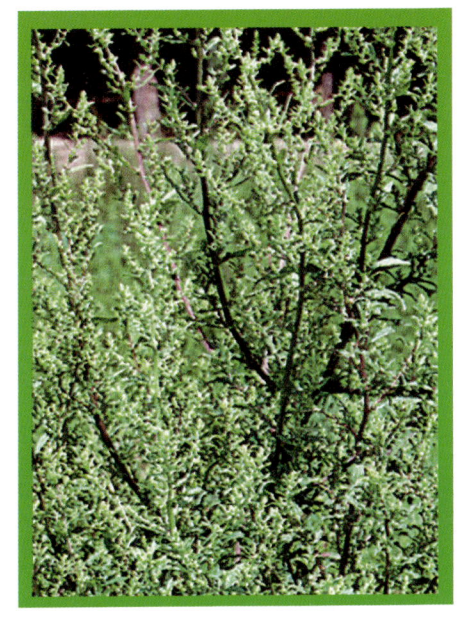

208. Erva-de-são-joão
Ageratum conyzoides, L.

Compostas

É uma planta tônica, antidisentérica, antirreumática, analgésica, antidiarreica, febrífuga, anti-inflamatória e antiespasmódica. Estimula o apetite, combate gases, diarreias e é indicada para resfriados, cólicas menstruais e tensão pré-menstrual.

Obs.: em doses demasiadas, provoca hipertensão arterial. Também não deve ser usada por diabéticos.

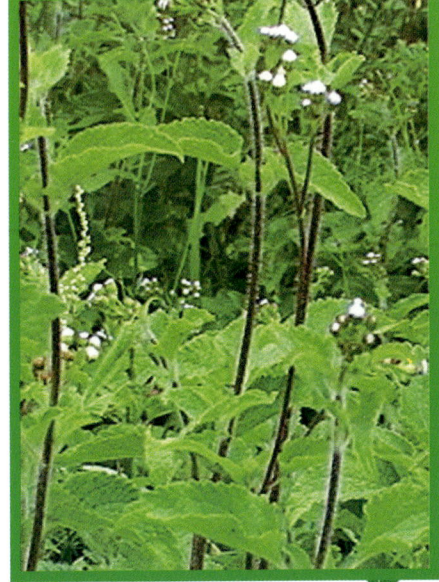

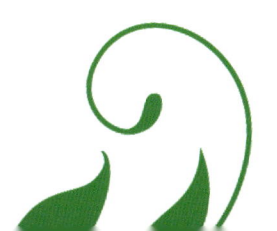

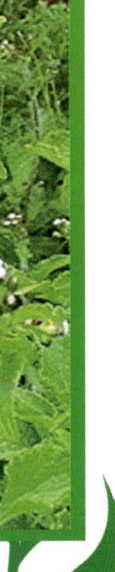

209. Erva-gorda
Talinum paten (Jack,) Willd.

Portulacáceas

Usada externamente, é boa para feridas cancerosas, cortes, doenças de pele, erisipela, eczemas e coceiras em geral. Seu chá é diurético e purifica a urina, além de fortalecer o intestino.

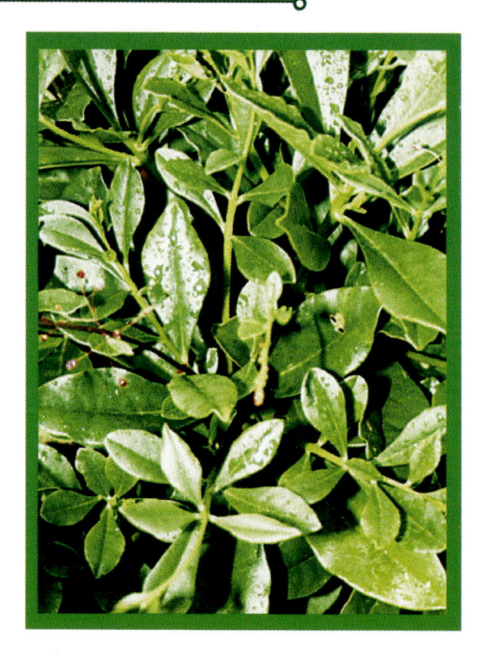

210. Erva-lanceta
Solidago microglossa, D.C.

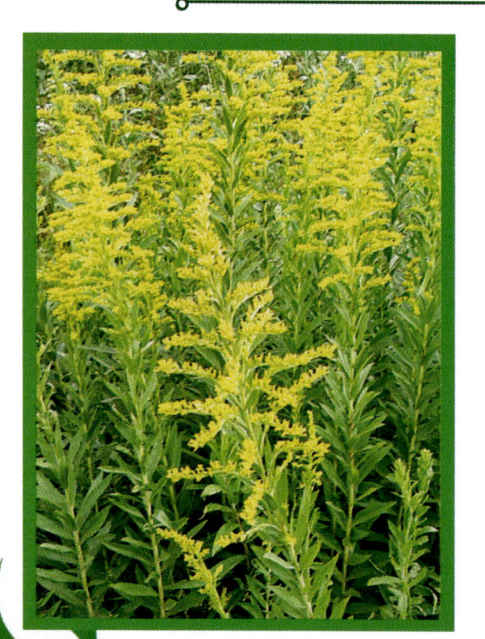

Compostas

Tem propriedades benéficas em casos de diarreia e gastrite. Pode ser aplicada em feridas, hemorragias, contusões, rachaduras, hematomas e varizes.

Obs.: a erva deve ser seca à sombra. Só depois se faz o chá. Caso contrário, ele pode dar um suave efeito laxante.

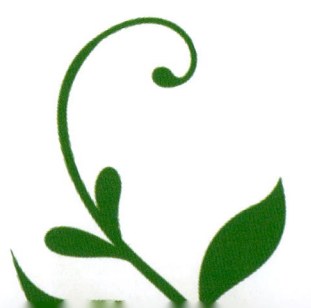

Erva-luísa 211.
Lippia citriodora, H.B.K.

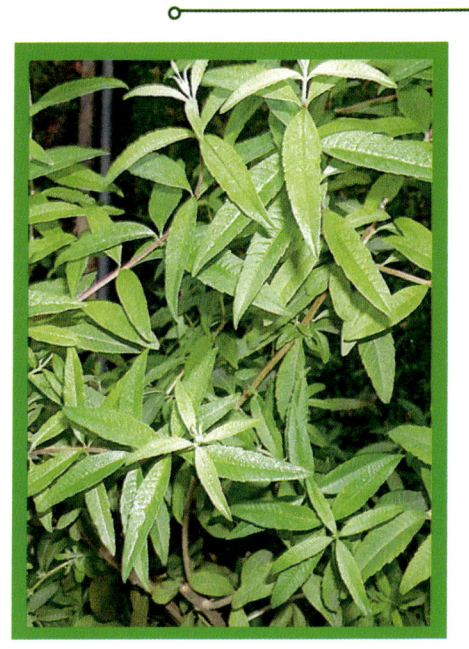

Verbenáceas

Ótima para cólicas, digestão e gases, é tônica, antidepressiva e tranquilizante, antialérgica e antisséptica.

Obs.: o emplastro na pele não deve ser exposto ao sol.

212. Erva-mate
Ilex paraguariensis, St. Hil.

Aquifoliáceas

É um excelente antioxidante, ou seja, é capaz de retardar o envelhecimento. Age também no controle do colesterol, sendo ainda um ótimo diurético. Auxilia na digestão, é cicatrizante, laxante e também anti-inflamatória. Dá resistência contra a fadiga, ativa a circulação, reanima as forças corpóreas, estimula o cérebro e embeleza a pele.

Obs.: se usada em excesso, vicia, dá sensação de fraqueza e tira o sono.

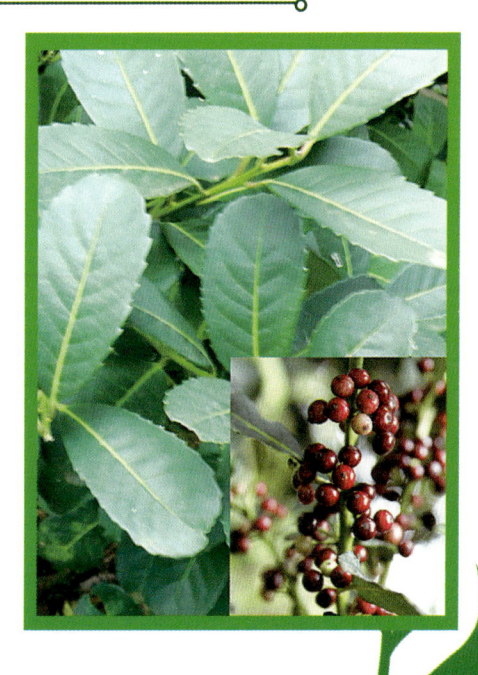

213. Erva-moura
Solanum nigrum, L.

Solanáceas
Apresenta propriedades tóxicas.
Suas folhas frescas são usadas externamente em dermatoses, úlceras e pruridos na região anal. Suas folhas cozidas servem para banhar partes inflamadas e doloridas do corpo.

Obs.: é contraindicada em casos de hipertireoidismo, problemas cardíacos, gravidez e no período da lactação.

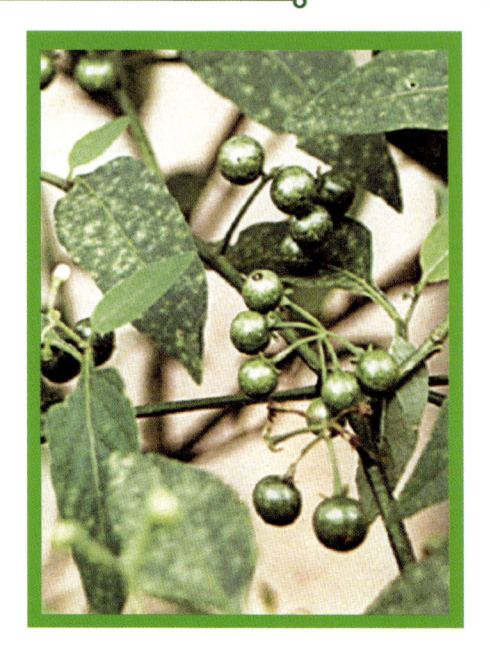

214. Erva-santo-filho
Leonurus sibiricus, L.

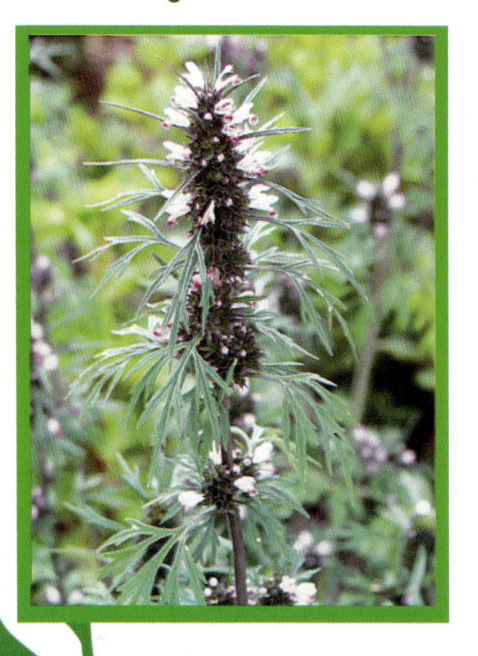

Lamiáceas
Internamente seu chá é usado para problemas estomacais e intestinais, colesterol e pressão alta. Externamente é útil para lavar feridas, desinflamar hemorroidas, extrair espinhos, tratar varizes, dores localizadas e reumatismo. Em forma de chá, não deve ser consumida por gestantes.

Erva-silvina
Polypodium vaccinifolium, Langsd e Fishcer

215.

Polipodiáceas

Usada em caso de hemorragias internas e externas, diarreias, urina com sangue e sangue no nariz. Também ajuda no tratamento de males da bexiga, rins e varizes.

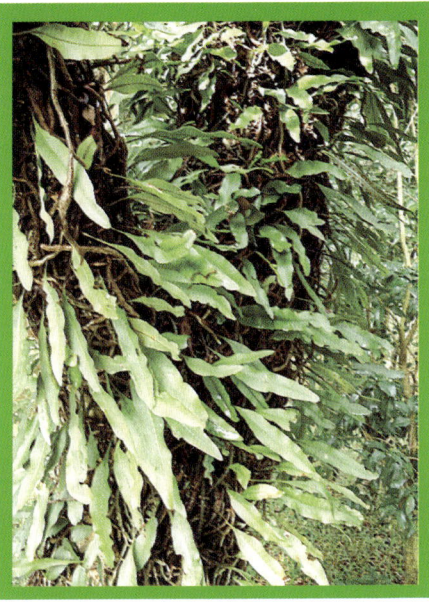

216.

Ervilha
Pisum sativum, L.

Leguminosas

Auxilia a não engordar, é boa para diabéticos e para previnir diversas doenças. É uma planta rica em vitaminas, proteínas e sais minerais.

No fruto encontramos as vitaminas A1, B1, B2, B3 e C. Além disso, a ervilha possui sódio, que ajuda a melhorar o movimento, a dilatação e a contração dos vasos sanguíneos do corpo, potássio, fósforo e ferro.

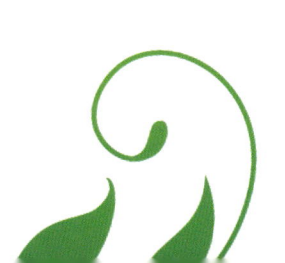

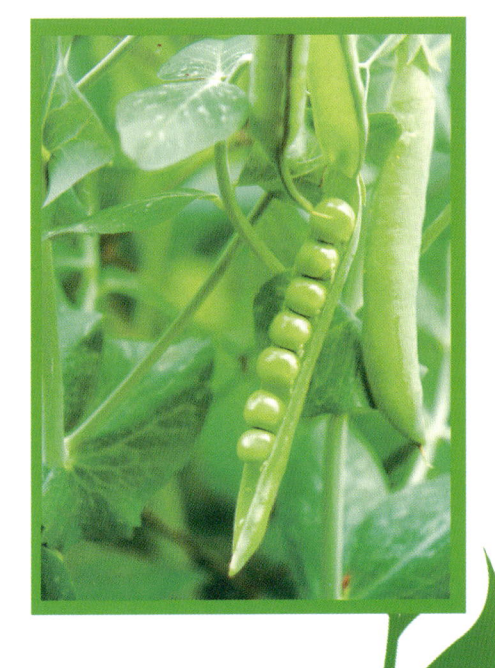

217. Espada-de-são-jorge
Sansevieria zeylanica, Hort.

Liliáceas

É usada apenas externamente. As folhas podem ser usadas com álcool para inchaços, juntas inflamadas e reumatismo. Se fervidas, usa-se a água resultante em banhos para melhorar a pele e a circulação sanguínea.

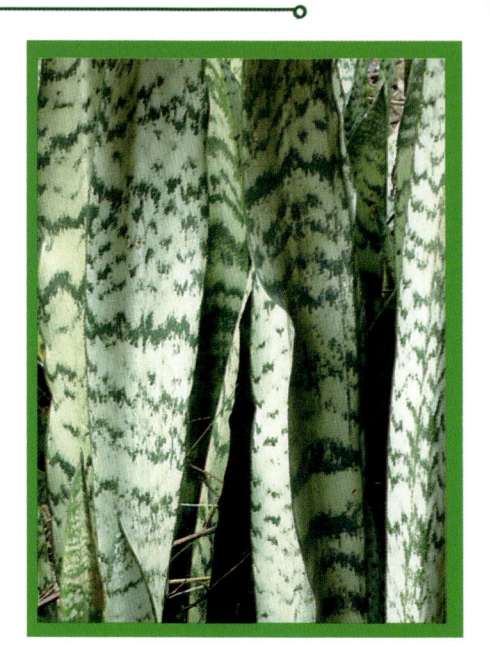

218. Espinafre
Spinacea oleracea, L.

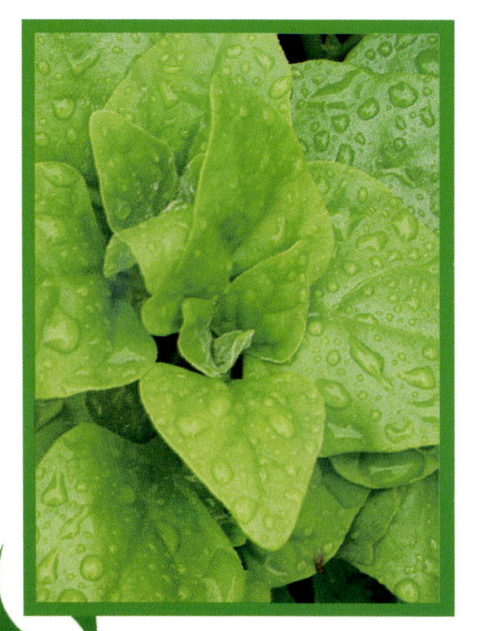

Quenopodiáceas

O espinafre é um dos alimentos vegetais que mais contêm cálcio e ferro. Auxilia na digestão, no metabolismo e evita gases.

Obs.: é contraindicado para pessoas com problemas nos rins, no fígado ou que sofrem de reumatismo.

Espinheira-santa
Maytenus ilicifolia, Mart.

219.

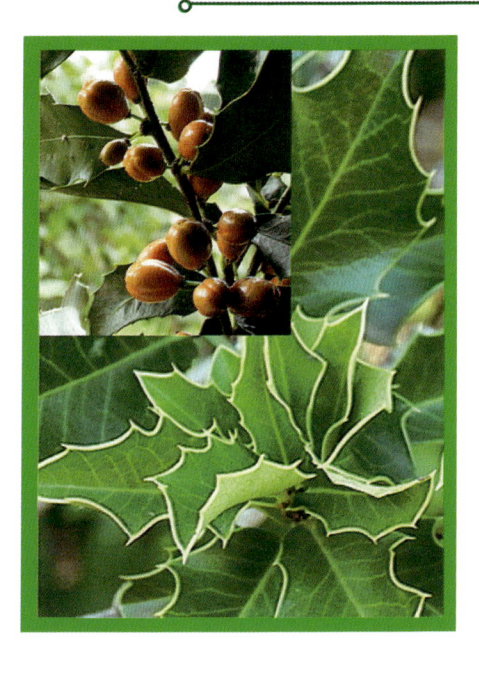

Celastráceas

A espinheira-santa é utilizada, por meio da infusão de suas folhas, para tratamento de úlceras e outros problemas estomacais, como azia, má digestão e gastrite. É indicada para males hepáticos, dos rins e afecções cutâneas. Outro uso comum é para curar a ressaca alcoólica. Externamente, a espinheira-santa também é utilizada como agente cicatrizante, antisséptico e tonificante.

Obs.: seu chá é contraindicado para gestantes, nutrizes e pessoas com hipersensibilidade.

220.
Esponjeira
Luffa cylindrica, L.

Cucurbitáceas

Indicada para anemia, problemas no fígado, clorose e falta de menstruação.

Obs.: suas sementes são vermífugas. Contraindicada para hipertensos.

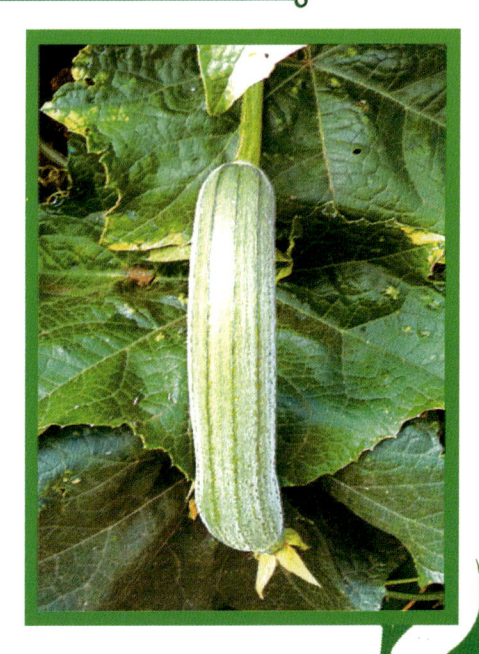

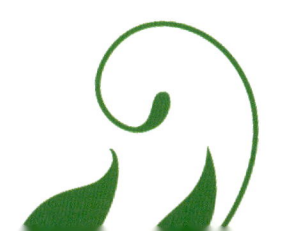

221. Estévia
Stevia rebaudiana, Hemsley

Compostas

É uma planta diurética, calmante do sistema nervoso e estimulante do organismo. O chá de suas folhas é um adoçante com baixíssimo valor calórico. Também pode ser usada após ressacas, para diminuir o efeito do álcool.

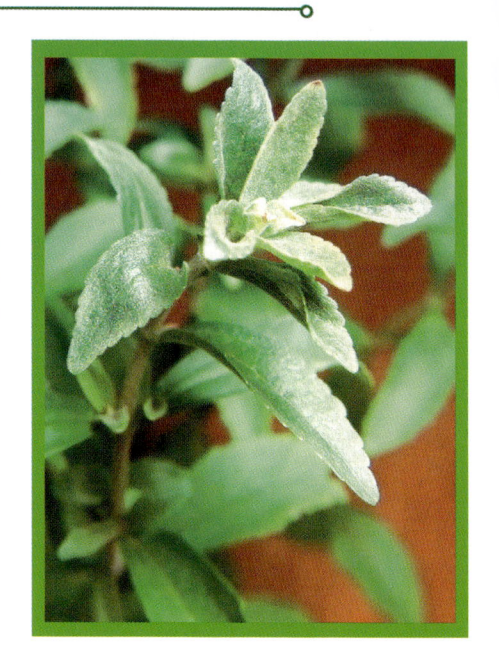

222. Estragão
Artemisia dracunculus, L.

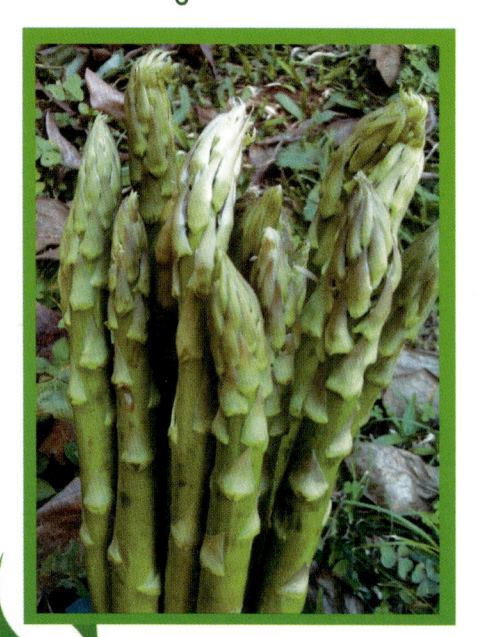

Compostas

O estragão tem propriedades estimulantes, melhora o apetite, o processo digestivo e acalma cólicas intestinais e menstruais.

Obs.: o uso da essência em demasia provoca a excitação do sistema nervoso.

Eucalipto
Eucalyptus sp.

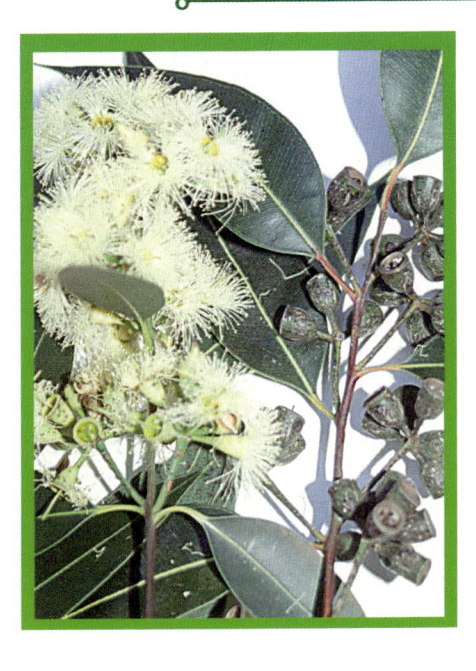

223.

Mirtáceas

Seu chá pode ser usado externamente para lavar feridas e úlceras e é bom para problemas de bexiga e febres. Se misturado com mel, é útil contra bronquite, afecções pulmonares, asma e gripe. Suas folhas cozidas podem ser usadas em nebulização contra sinusite, rinite e problemas respiratórios.

Obs.: deve ser usado com moderação para não provocar intoxicações nem convulsões.

224.

Fáfia
Pfaffia glomerata (Spreng) Pedersen.

Amarantáceas

Muito boa para o sistema imunológico, a circulação, o coração e o fígado. É uma regeneradora celular, fortificante, ótima contra o reumatismo, diabetes e artrite.

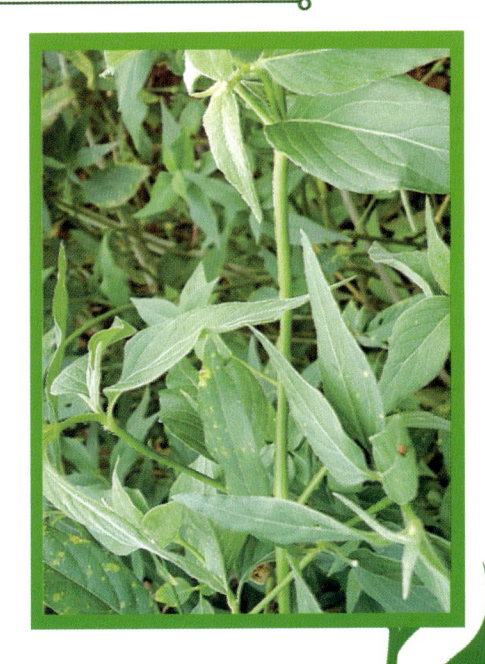

225. Fava-de-bolota
Parkia pendula (Wild) Benth.

Leguminosas

Sua casca cozida é aplicada sobre hematomas e contusões. Seu fruto é tóxico.

Obs.: não pode ser consumido em forma de chá.

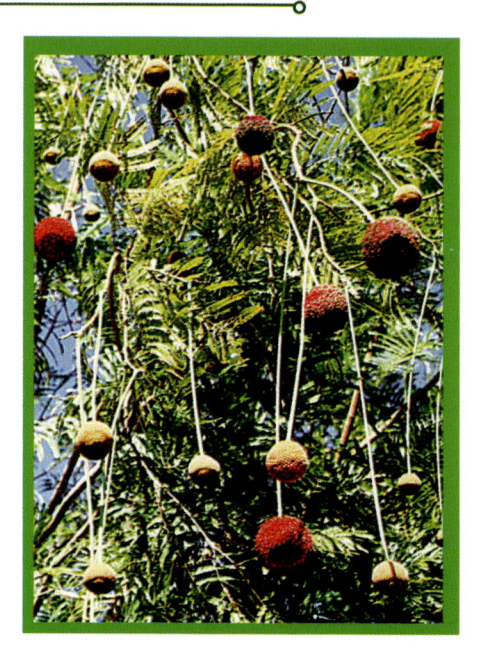

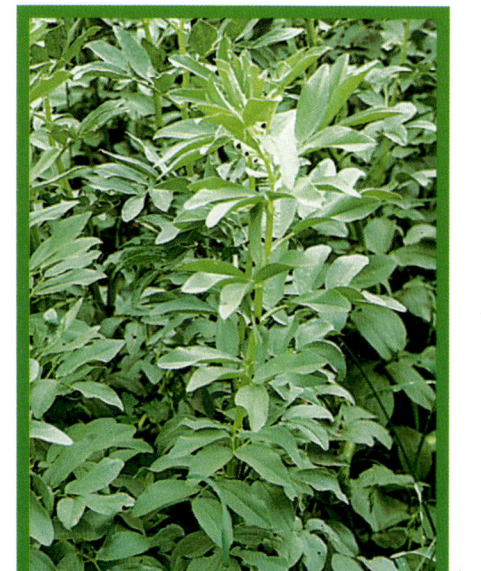

226. Faveira
Vicia faba, L.

Leguminosas

Suas sementes cozidas ajudam o intestino. Seu chá é diurético e bom contra diabetes. Enquanto ainda nova, tem propriedades digestivas. É indicada nos casos de tétano, atonia gastrointestinal, fraqueza em geral e convulsões.

Obs.: recomenda-se o uso com moderação. Em doses demasiadas provoca efeitos diversos.

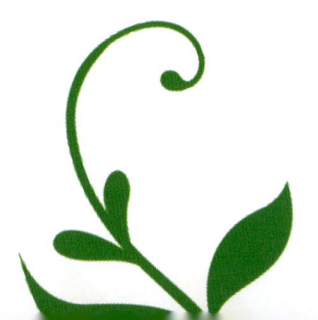

Fedegoso
Cassia ocidentalis, L.

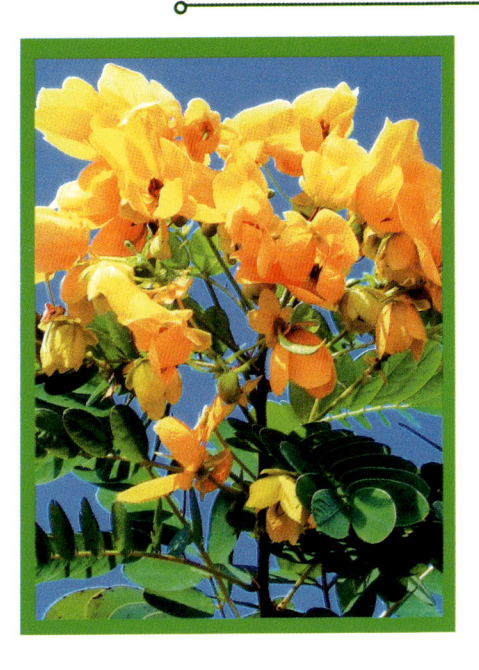

227.

Leguminosas

Não é indicado para crianças ou gestantes, apesar de suas várias propriedades benéficas. Suas folhas e sua raiz são úteis para febres e espirela, além de funcionarem como laxantes, diuréticas e ajudarem em distúrbios menstruais, hidropisia e vermes. Também é bom para feridas, micoses, inflamações em geral e até mesmo catapora e sarampo.

228.

Feijão
Phaseolus vulgaris, L.

Leguminosas

Tem propriedades diuréticas, combate o ácido úrico e é bom contra diabetes e reumatismo. Suas folhas compressadas combatem manchas cutâneas. O feijão combate a anemia, é remineralizante e, consequentemente, previne outras várias doenças.

Obs.: deve ser consumido moderadamente por quem apresenta fortes dores de reumatismo, nefrite, hepatite, artrite, gota, ácido úrico e excesso de ferro na corrente sanguínea.

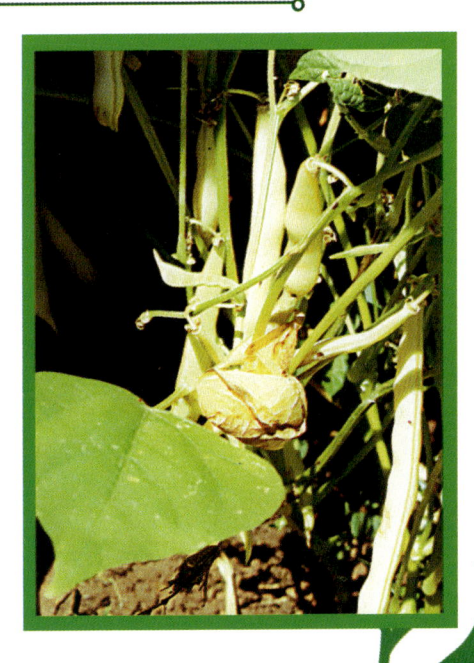

229. Fel-da-terra
Lepidium bonariensis, L.

Crucíferas

Depurativa, diurética, expectorante, boa para tosse, bronquite crônica, inflamações, problemas nas vias urinárias, fraqueza digestiva, escorbuto e escrófulas.

Obs.: deve ser evitada em doses demasiadas por pacientes com distúrbios da coagulação sanguínea, hipotensos severos, portadores de doenças do fígado e de úlceras estomacais.

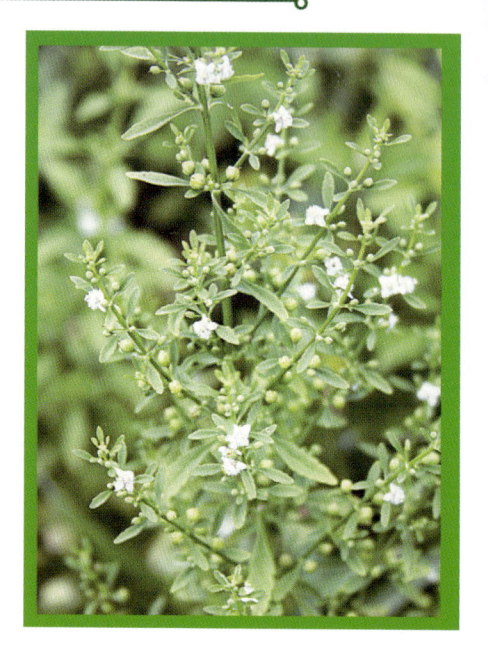

230. Feto-macho
Dryopteris filix-mas, Schott

Polipodiáceas

Tem propriedades vermífugas, limpa os intestinos e pode ser usada externamente para reumatismo, dores ciáticas e melhorar a circulação nas extremidades do corpo.

Obs.: o chá não é recomendado para quem sofre de anemia, gastrite, úlcera duodenal ou problemas ligados ao coração.

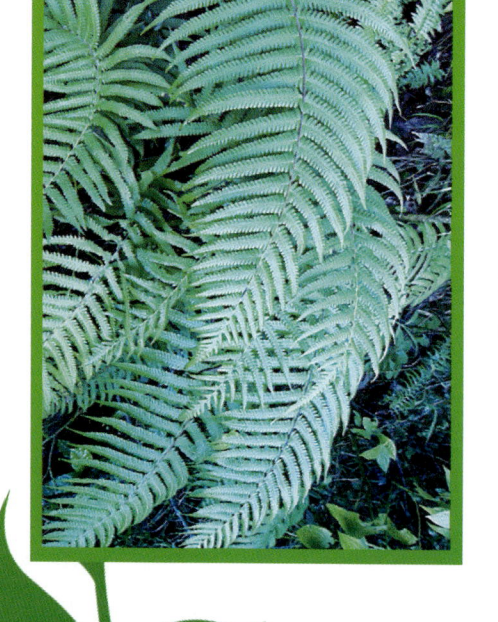

231. Figo
Ficus carica, L.

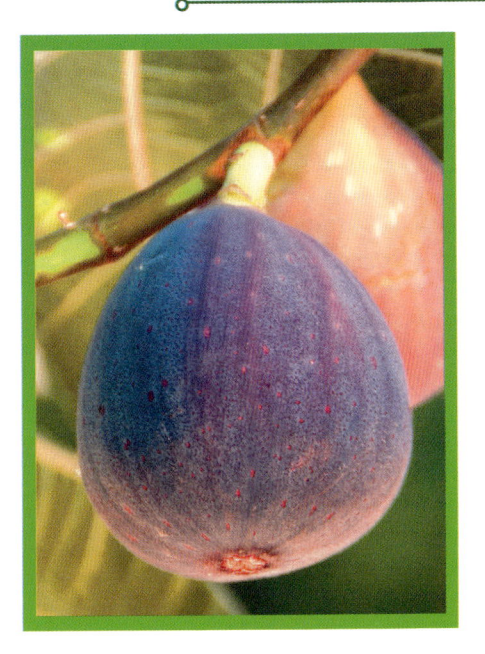

Moráceas

Suas folhas são aplicadas em tumores e inflamações. Seu líquido é usado em verrugas e calos. Com leite é bom para garganta, resfriados, tosse, catarro pulmonar e bronquite, também é usado para eliminar o catarro sanguinolento proveniente de intoxicações químicas.

232. Figo-do-mato
Ficus monckii, Hassler

Moráceas

Suas raízes e folhas são cicatrizantes. O leite desta figueira elimina calos e verrugas. Também tem propriedades vermífugas.

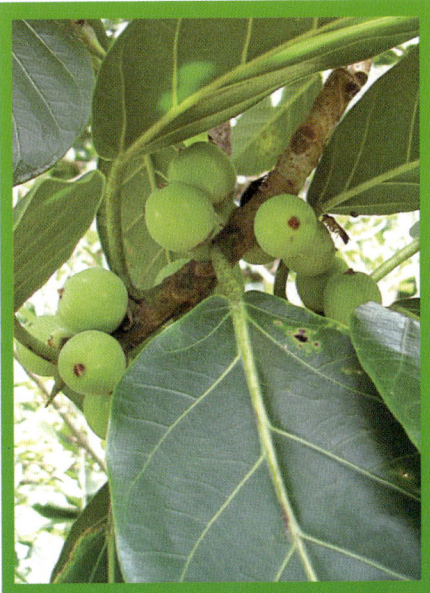

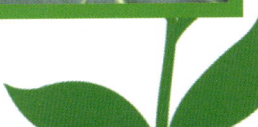

233. Fisálide
Physalis sp.

Solanáceas

Rico em vitaminas C, A e minerais. Tem propriedades diuréticas, tônicas e imunoestimulantes. Bom para diabetes, reumatismo, escorbuto, afecções da pele, alergias e até mesmo malária. Também auxilia nos males dos rins, fígado, bexiga e garganta.

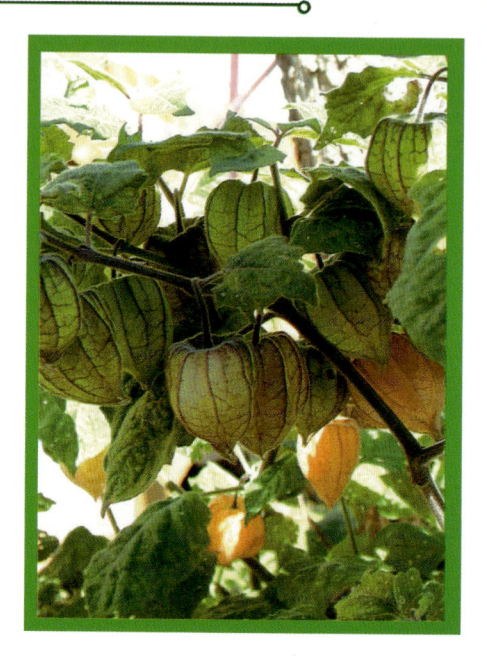

234. Flor-de-maio
Schlumbergera truncata (Haw.)

Cactáceas

Usa-se seu chá como depurativo, diurético e para auxiliar no tratamento da retenção urinária, eliminação de espinhas e embelezamento da pele.

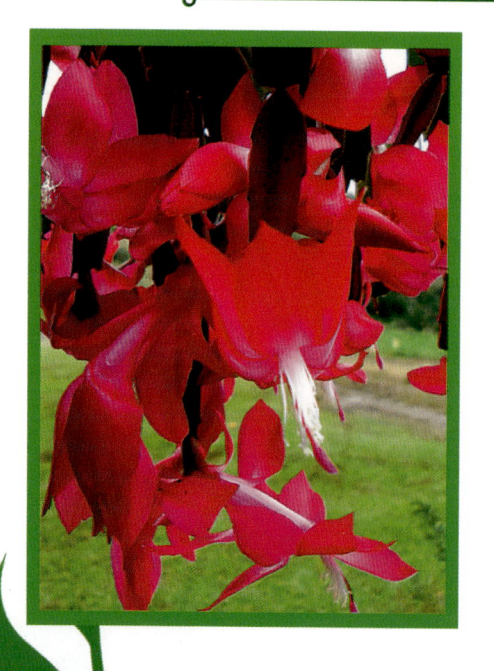

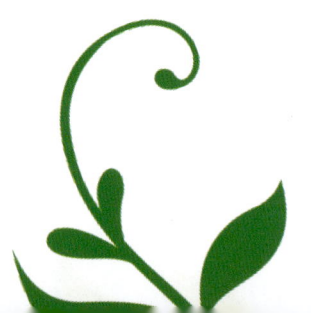

Flor-de-mel
Lobulariamaritima
235.

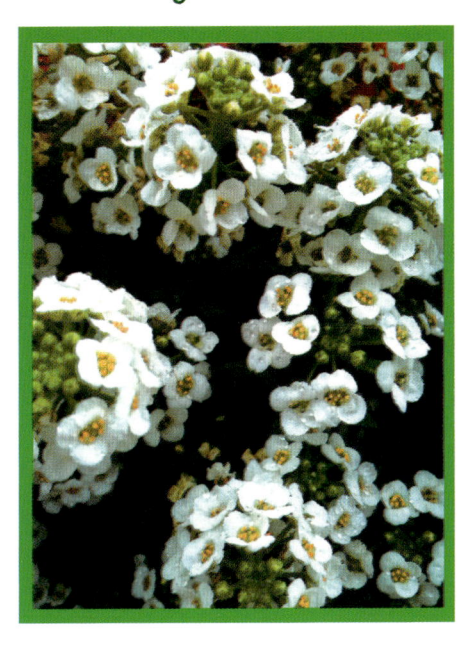

Brassicáceas

O chá, tomado com moderação, fortalece os músculos em geral, também é muito importante para o equilíbrio da pele, metabolismo das enzimas, olhos e células nervosas. Contém vitamina C, que é um antioxidante com capacidade de proteger o organismo dos danos provocados pelo estresse. Também misturado ao mel, em forma de chá, auxilia a diminuir a tosse, a gripe e o resfriado.

Obs.: pessoas alérgicas, gestantes e nutrizes não devem consumi-la em demasia.

236.
Folha-fortuna
Kalanchoe brasiliensis, St. Hil.

Crassuláceas

O chá feito das folhas é diurético e ajuda em casos de inchaço nas pernas, pedra nos rins, bronquite e gastrite. As folhas aquecidas com banha são úteis em cortes, eczemas, feridas cancerosas, queimaduras, coceiras e inflamações.

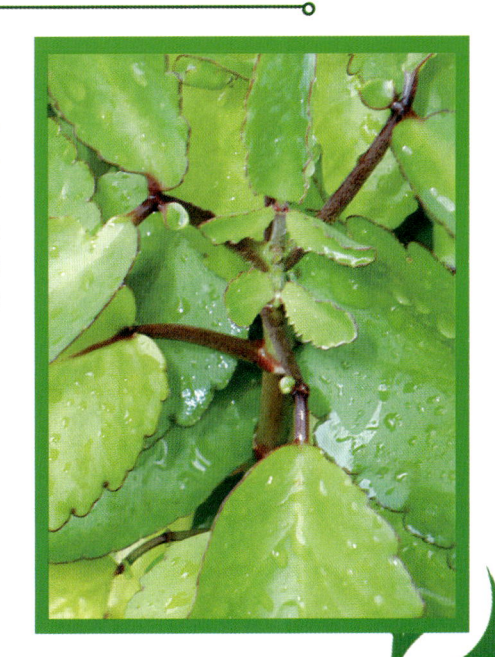

237. Folha-santa
Kielmeyera speciosa, St. Hil.

Gutíferas

Seu chá feito das folhas e casca é emoliente. Pode ser usado em tumores, inflamações e ínguas. Bochechos com ele beneficiam a gengiva no caso de inflamações e aliviam a dor de dente.

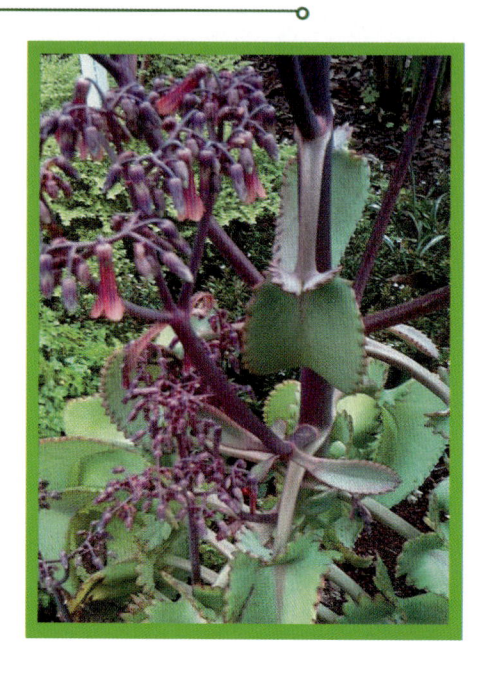

238. Fruta-de-lobo
Solanum lycocarpum St. Hil.

Solanáceas

O chá de suas folhas é diurético, beneficia as vias urinárias e tem propriedades calmantes. O fruto ralado, picado e seco à sombra auxilia a curar a diarreia, a disenteria e a regrar o funcionamento dos intestinos. O tratamento ao natural é útil para combater a leucoreia, doenças sifilíticas e problemas de pele.

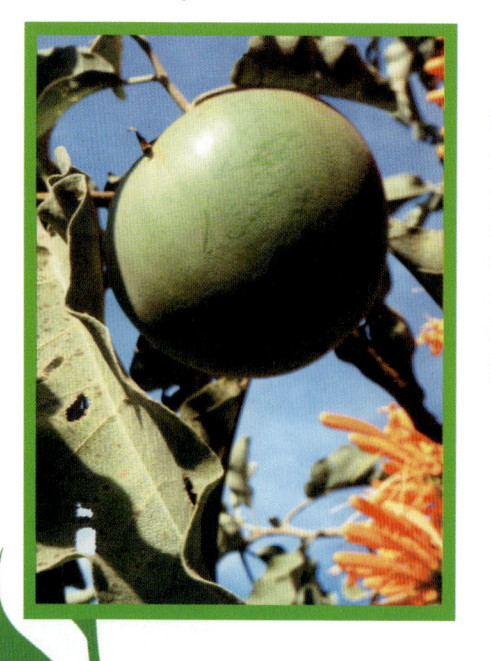

Fruta-pão
Artocarpus incisa L.

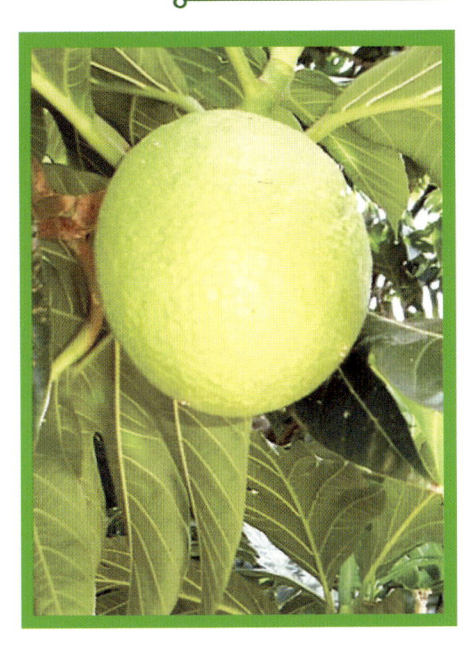

239.

Moráceas

Rica em vitaminas B1, B2, C, cálcio, fósforo e ferro. Antidiarreica, útil contra reumatismo, a polpa do fruto pode ser colocada em tumores e furúnculos.

Obs.: contraindicada para gestantes e nutrizes.

240.

Framboesa
Rubus fruticosus, L.

Rosáceas

Seu chá feito das folhas é depurativo e diurético, útil em banhos para hemorroidas e rachaduras. Bochechos com o chá servem para tratar inflamações na garganta e na boca. A fruta tem propriedades laxantes.

Deve ser consumida com moderação por quem tem gastrite.

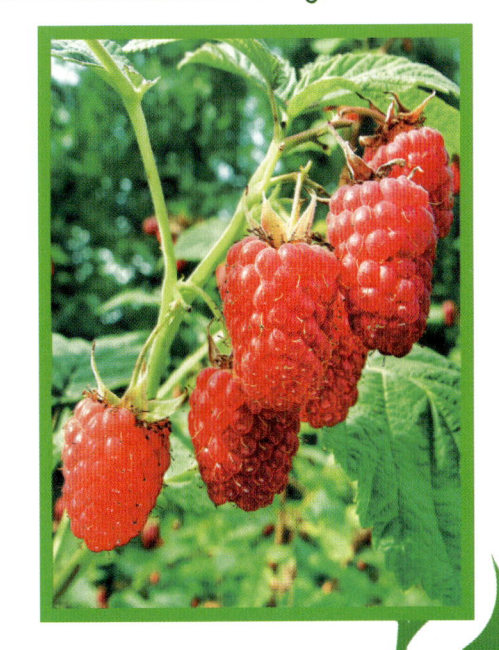

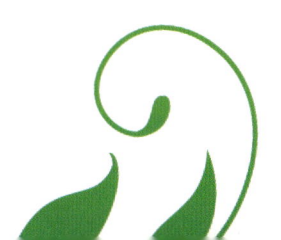

241. Fucus
Fucus vesiculosus L.

Fucáceas
É uma fonte de iodo, um nutriente essencial para a glândula tireoide. Ótimo contra o hipotireoidismo.

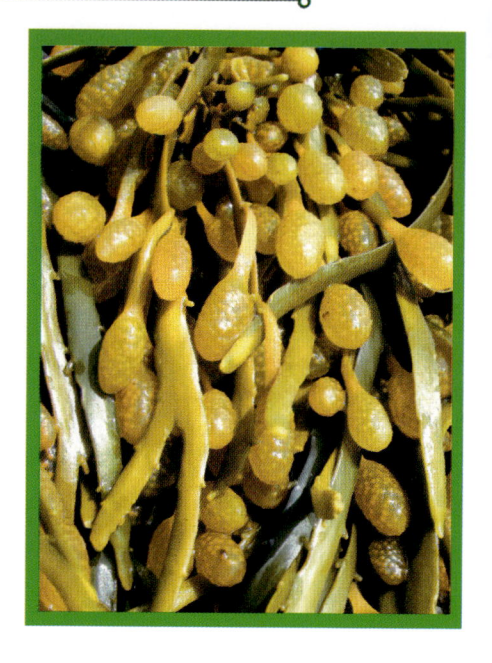

Fumo 242.
Nicotiana tabaco, L.

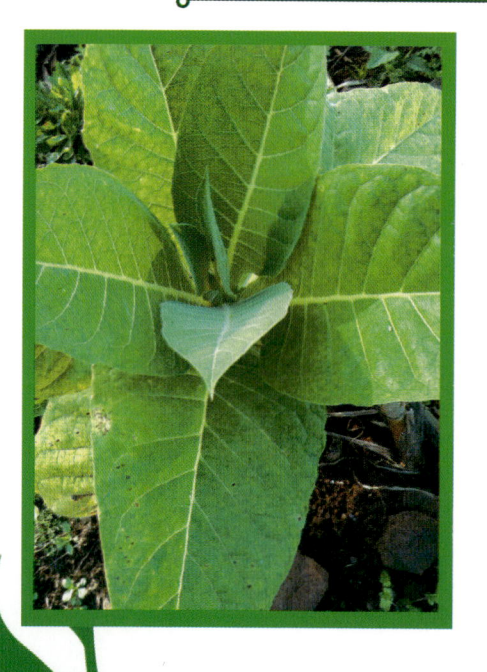

Solanáceas
Seu uso interno é prejudicial à saúde, mas pode ser usado externamente para lavar a cabeça e evitar piolhos.

Fumo-brabo 243.
Solanum erianthum, D. Don.

Solanáceas

Seu chá, feito com as folhas secadas à sombra, é útil contra tosses e pneumonia.

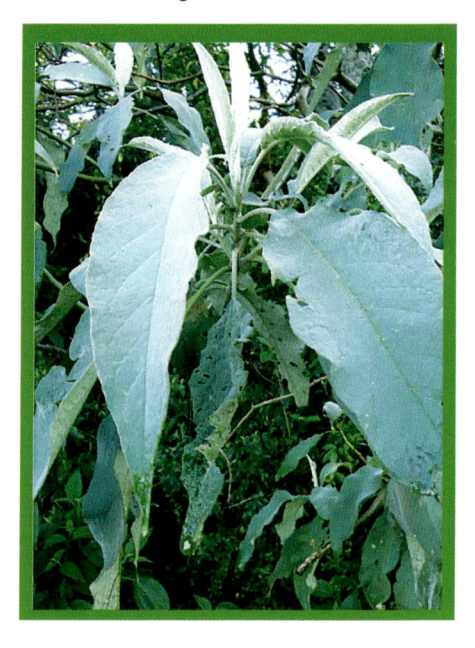

244. Funcho
Foeniculum vulgare, Gaertn.

Umbelíferas

Suas sementes estimulam e auxiliam em casos de espasmos infantis, vômito, diarreias e má digestão. Sua raiz produz um chá diurético muito bom para as vias urinárias. Também melhora a pele, o hálito e desintoxica. Contraindicado para gestantes.

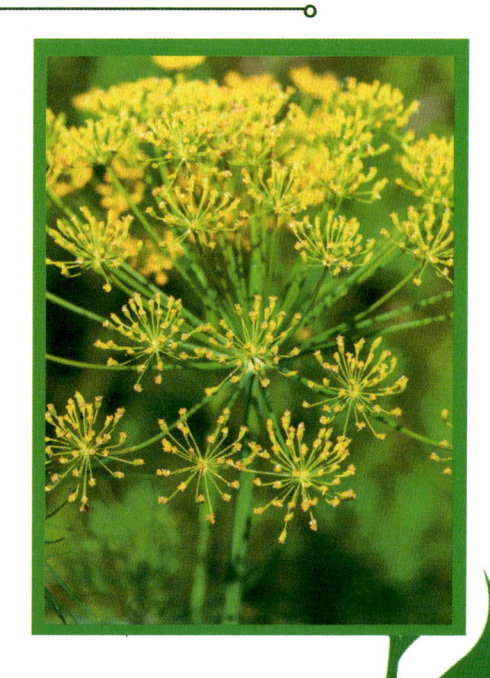

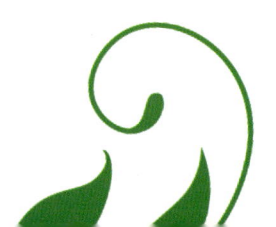

245. Gameleira
Ficus doliaria, Mart.

Moráceas

Tem propriedades benéficas em casos de diarreia e gastrite. Pode ser aplicada em feridas, hemorragias, contusões, rachaduras, hematomas e varizes. É vermífuga e seu leite elimina cravos e verrugas.

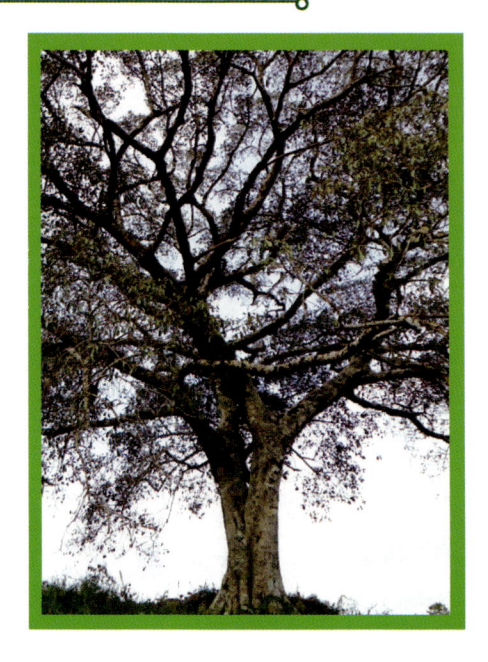

246. Gerânio
Geranium maculatum, L.

Geraniáceas

Possui propriedades benéficas em caso de coqueluche, bronquite, tosse, afecções pulmonares, aftas, diarreia, hemorragias e gonorreia.

Obs.: pessoas que sofrem de gastrite, úlcera gastroduodenal, crianças e indivíduos com hipersensibilidade não devem consumi-lo.

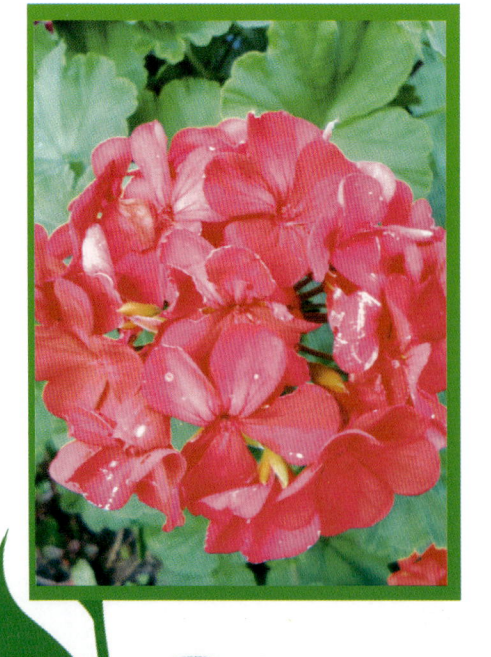

Gergelim 247.
Sesanum indicum, DC.

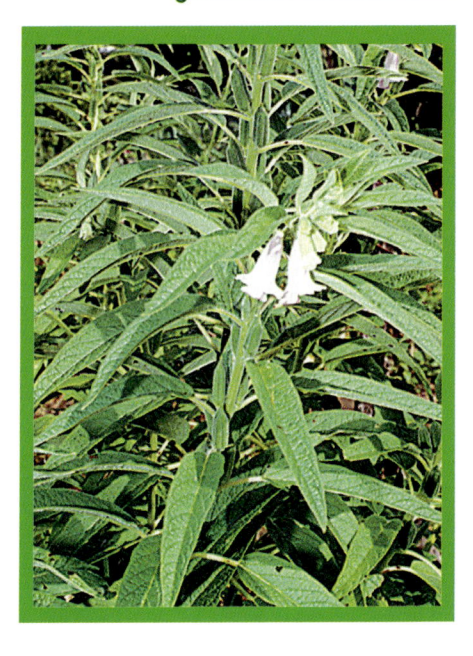

Pedaliáceas

Seu óleo é tônico, afrodisíaco, estimulante e um laxante suave. É bom para combater reumatismo, artrite, queimaduras e dor de ouvido.

Obs.: não deve ser consumido por gestantes, nutrizes, crianças com problemas estomacais, e pessoas dependentes do álcool ou com hipersensibilidade orgânica.

248. Genciana
Gentiana lútea, L.

Gentianáceas

Indicada para anemia, anorexia, febre, artrite, azia, esgotamento, cálculo biliar, circulação, alergia, convalescença, debilidade muscular, diabetes, diarreia, dor reumática, escrofulose e flatulência.

Obs.: não pode ser consumida por gestantes, nutrizes, pessoas que sofrem de úlcera gastroduodenal e nervosas.

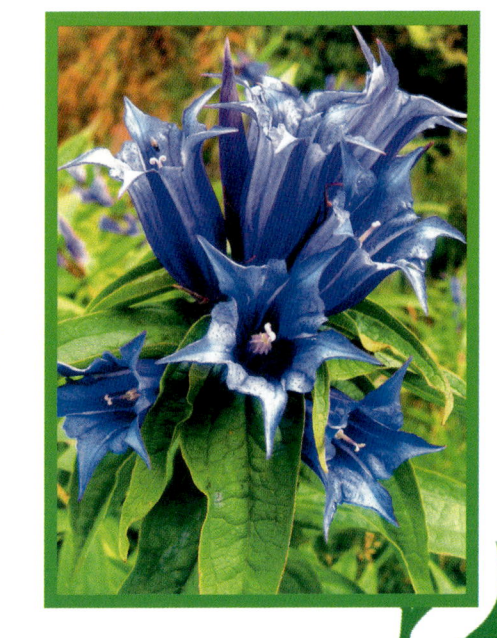

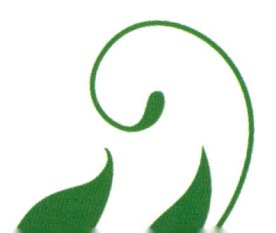

249. Gengibre
Zingiber officinale, Roscoe.

Zingiberáceas

Sua raiz se faz útil em casos de resfriados, gripe, tosse, catarro, bronquite, rouquidão e falta de voz, também para cólicas, prisão de ventre e fraqueza estomacal.

Obs.: o gengibre é contraindicado para portadores de cálculos biliares.

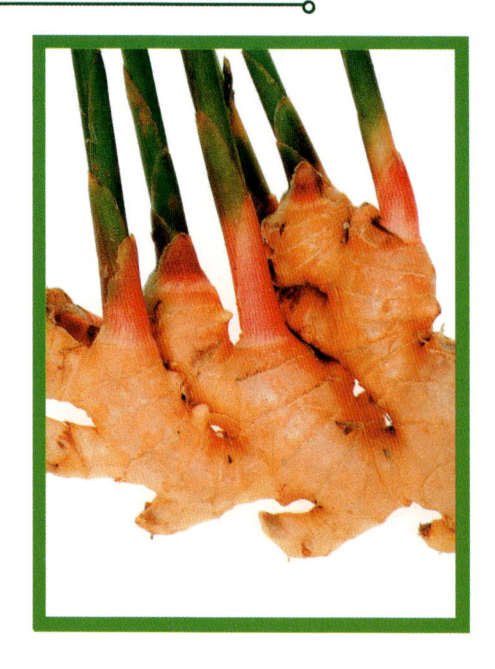

250. Gervão
Verbena officinalis, L.

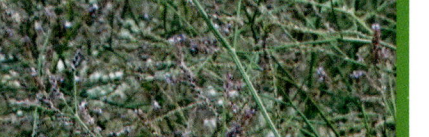

Verbenáceas

Muito útil contra dores estomacais e do fígado, má digestão e hepatite. Tem propriedades depurativas, diuréticas e tônicas.

Obs.: a mulher no período menstrual não deve consumi-lo.

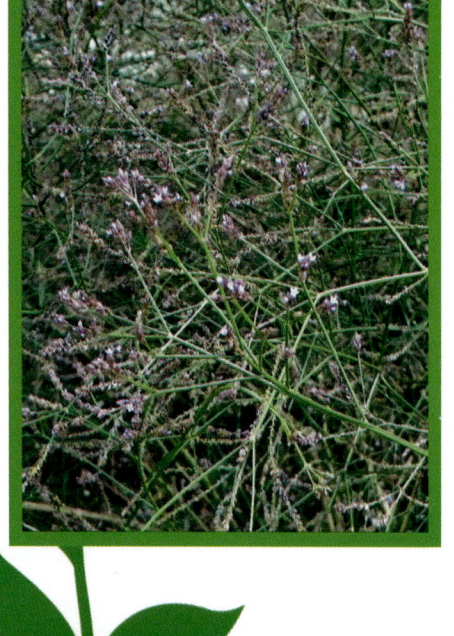

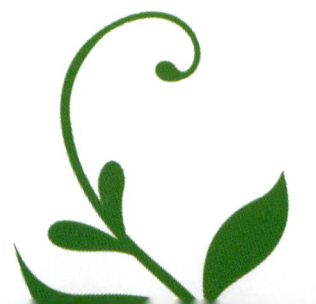

Gervão-de-casa
Stachytarpheta cayennensis, (L.C.Rich) Vahl.

251.

Verbenáceas

Usada para eliminar vermes, combater problemas do fígado, da bílis, melhorar a digestão e a prisão de ventre. Funciona também como repelente de insetos.

Obs.: pessoas portadoras do vírus da malária, gestantes e lactantes devem consumir o mesmo moderadamente.

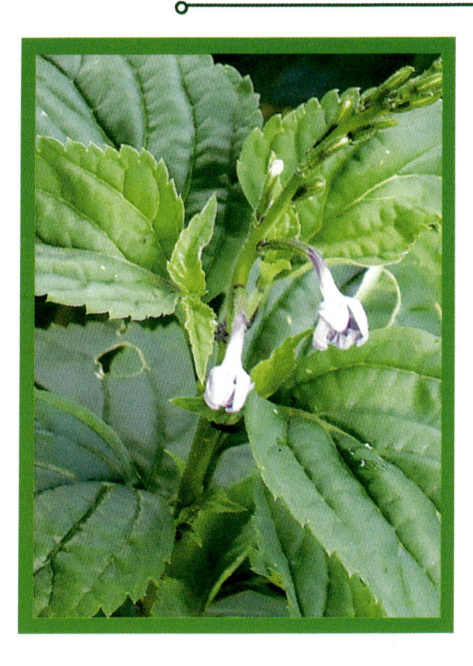

252.
Gincgo biloba
Ginkgo biloba, L.

Gincgoáceas

Previne o envelhecimento, a impotência sexual, a dificuldade de concentração, a cefaleia, tumores no ovário, mamas, cérebro, fígado e várias doenças relacionadas aos avanços da idade. Reduz tonturas, ajuda a previnir a perda de memória e melhora a circulação arterial, além de aliviar dores nas pernas e nos braços e acabar com zumbidos nos ouvidos.

Obs.: o banho dessa erva ou massagem corporal não podem ser feitos em gestantes. O chá não pode ser tomado por pessoas que fizeram transplantes de órgãos com episódios de rejeição.

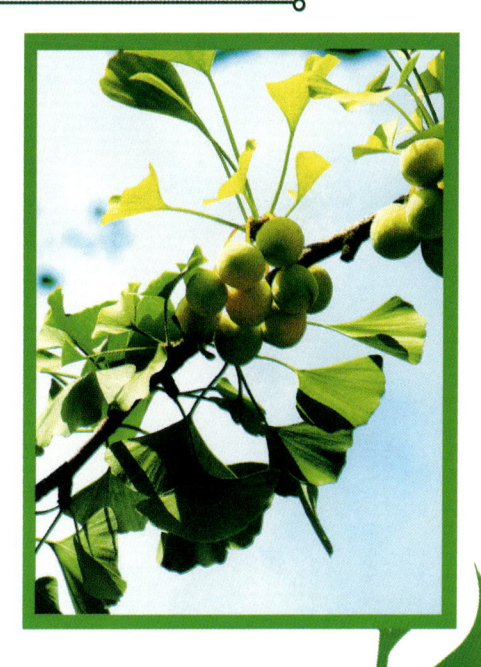

253. Ginseng
Panax sp.

Apiáceas

Estimulante e afrodisíaco, indicado em casos de fadiga, perda de memória, estresse, convalescença, frigidez, impotência e esgotamento intelectual e físico.

Obs.: não deve ser consumido por pessoas com trombose coronária, taquicardia, insônia, febres intermitentes, por indivíduos tensos, nervosos, histéricos, maníacos, esquizofrênicos e por mulheres no período da gravidez ou lactação.

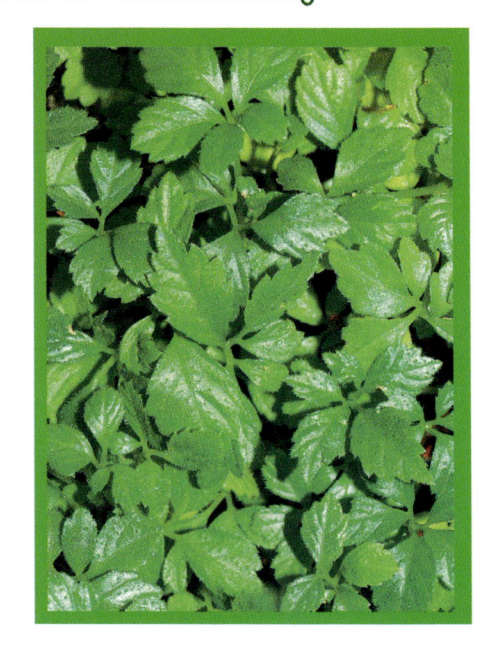

254. Girassol
Helianthus annuus, L.

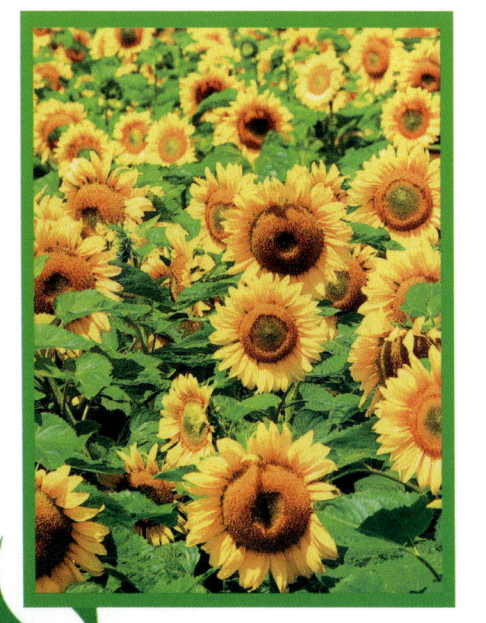

Compostas

Das suas folhas é feito um chá para insuficiência cardíaca, sangue na urina, hemorragia nasal, males estomacais e malária. Suas folhas e sementes podem ser usadas externamente para tratar hematomas, úlceras e ferimentos em geral.

Goiaba 255.
Psidium guajava, L.

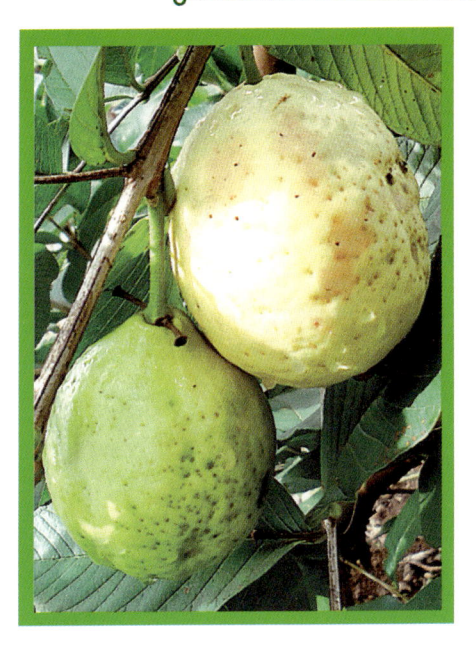

Mirtáceas

Possui propriedades benéficas para males estomacais, intestinais, tosses e bronquite. Das folhas faz-se um chá para diarreia e que serve para afecções bucais.

256. Goiaba-da-serra
Feijoa sellowianna, Berg.

Mirtáceas

Possui propriedades benéficas para males estomacais, intestinais, tosses e bronquite. Das folhas faz-se um chá para diarreia e que serve para afecções bucais. Sua casca e folhas servem para lavar feridas e tratar hemorragias.

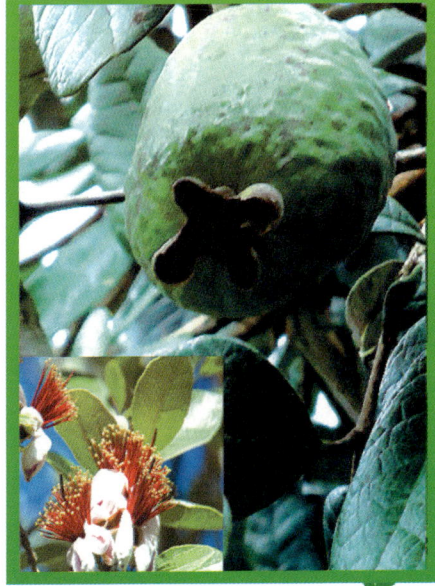

257. Grão-de-bico
Cicer arietinum, L.

Fabáceas

Dá energia e é ideal para pessoas diabéticas. Contém fibra, vitaminas e minerais, como cálcio, ferro e potássio. Também contém triptofano, que produz serotonina, o hormônio da felicidade.

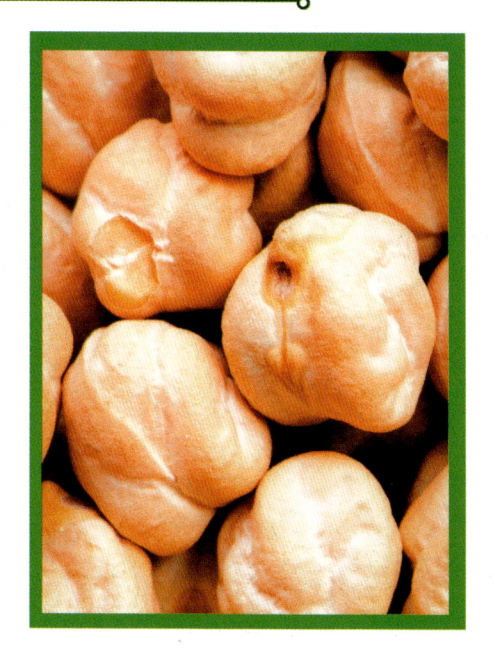

258. Gravatá
Bromelia karatas, L.

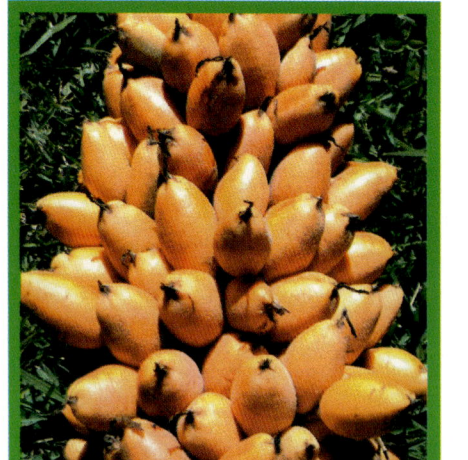

Bromeliáceas

Usado na produção de xaropes contra asma, bronquite, coqueluche e tosse. Uma colher das folhas do gravatá para uma xícara de água é benéfica à garganta e combate aftas, com bochechos e gargarejos.

Graviola 259.
Annona muricata, L.

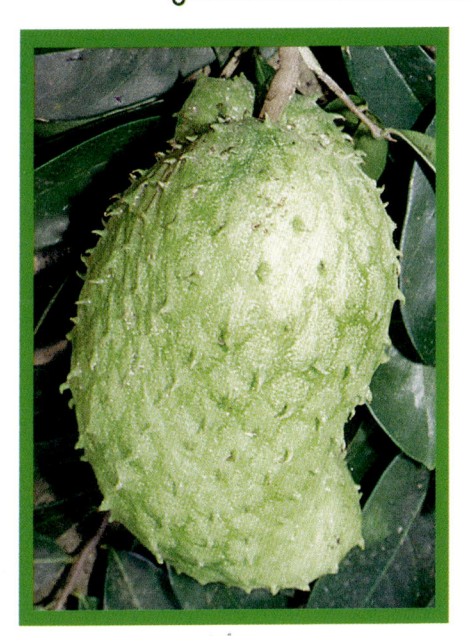

Anonáceas

O óleo da graviola retirado das sementes e das folhas é bom externamente para reumatismo, artrite e nevralgias. Seu chá facilita o emagrecimento, combate o diabetes, o colesterol, diminui a pressão e é diurético. A polpa é usada para o preparo de doces, sorvetes e refrescos.

Obs.: as pessoas com aftas, ferimentos na boca e caxumba devem consumir seu fruto moderadamente. Em demasia pode paralisar o pâncreas e provocar debilidade física e motora.

260. Groselha-da-índia
Phyllanthus acidus, Skeels

Euforbiáceas

Sua casca pode ser fervida e usada como expectorante enquanto as sementes são purgativas. A fruta natural, o suco ou o xarope da groselha-da-índia contém 20 vezes mais vitamina C que a laranja e auxilia a equilibrar o fígado, a combater azia, gastrite, má digestão e febres.

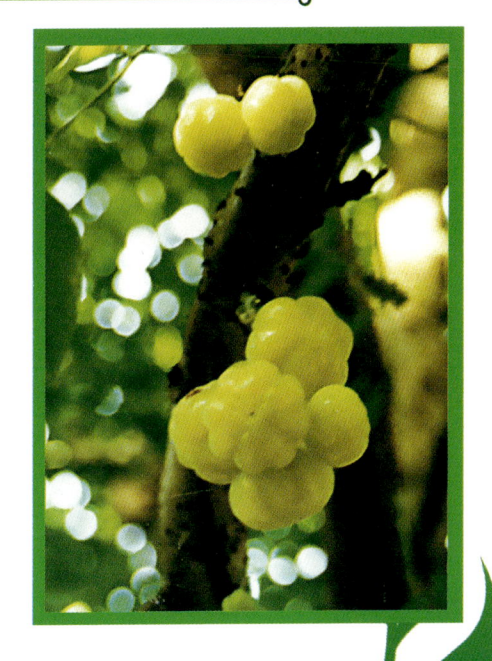

261. Groselha-vermelha
Ribes rubrum, L.

Saxifragáceas

O suco desta planta combate inflamações intestinais, urinárias e febres em geral. Suas folhas fervidas facilitam a transpiração, são diuréticas e tratam reumatismo, gota, hidropisia e inflamação dos rins.

Obs.: é contraindicada para pessoas com úlceras pépticas gástricas.

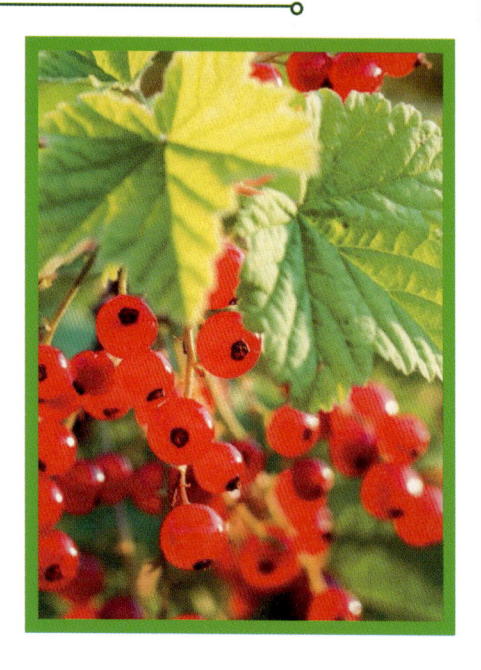

262. Guabiju
Eugenia pungens, Berg.

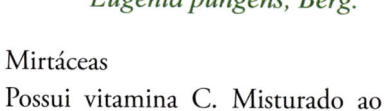

Mirtáceas

Possui vitamina C. Misturado ao mel dá um xarope para curar a tosse, a gripe, o resfriado e fortalecer as vias respiratórias.

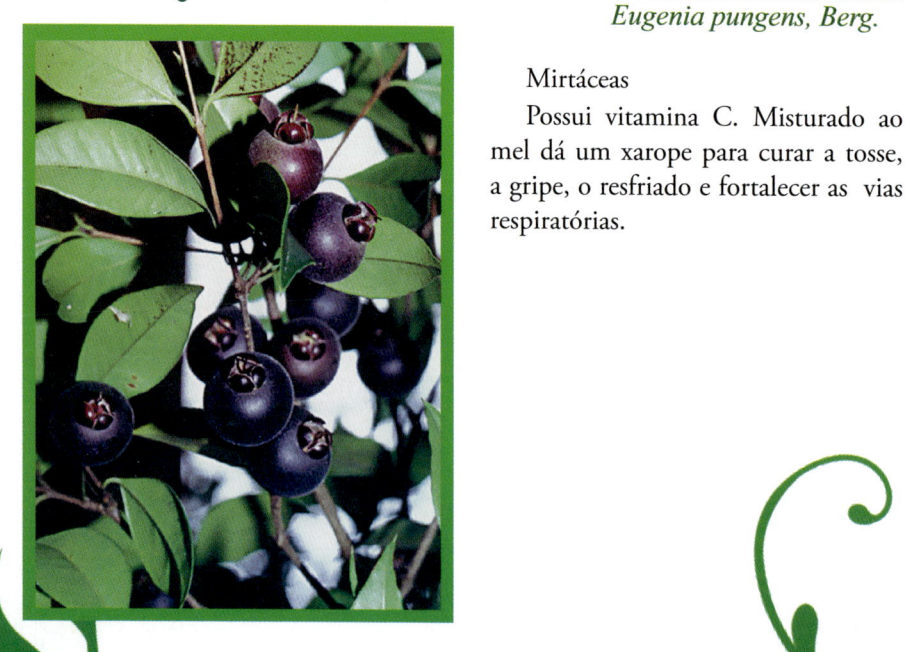

Guaco 263.

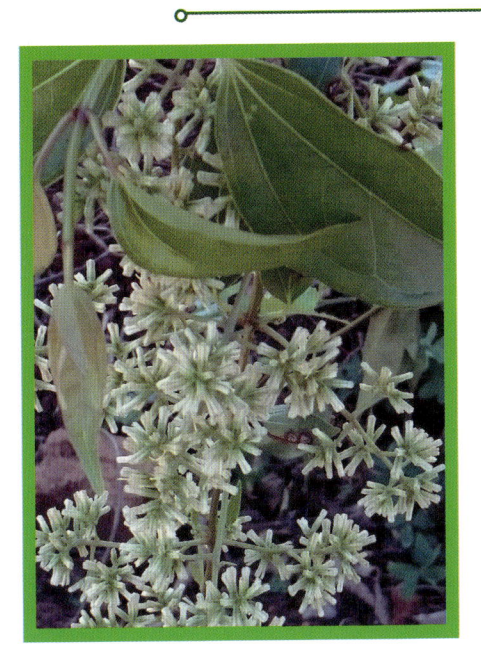

Mikania laevigata, Schultz bip.

Compostas

Seu chá feito das folhas combate nevralgias, artrite e reumatismo. Se fervido e adicionado limão, noz-moscada e mel, é útil contra gripe, rouquidão, afonia, tosses, problemas respiratórios e na garganta. Se misturado com poejo e folha de figo, é tônico sexual e afrodisíaco. O guaco também é indicado em casos de picadas de animais peçonhentos.

Obs.: deve ser usado com moderação. O uso indiscriminado pode provocar vômitos, diarreias e hemorragias internas.

264. Guaiaco

Guaiacum officinale, L.

Zigofiláceas

Tem efeito depurativo, diaforético e diurético. Emprega-se contra afecções da pele, amenorreia, asma, bronquite, catarros crônicos, escrofulose, gota, gripe e resfriados, reumatismo e sífilis.

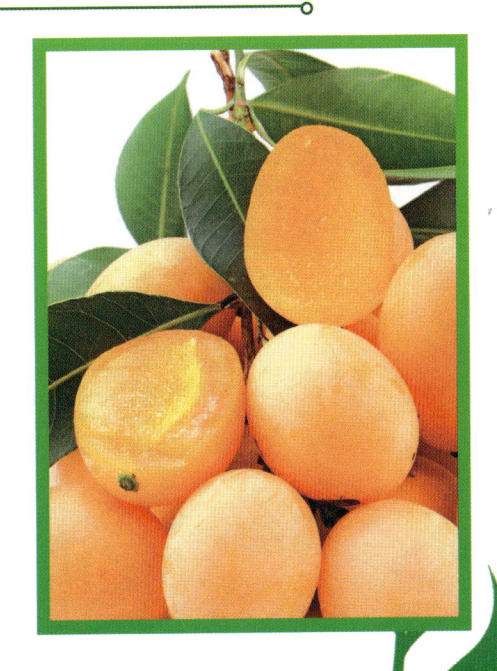

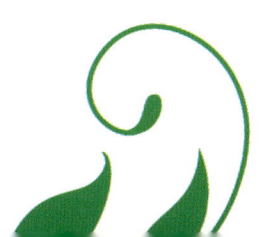

265. Guajuvira
Patagonula americana, L.

Borragináceas

Seu chá de folhas é antisséptico, usado para lavar feridas e inflamações, e para diminuir a dor nas articulações. A casca usada externamente elimina a sífilis e purifica os órgãos sexuais masculinos e femininos.

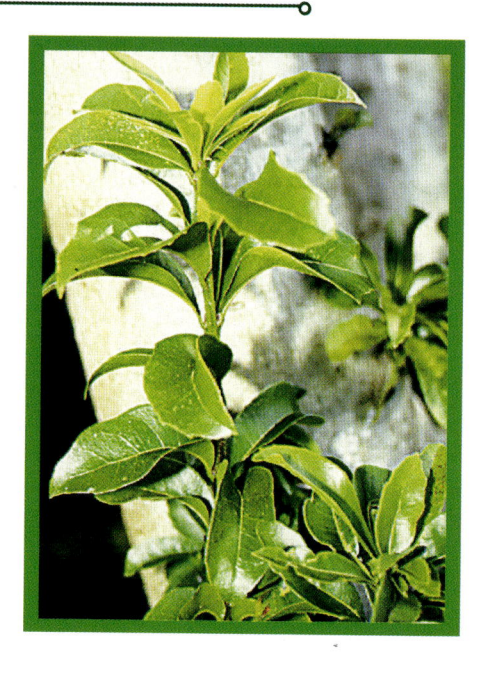

266. Guandu
Cajanus flavus, DC.

Legum.-papilon.

O chá das folhas do guandu é depurativo, serve para dor de dentes, inflamações da garganta e também para lavar feridas. Da raiz se faz um chá para o fígado. Suas flores são benéficas em casos de afecções nas vias respiratórias. As pontas dos ramos são úteis para hemorragias.

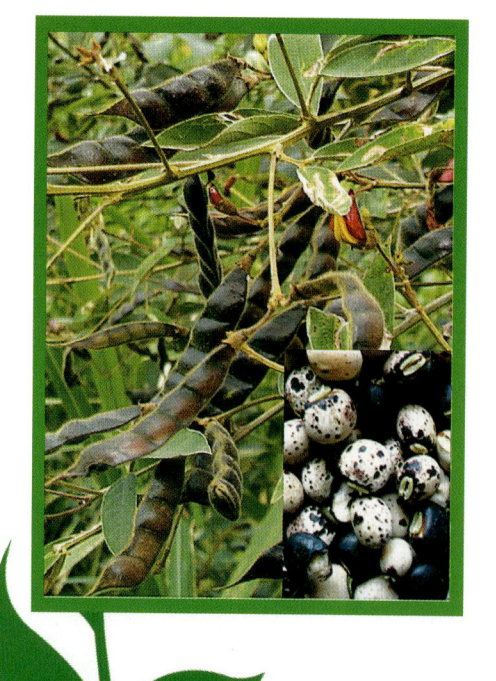

267. Guanxuma
Sida rhombifolia, L.

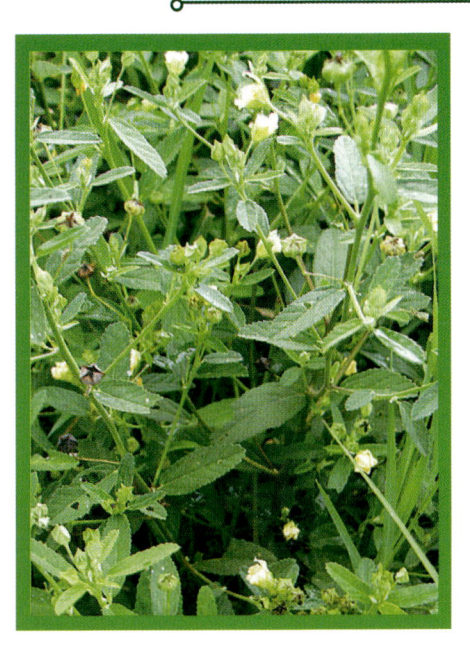

Malváceas

É anti-inflamatória e desinfetante. Suas sementes são vermífugas. Das folhas se faz um chá com propriedades parecidas com as da malva. O chá da raiz é bom para melhorar os níveis de colesterol, triglicerídeos; para apendicite, amarelão, pressão alta e febres em geral.

268. Guaraná
Paullinia cupana, H.B.K.

Sapindáceas

Seu pó possui propriedades tônicas, antidepressivas e energéticas. Combate enxaqueca, depressão, disenteria, fraqueza física e mental; auxilia o intestino e o coração, melhora a circulação e previne a arteriosclerose.

Obs.: gestantes, nutrizes, crianças, cardíacos e hipertensos não devem consumi-lo.

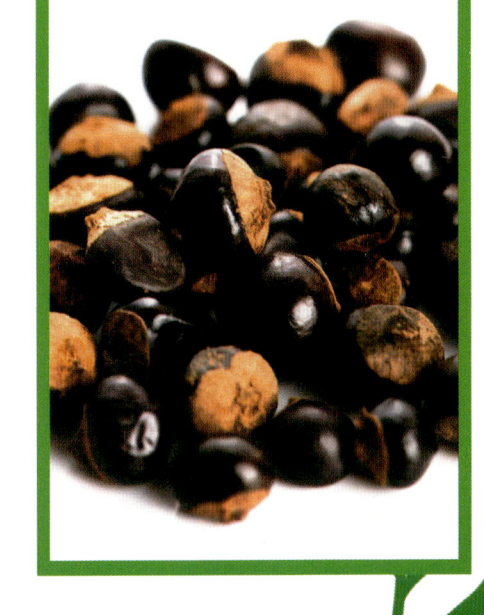

269. Guabiroba
Campomanesia xanthocarpa, Berg.

Mirtáceas

Das cascas faz-se um chá para disenterias, diarreias, problemas no intestino, catarro no útero e na bexiga; é anti-hemorrágico e pode ser usado em banho para hemorroidas. Suas folhas previnem gripe e resfriado.

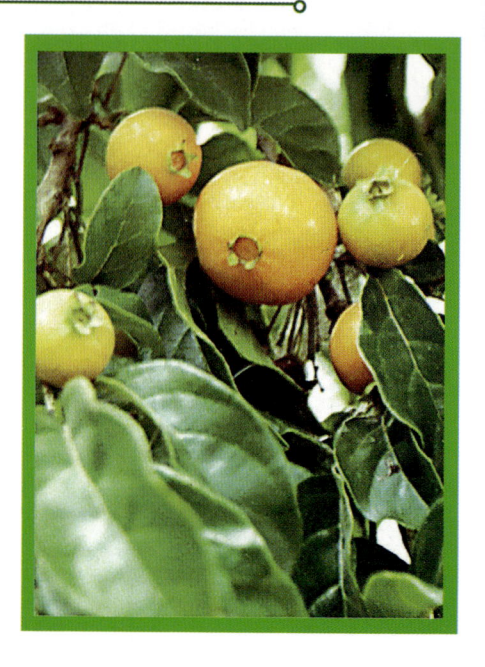

270. Guabiroba-branca
Campomanesia neriiflora, (berg) Nied.

Árvore de porte menor que a anterior (n. 269), possui propriedades semelhantes e produz um fruto comestível de cor verde-azulada quando maduro.

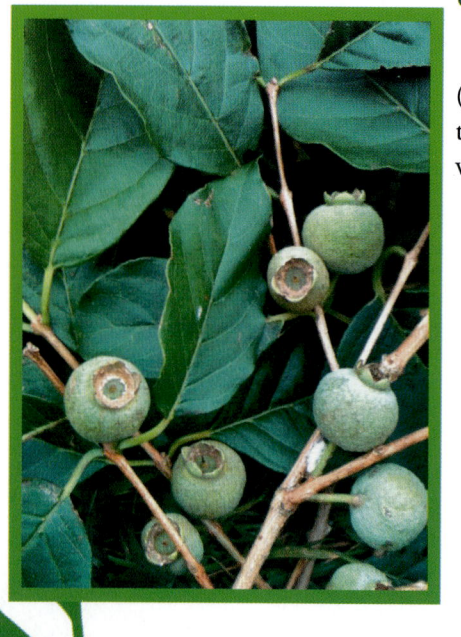

Guiné
271.
Petiveria alliacea, L.

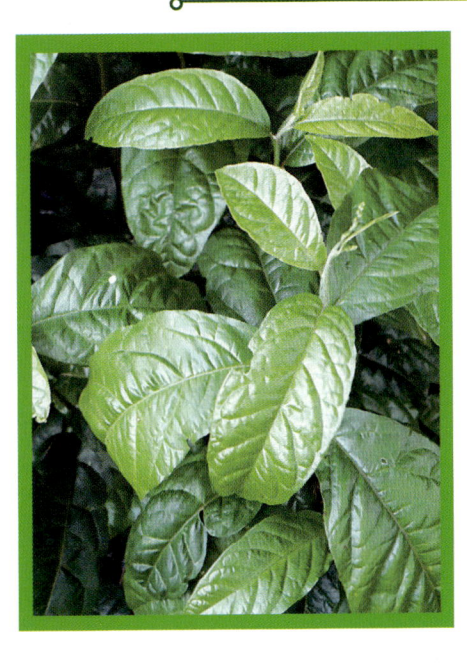

Fitolacáceas

É uma planta analgésica. Da raiz e das folhas faz-se um chá para dores de garganta, laringite e gengivites.

Obs.: o chá deve ser feito depois que as folhas forem secas à sombra. O uso do mesmo deve ser moderado. Gestantes, nutrizes e crianças até 6 anos não devem consumi-lo.

Hibisco
272.
Hibiscus rosa-sinensis, L.

Malváceas

Existem várias espécies de hibisco. É feita a infusão das flores para conjuntivite, inflamações externas, irritação e vermelhidão dos olhos.

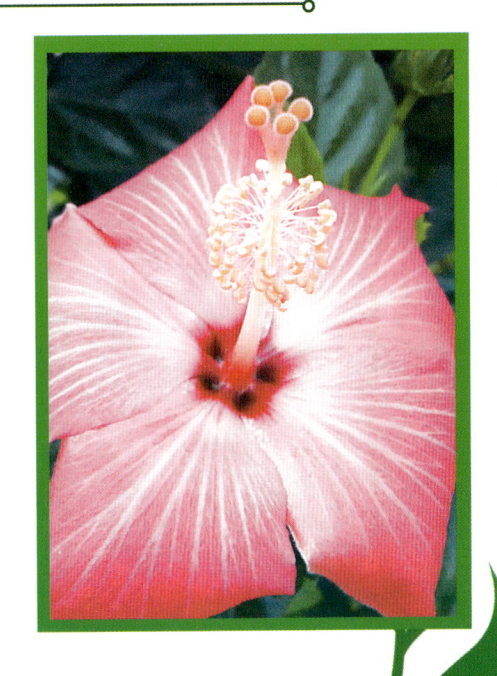

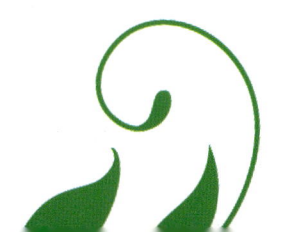

273. Hipérico
Hypericum perforatum L.

Hiperiáceas

É um ótimo calmante e antidepressivo, estimula os órgãos digestivos, melhora a circulação e tem propriedades de uso externo como cicatrizante e antibacteriano.

Obs.: não pode ser consumido por pessoas portadoras do HIV.

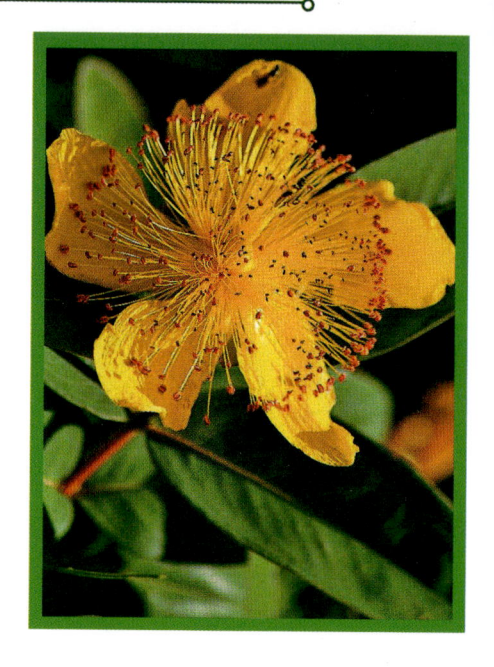

274. Hissopo
Hyssopus officinalis L.

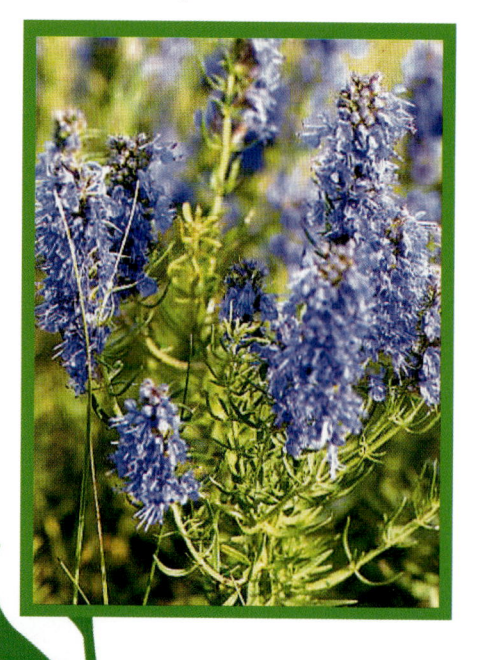

Lamiáceas

Extratos da folha seca do hissopo exibem uma atividade antiviral forte contra o vírus do HIV. O óleo tem efeitos benéficos no tratamento de dores de garganta e como expectorante.

Hortelã — 275.
Mentha sp.

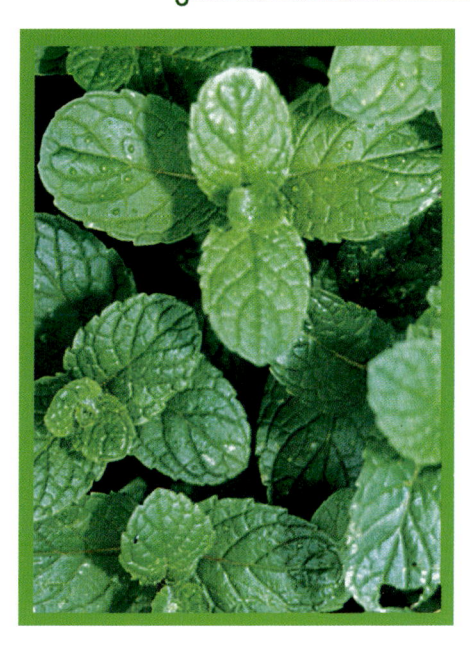

Lamiáceas

É uma planta ótima para casos de náuseas, cólicas, insônia, gases, nervosismo e amarelão. Auxilia a digestão e é expectorante, além de ter propriedades vermífugas. Pode ser usada externamente para dores de cabeça e dentes, nevralgias e picadas de inseto. Em demasia pode causar insônia.

276. Hortelã-de-cheiro
Mentha x villosa, Huds.

Lamiáceas

É uma planta ótima para casos de náuseas, cólicas, insônia, gases, nervosismo e amarelão. Auxilia a digestão e é expectorante, além de ter propriedades vermífugas. Pode ser usada externamente para dores de cabeça e dentes, nevralgias e picadas de inseto.

Obs.: em demasia pode causar insônia.

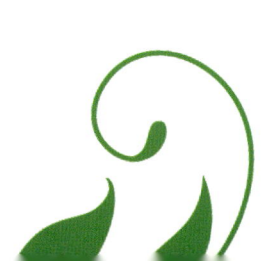

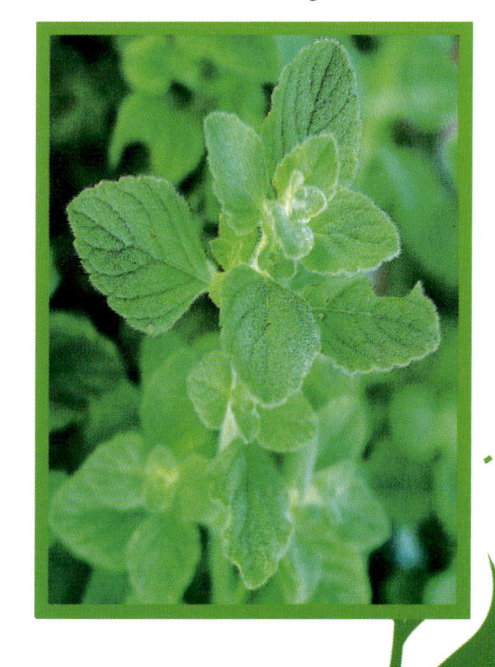

277. Hortelã-pimenta
Mentha piperita, L.

Lamiáceas

É uma planta ótima para casos de náuseas, cólicas, insônia, gases, nervosismo e amarelão. Auxilia a digestão, no tratamento de problemas digestivos em geral e é expectorante, além de ter propriedades vermífugas. Pode ser usada externamente para dores de cabeça e dentes, nevralgias e picadas de inseto.

Obs.: em demasia pode provocar insônia.

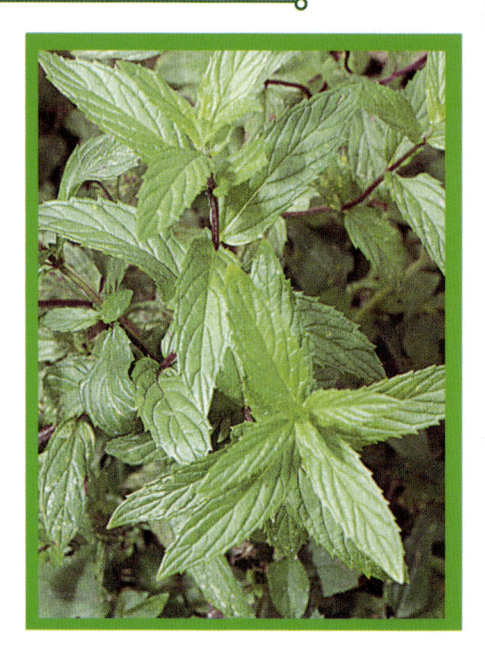

278. Hortênsia
Hidrangea hortensia, Siebold

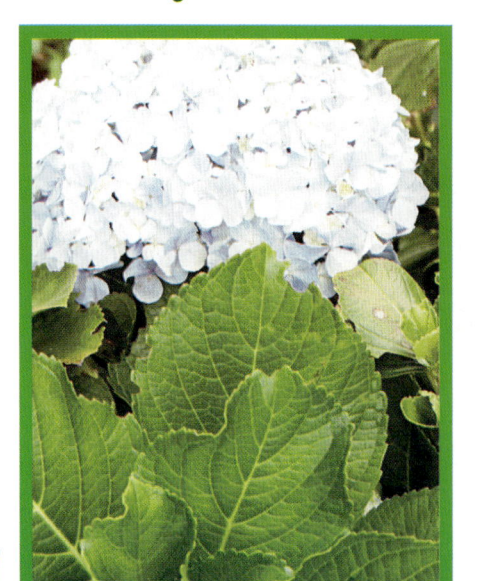

Saxifragáceas

Sua raiz é muito útil para afecções da bexiga. Pode-se misturar as folhas com banha ou azeite para usá-las em ferimentos.

Obs.: é contraindicada para gestantes e nutrizes.

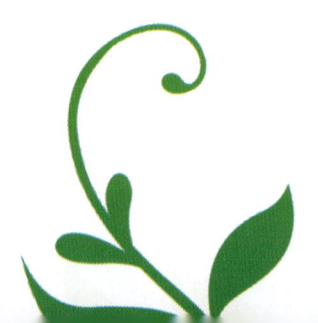

Iacom   279.
Polymnia sonchifolia Poepp. Endl.

Asteráceas

Rica em potássio, não eleva os níveis de açúcar no sangue, sendo ideal para os diabéticos. Ótima para o alívio do intestino preso, aumento da capacidade de absorção de minerais, fortalecimento do sistema imunológico e diminuição do desenvolvimento de câncer de cólon.

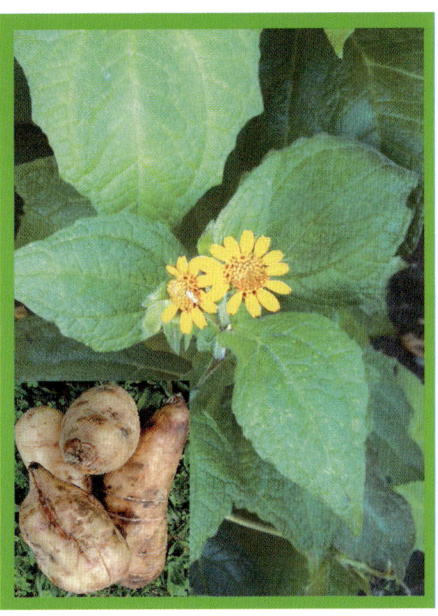

280. Ingá-de-casa
Inga edulis Mart.

Leguminosas

Pode-se ferver a casca de seu fruto para produzir um antisséptico para feridas com propriedades curativas, além de também ser usado para diarreias. Funciona como tônico em casos de gonorreia e corrimentos vaginais.

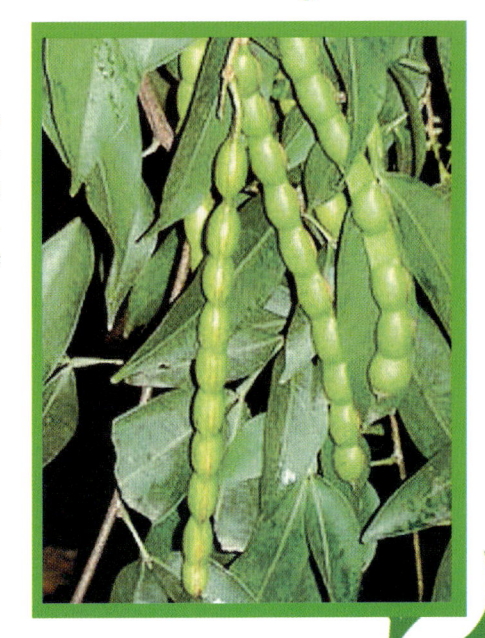

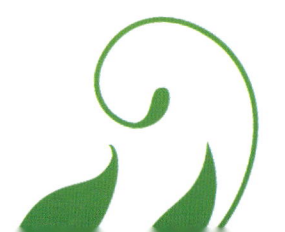

281. Ingá-do-mato
Inga sapindoides Willd.

Leguminosas

Funciona como tônico em casos de gonorreia e corrimentos vaginais, reconstitui e auxilia a regrar os intestinos. Colher suas sementes, torrá-las e fazer pó delas combate vermes.

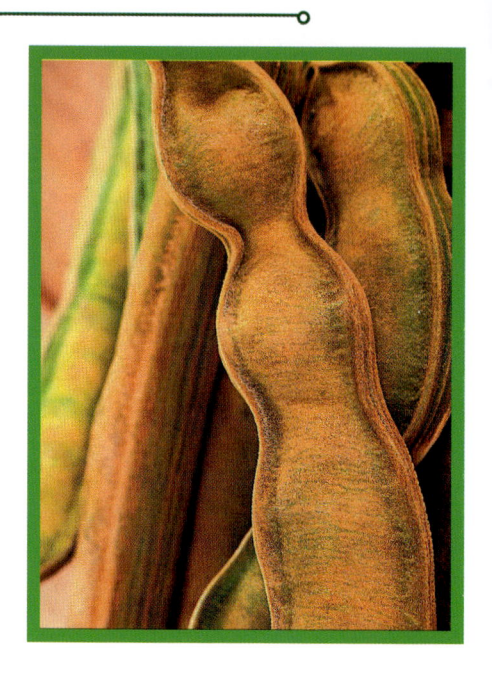

282. Inhame
Colocasia antiquorum, Schott.

Aráceas

Cozida, é usada em feridas, câncer externo, úlceras, dores reumáticas e doenças cutâneas. Tem propriedades depurativas e antidiabéticas, além de ser muito nutritivo.

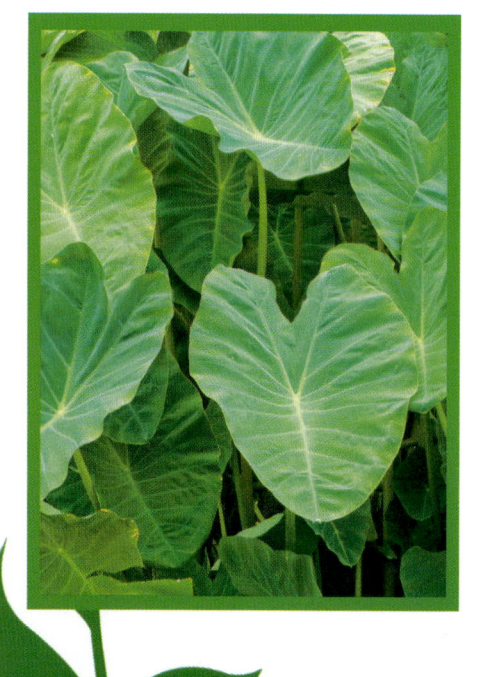

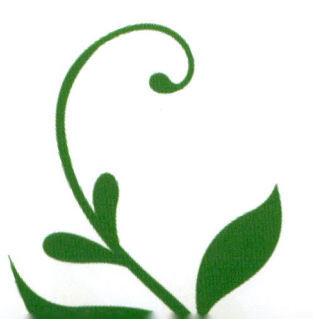

Ipê-amarelo
Tabebuia alba, Sandwith

283.

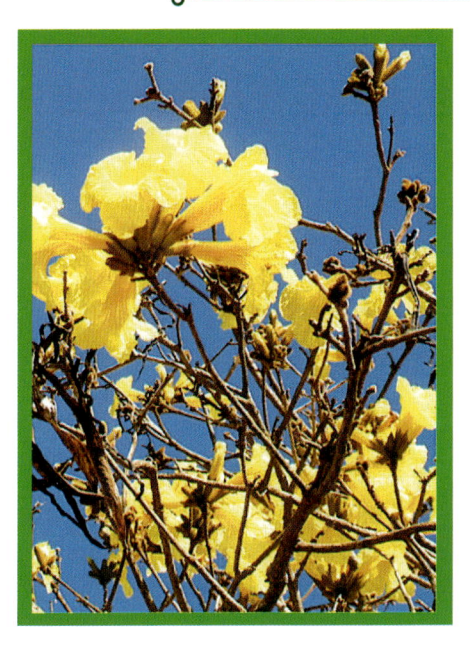

Bignoneáceas

Possui propriedades depurativas, antirreumáticas e ajuda no combate de úlceras. Útil contra inflamações na mucosa, feridas na boca, na gengiva e na garganta.

Obs.: contraindicado para gestantes e nutrizes.

284.

Ipê-roxo
Tabebuia avellanedae,
Lorenz x Griseb.

Bignoneáceas

Seu chá tem propriedades depurativas, aumenta os glóbulos vermelhos, desintoxica e aumenta a imunidade. Também pode ser usado externamente em úlceras, inchaço podal e inflamações uterinas e vaginais.

Obs.: gestantes, nutrizes e pessoas sensíveis não devem consumir o chá.

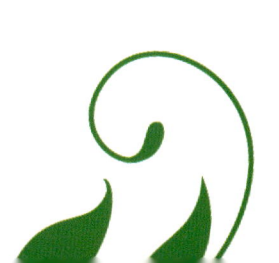

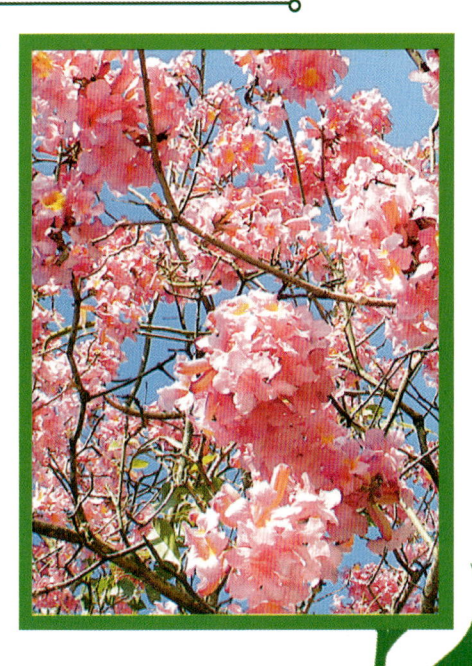

285. Ipomeia
Ipomoea horsfalliae Rosea

Convolvuláceas

O decocto das folhas é usado para lavar feridas. A decocção das folhas pode ser usada como purgante.

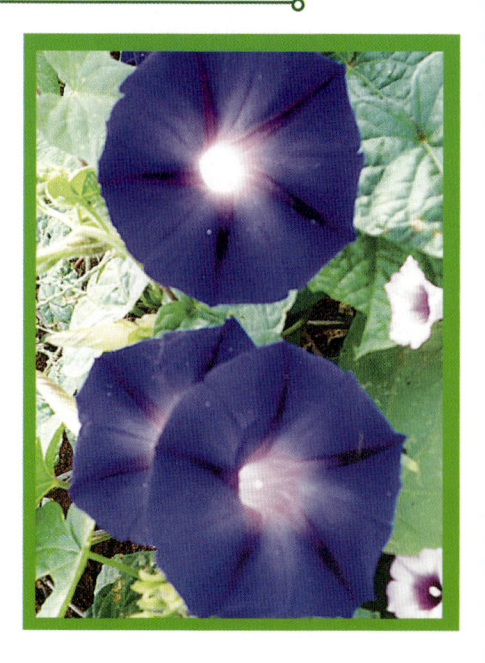

286. Íris
Iris X germanica L.

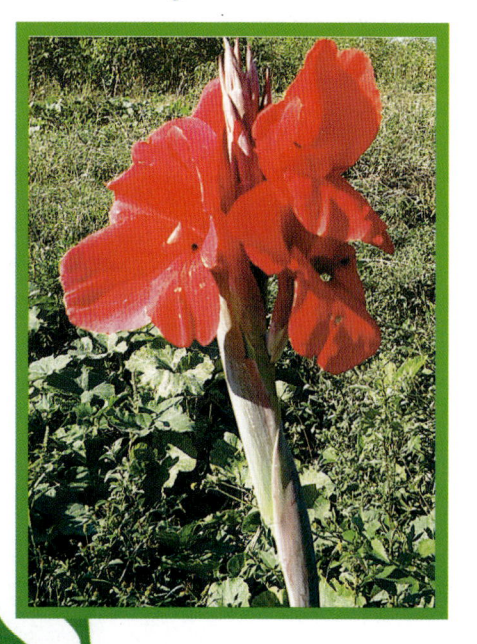

Iridáceas

Possui propriedades vermífugas, emolientes, purgativas, diuréticas e cicatrizantes. É indicada no caso de doenças respiratórias, vermes intestinais, epilepsia, feridas infeccionadas e doenças do estômago.

Obs.: gestantes, nutrizes, pessoas com diverticulite e úlcera duodenal não devem fazer uso dessa planta.

Jaborandi
287.
Pilocarpus jaborandi Holmes.

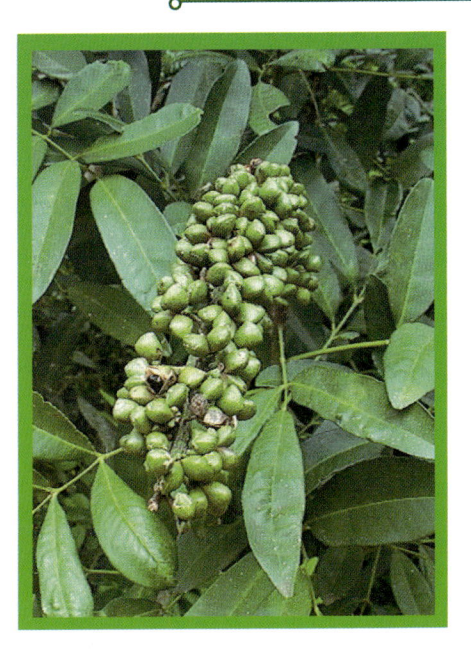

Rutáceas

Possui propriedades expectorantes, antiinflamatórias, antirreumáticas, diuréticas e febrífugas. Indicado para amenorreia, gripe, artrite, edema, bronquite, calvície, caxumba, febre, glaucoma, pneumonia, dor de dente e reumatismo. Gestantes, nutrizes e cardíacos não devem usá-lo.

Obs.: em demasia, provoca vômitos, diarreias, irritação ocular e insuficiência cardíaca.

288.
Jabuticaba
Myrciaria trunciflora, Berg.

Mirtáceas

Faz-se um chá da casca, que ajuda em casos de asma, escarros com sangue pulmonar, da garganta ou traqueia. Pode ser usado externamente para hemorroidas e erisipela e em forma de gargarejo para problemas na garganta.

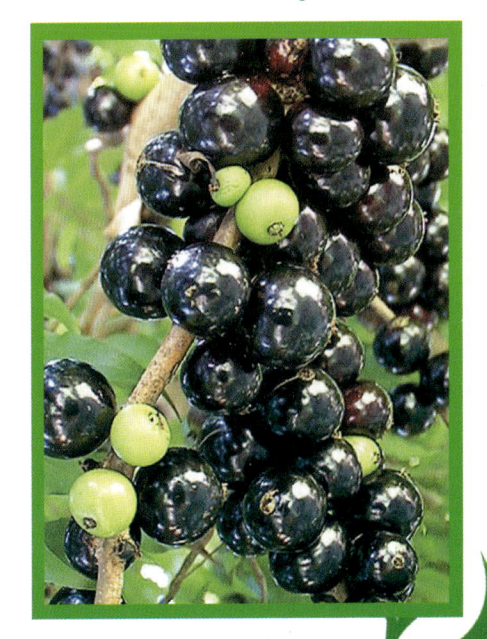

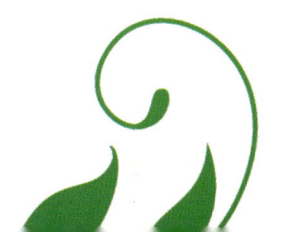

289. Jaca
Artocarpus integrifolia, Forst.

Moráceas

Sua casca tem propriedades anti-inflamatórias para os intestinos e antidiarreicas. Suas sementes, se assadas ou cozidas, são nutritivas e estimulantes.

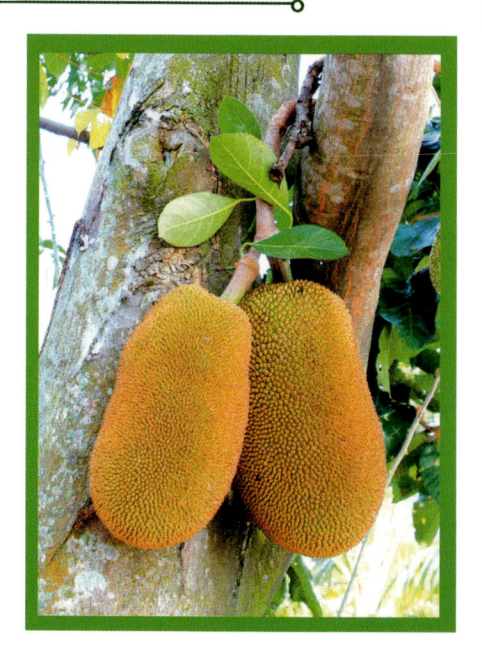

290. Jacarandá
Jacaranda brasiliana (Lam) Pers.

Bignoneáceas

Utiliza-se a entrecasca cozida para gargarejo em casos de afecções bucais e da garganta. É utilizado em banhos em caso de problemas cutâneos, úlceras e feridas.

Obs.: é contraindicado para gestantes e nutrizes.

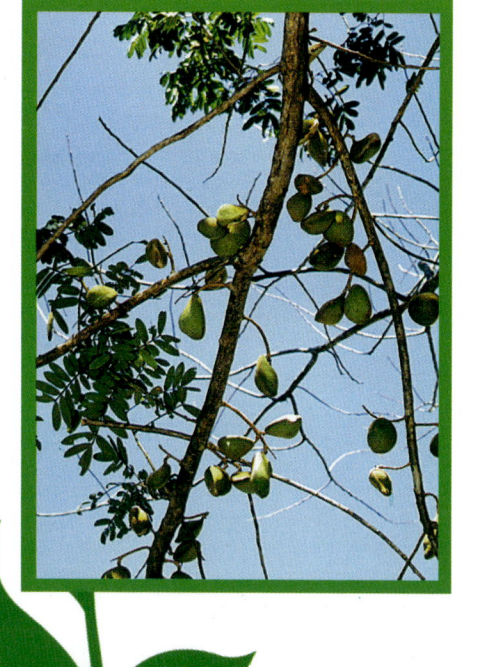

Jalapa
Mirabilis jalapa, L.

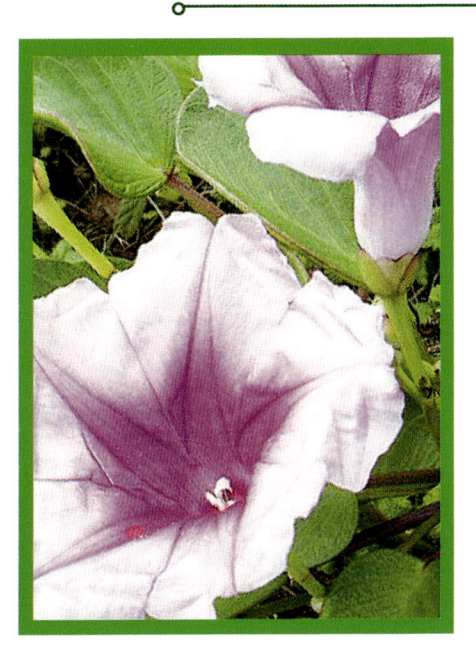

291.

Nictagináceas

Possui propriedades cicatrizantes e vermífugas, ótima para afecções hepáticas, herpes, chagas, cólicas, contusões, escoriações, feridas e manchas cutâneas.

Obs.: as raízes e as sementes não podem ser usadas em forma de chá, pois apresentam certo grau de toxidade.

292.

Jambeiro
Jambosa malaccensis, DC.

Mirtáceas

Suas folhas são a matéria-prima de um xarope laxativo, enquanto sua casca é usada no combate a disenterias. A raiz tem propriedades antidiabéticas, expectorante e é ótima contra dores de cabeça, tosse e prisão de ventre.

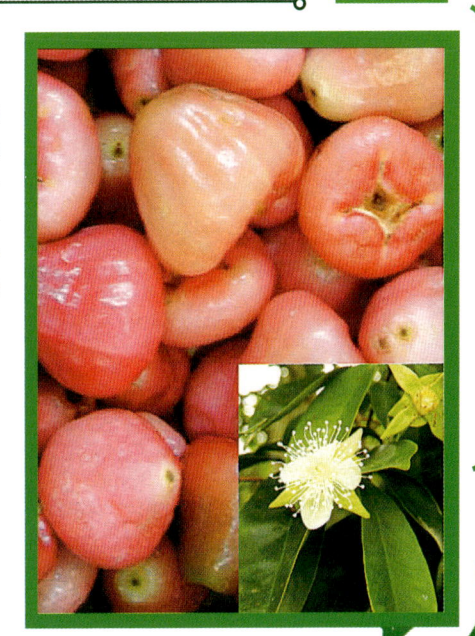

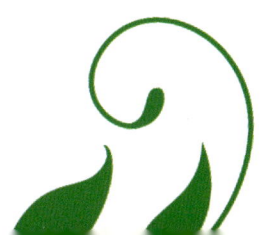

293. Jambolão
Syzygiumm jambolanum, DC.

Mirtáceas

De sua semente se faz um pó antidiabético. Da casca se faz chá contra hemorragias, corrimentos, gases e diarreia, além de ser ótimo para o estômago.

Obs.: o paciente diabético que utiliza o chá de jambolão deve estar em sintonia constante com seu médico, pois toda erva e planta medicinal produz efeitos divergentes para qualquer pessoa.

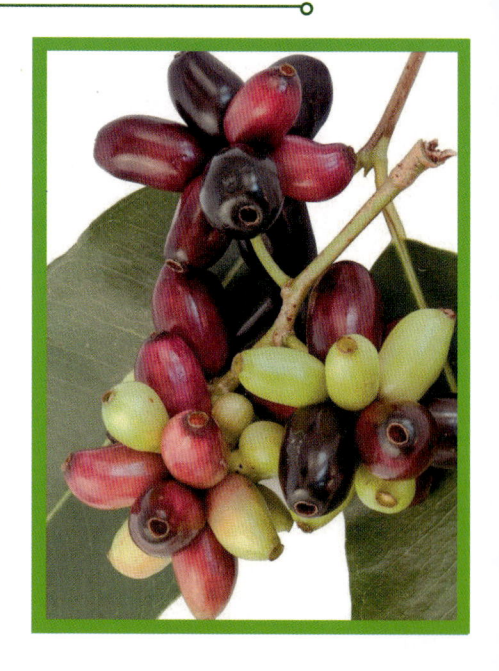

294. Japecanga
Smilax brasiliensis, Spreng.

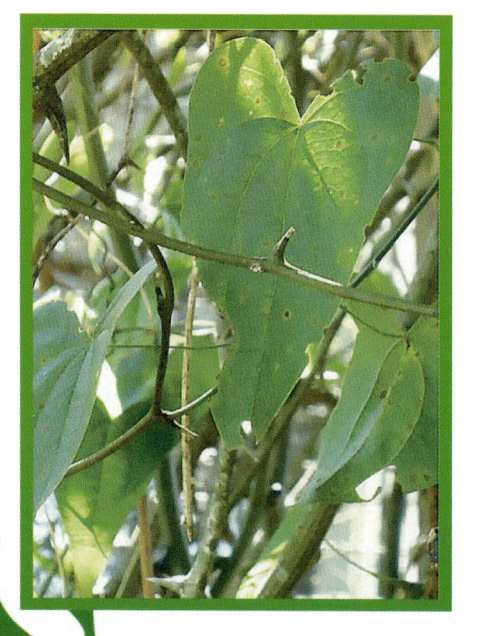

Liliáceas

Tem propriedades antibióticas, boa contra febre, gripes, resfriados e doenças bacterianas. Da raiz se faz um chá depurativo para doenças cutâneas, reumatismo, sífilis, artrite, gota e dor nos ossos.

Jaracatiá 295.

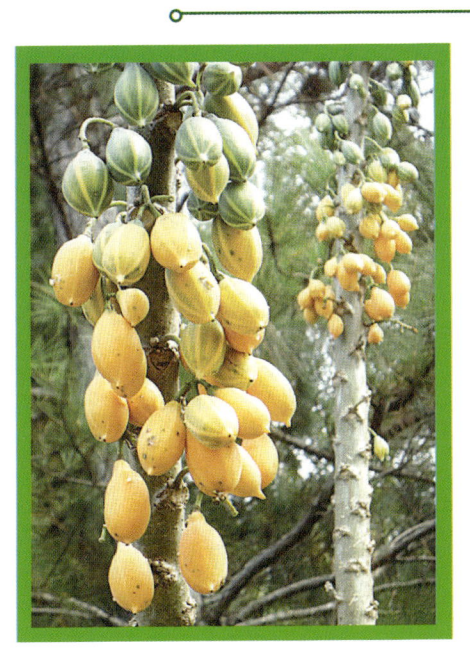

Carica quercifolia (St. Hil.) Hieron.

Caricáceas

Os frutos dessa planta auxiliam na digestão. O leite dela pode ser usado como purgante e é colocado sobre calos e verrugas para a remoção deles. Suas folhas são usadas como emplastro para feridas.

Obs.: o fruto deve ser consumido maduro, pois, quando verde, seu leite é tóxico.

296. Jatobá

Hymenaea courbaril, L.

Leguminosas

Sua casca pode ser fervida para vários males, como inflamação da próstata, corrimentos, problemas na bexiga, cólicas de gases e dificuldades urinárias. A seiva possui as mesmas propriedades, sendo também possível misturá-la com mel, para que seja útil contra bronquite, laringite, asma e fraqueza dos pulmões.

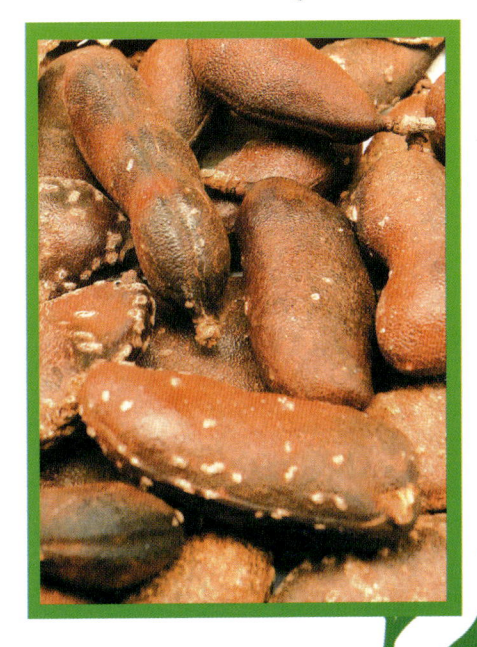

297. Jenipapo
Genipa americana, L.

Rubiáceas

É rico em ferro e vitaminas B1, B2, B5 e C. Possui propriedades benéficas em caso de úlceras, doenças venéreas, anemias, fraqueza e males do baço e fígado.

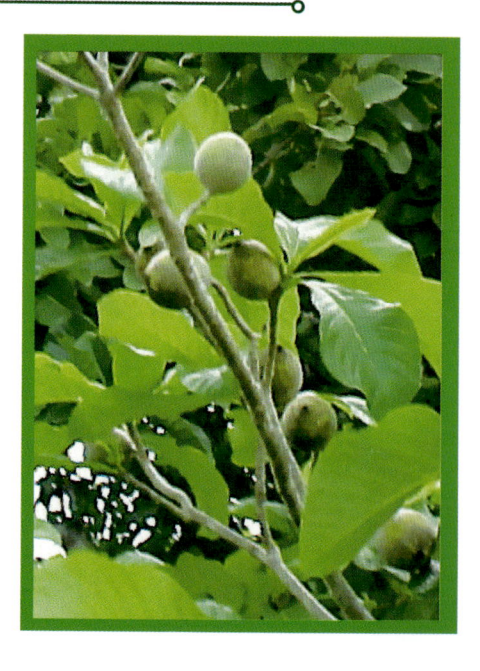

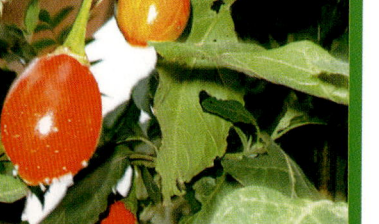

298. Jiló
Solanum jiló, Radi.

Solanáceas

Pode ser usado externamente em casos de queimaduras e dermatites. O jiló é nutritivo, auxilia o estômago, vesícula e fígado. Também é bom para diarreia e anemia.

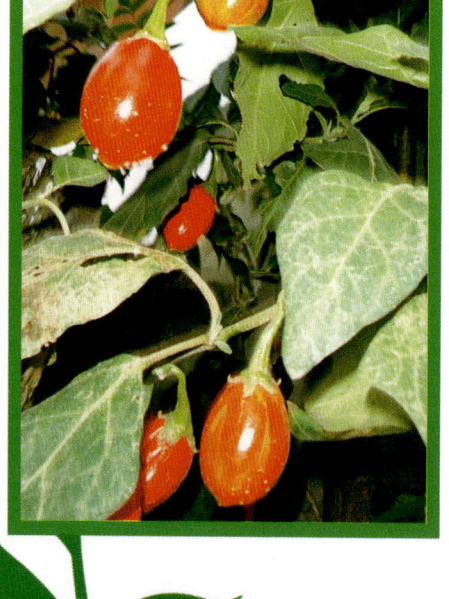

299. Juá
Solanum ciliatum, Lam.

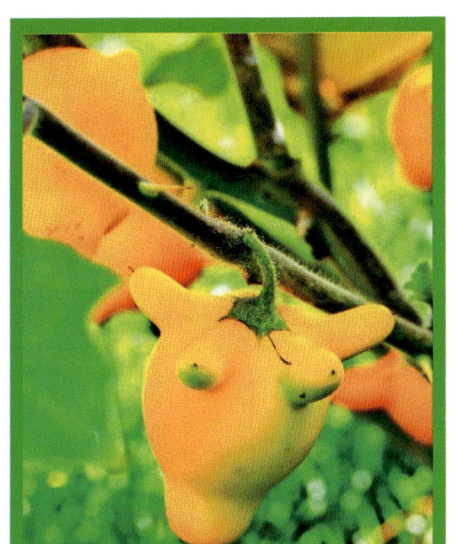

Solanáceas

Suas frutas acalmam a azia, da sua raiz faz-se um chá diurético, bom para a bexiga e para emagrecer.

300. Jujuba
Ziziphus Jujuba Mill

Rhamnáceas

Consumir o fruto beneficia a pessoa com falta de apetite, distúrbios do fígado, alergia de pele, dores gerais. Previne o envelhecimento precoce, suaviza linhas de expressão e rugas. Também trata taquicardia, insônia, transpirações noturnas, ansiedade, ataques de histeria, constipação e convalescência. O chá da casca da árvore combate diarreias e eczemas; embeleza a pele. É ótimo também para regrar o funcionamento do estômago. As folhas auxiliam a diminuir o efeito do diabetes e ajudam no processo de cicatrização de feridas.

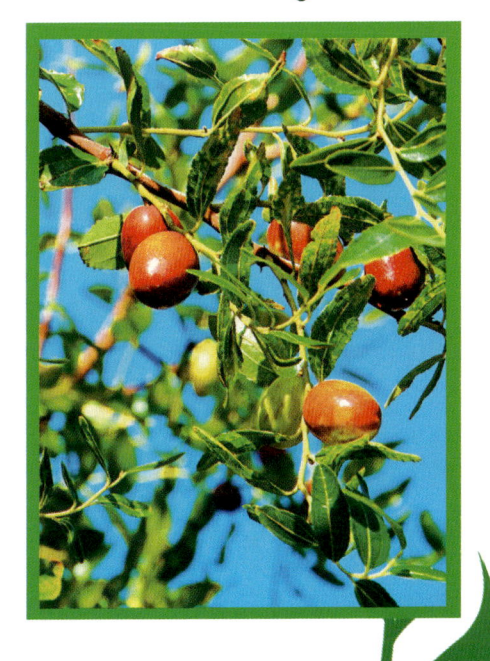

301. Junípero
Juniperus communis L.

Cupressáceas

Usa-se o chá das folhas e dos frutos para asma, reumatismo, acidez, psoríase, bronquite, mau hálito, doenças dispépticas, febres, hidropisia, problemas nas vias urinárias e doenças da pele.

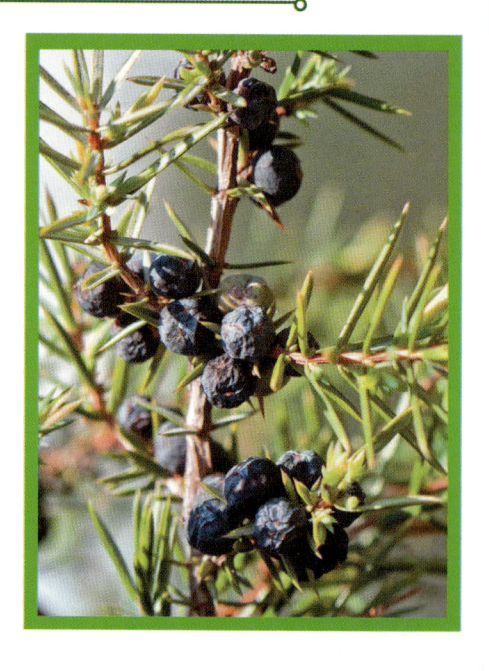

302. Jurubeba
Solanum paniculatum, L.

Solanáceas

Suas folhas podem ser amassadas e aplicadas em feridas e úlceras. De toda a planta pode-se fazer chá. O chá da raiz é diurético, tônico e útil para a bexiga, problemas estomacais, do baço e fígado, além de ser restaurador do organismo, especialmente em casos de ressaca.

Obs.: o consumo do chá em demasia deve ser evitado por quem sofre de diarreias intermitentes e afecções neurológicas ou hepáticas.

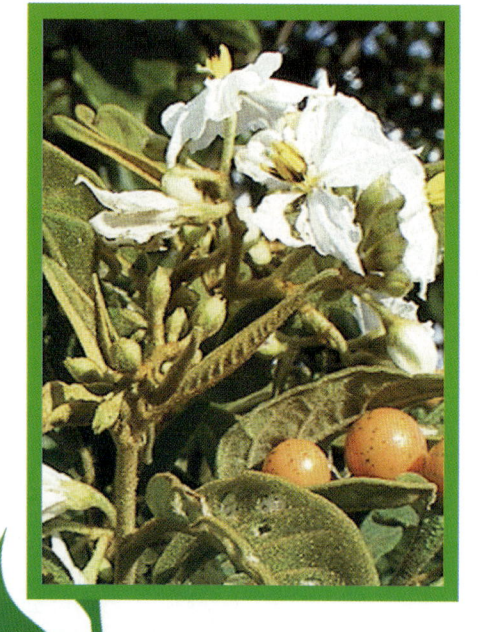

303. Kiwi
Actinidia chinensis, Planchon

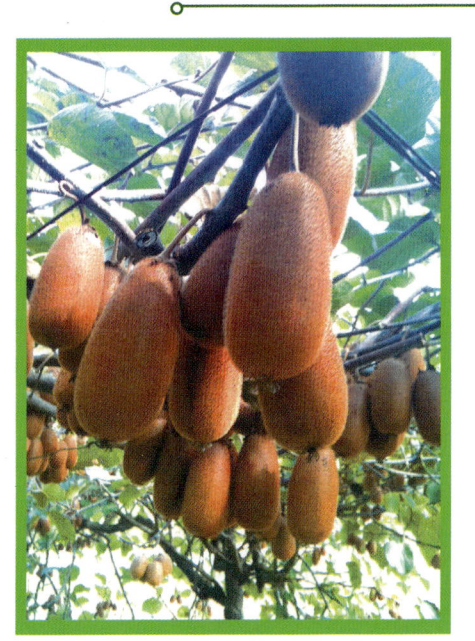

Actinídeas

Muito rico em vitamina C e sais minerais, seu plantio e consumo estão crescendo muito no Rio Grande do Sul. Possui propriedades cicatrizantes e é muito bom contra gota, arteriosclerose, artrite e reumatismo.

Obs.: pessoas com síndrome de alergia oral e problemas de alergia devem consumi-lo moderadamente.

304. Laranja
Citrus limetta, Risso

Rutáceas

A laranja é rica em vitamina C, possui baixo valor calórico, é antioxidante, estimulante do apetite, reguladora intestinal, laxante, diurética, combate reumatismo, febre, asma, gripe, é calmante, digestiva e depurativa do sangue, combate nefrite e hemorragia. Restaura o fluxo menstrual, vitaliza as gengivas, é cicatrizante, ajuda no combate ao estresse e alergias, diminui a taxa de colesterol e ajuda o organismo a absorver ferro e cálcio.

Obs.: o sumo da casca não pode ser empregado na pele quando exposta ao sol, pois provoca queimaduras.

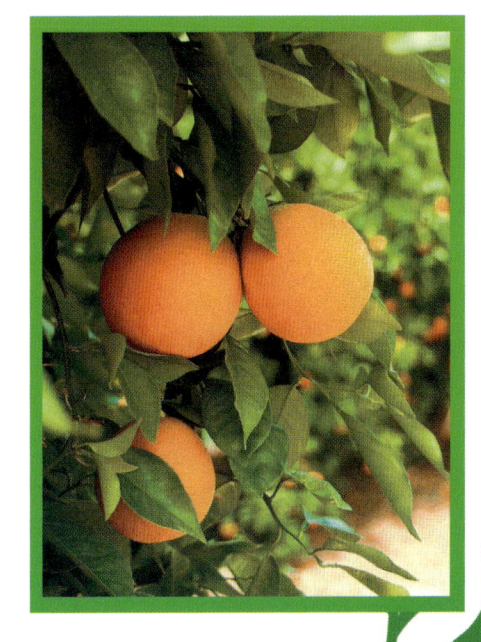

305. Lentilha
Lens culinaris Medik.

Fabáceas

Possui propriedades anti-inflamatórias, vermífugas, nutritivas e fortalecedoras. Indicada para casos de deficiência vitamínica e diarreia.

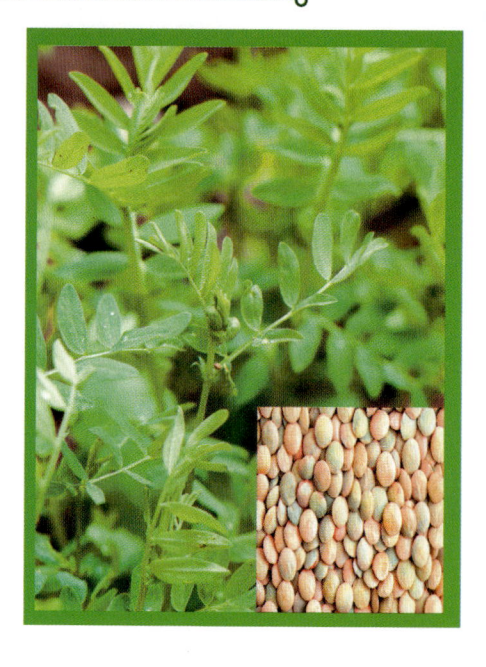

306. Licopódio
Lycopodium clavatum, L.

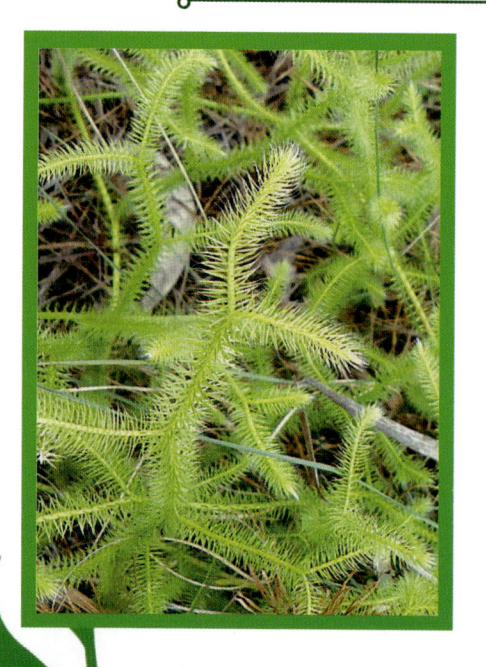

Licopodiáceas

É uma planta diurética e auxiliar das funções do fígado. Seu pó proveniente dos esporos é usado para feridas, irritações cutâneas, escoriações, úlceras e pode ser tomado contra diarreia.

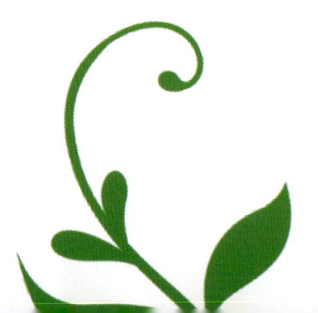

307. Lichia
Litchi chinensis Sonn.

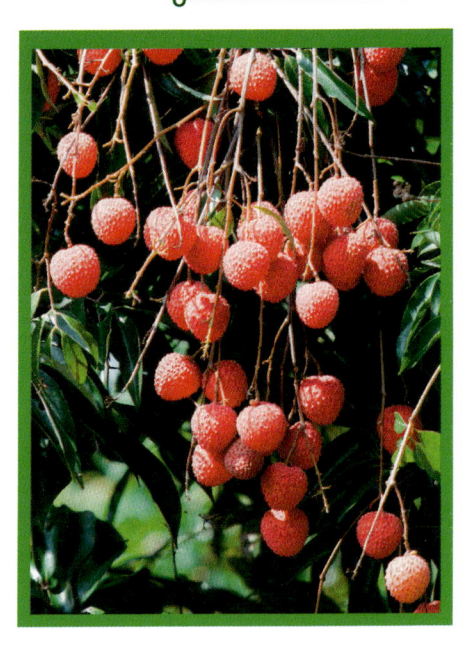

Sapindáceas

A lichia contém alto índice de vitamina C, além de possuir as vitaminas do complexo B, sódio, cálcio e potássio.

308. Limão-bergamota
Citrus limonia, Osb.

Rutáceas

Muito útil para problemas no aparelho respiratório e circulatório, cura infecções hepáticas, do baço e pulmões, além de purificar o sangue. Bom contra gases e hidropisia. Possui propriedades antissépticas, tônicas, anti-inflamatórias, antiescorbúticas, emagrecedoras e sudoríficas, além de proteger todo o organismo, prevenindo várias doenças. Possui albumina.

Obs.: não pode ser consumido em demasia, pois pode abaixar a pressão sanguínea e provocar perda do equilíbrio orgânico.

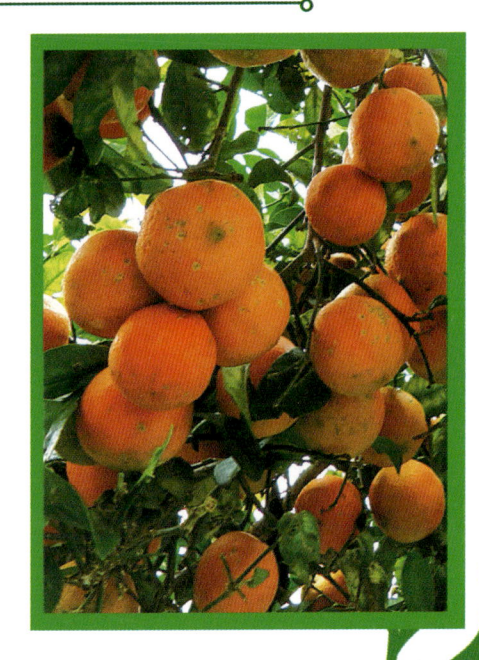

309. Limão cidró
Citrus limon

Rutáceas

Usa-se consumir o suco misturado ao mel para auxiliar no combate à tosse, gripe, resfriado, males da garganta, afecções nos pulmões e para eliminar dores em geral. Também auxilia a combater afecções diversas provocadas pelo uso contínuo do cigarro ou por inalação de produtos químicos. Contém vitamina C e potássio, fósforo, ferro, cálcio, sódio, magnésio, enxofre, cloro.

Obs.: aplicado na pele e após exposição ao sol provoca dores e cicatrizações irreversíveis.

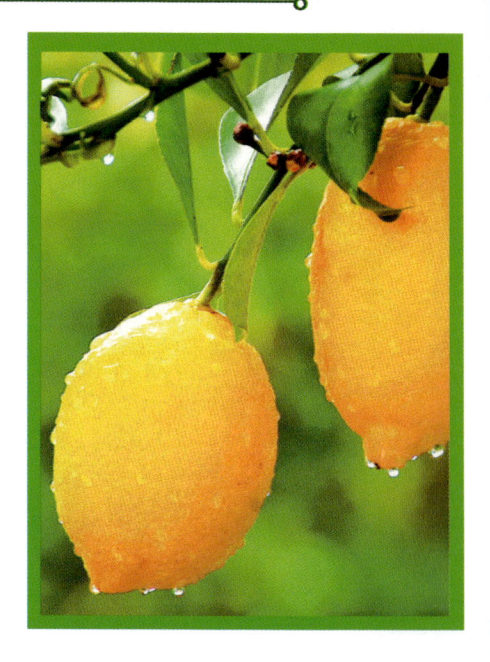

310. Limão-galego
Citrus aurantifolia

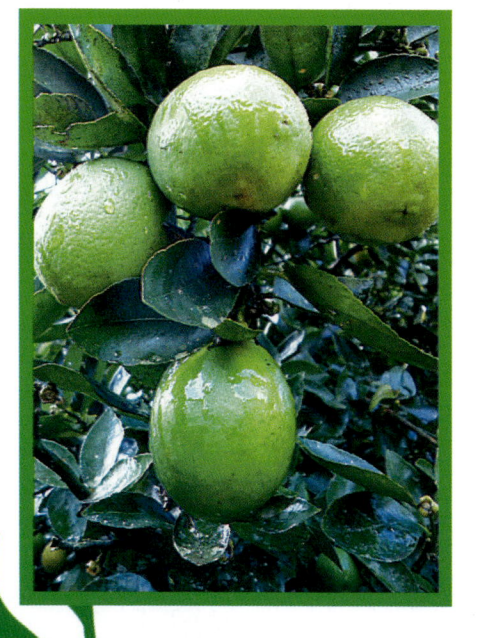

Aurantiáceas

Muito útil contra problemas no aparelho respiratório e circulatório, cura infecções hepáticas, do baço e pulmões, além de purificar o sangue. Bom contra gases e hidropisia. Possui propriedades antissépticas, tônicas, anti-inflamatórias, antiescorbúticas, emagrecedoras e sudoríficas.

Obs.: não deve ser usado externamente na pele. Após exposição ao sol, causa dores, perda de melanina e destruição da pele em geral. É contraindicado para diabéticos e para quem tem pressão baixa.

Limeira 311.
Citrus limetta, Risso

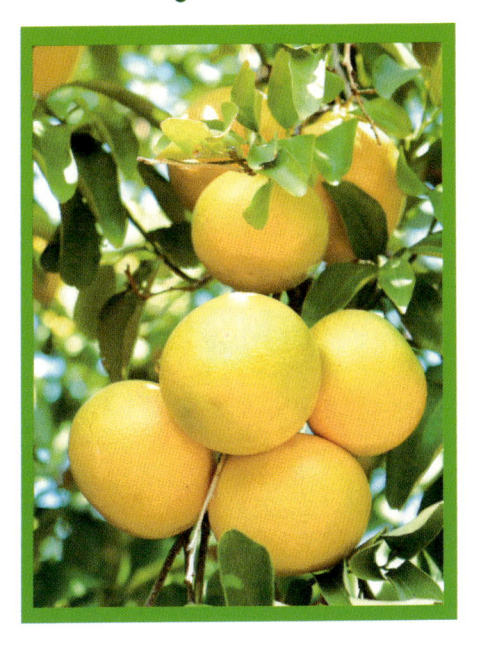

Rutáceas

Sua fruta é digestiva, rica em potássio, sódio e fósforo, além de ser ótima para a bílis, fígado e vesícula. O chá feito das folhas e da casca da lima possui propriedades calmantes e antiespasmódicas.

312. Língua-de-vaca
Rumex obtusifolius, L.

Poligonáceas

Matéria-prima de xarope para catarro, bronquite, asma, tosse, problemas cutâneos, úlceras e tumores. O chá das suas folhas é ótimo para dores musculares e controle da insônia. Combate doenças infecciosas dos órgãos genitais, é antigripal, ajuda a diminuir os efeitos provocados pela herpes, auxilia na menstruação e é calmante.

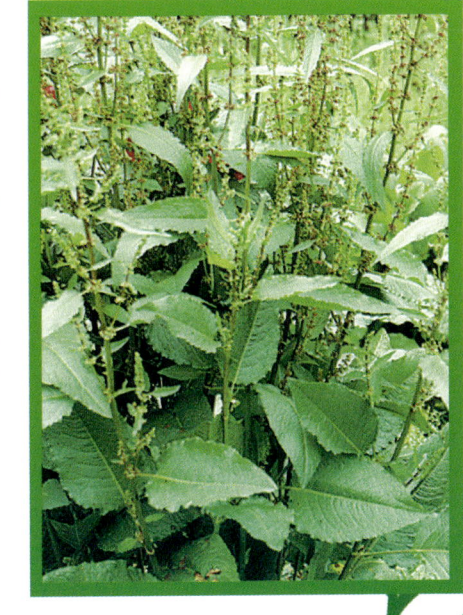

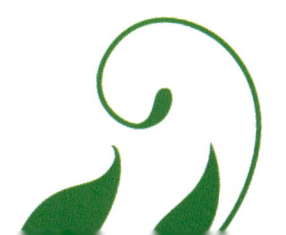

313. Linhaça
Linum usitatissimum, L.

Lináceas

Possui ômega-3, que ajuda a diminuir o colesterol no corpo. O linho produz o conhecido óleo de linhaça. A linhaça também promove a saúde do cólon. Suas sementes são ricas em fibras, as quais ajudam a diminuir o risco de intestino preso. Prepara-se uma xícara de água com duas colheres de sementes deixadas durante a noite para beber pela manhã como laxante e refrescante dos intestinos, especialmente para casos de prisão de ventre e hemorroidas. Pode-se também usar as sementes ou a farinha no preparo de sucos e outros alimentos. A linhaça também promove a saúde da pele.

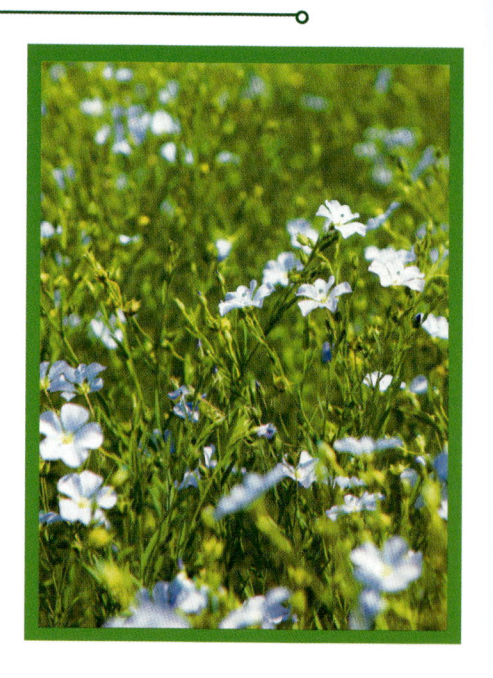

314. Lírio
Lilium candidum L.

Liliáceas

O tubérculo é usado em compressas sobre feridas que apresentam dificuldades de cicatrização.

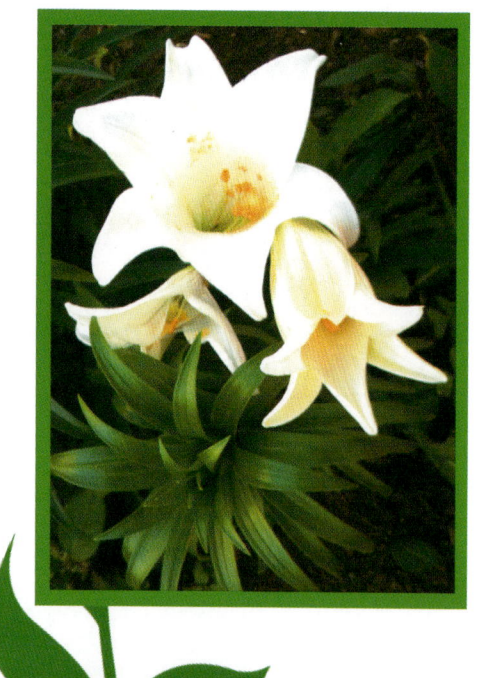

Lírio-do-brejo
315.
Hedychium coronarium, Koening

Zingiberáceas

As raízes em forma de chá são estimulantes do organismo em geral, tônicas, e ao mesmo tempo agem contra o reumatismo, dores dos ossos e inflamação dos nervos. Neutralizam problemas na garganta, eliminam gases e reduzem pressão alta. O chá do rizoma combate a tosse, a gripe, o resfriado, o catarro preso; fortalece as vias respiratórias e o pulmão.

Obs.: a flor não deve ser utilizada em ambientes fechados à noite, pois pode provocar a perda do sono e problemas de respiração.

316.
Lixeira
Curatella americana, L.

Dilenáceas

O chá de sua folha é indicado para combater o diabetes, abaixar a pressão e acalmar as dores provocadas por artrite e reumatismo. Sua casca cozida é ótimo remédio no processo da cicatrização de feridas, principalmente aquelas que apresentam dificuldades de cura. Depois de aplicá-la no ferimento, basta lavar com água. As folhas em compressas agem contra a inflamação dos músculos em consequência de torções.

Obs.: é contraindicado para gestantes e crianças.

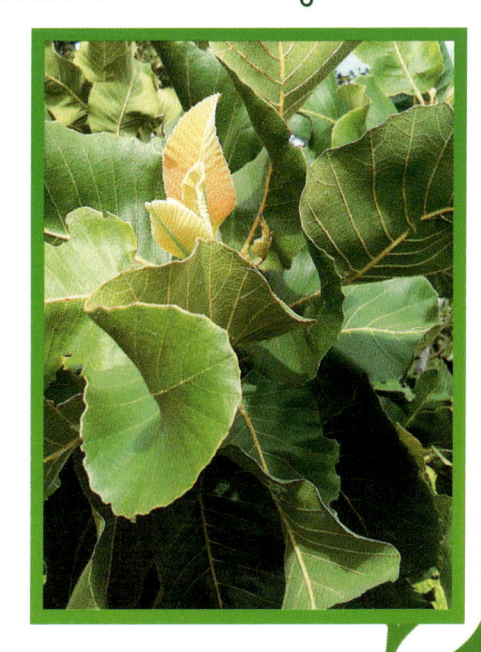

317. Losna
Artemisia absinthium, L.

Compostas

Não indicada na gestação ou período de amamentação, seu chá auxilia na digestão, estimula o estômago, os intestinos, o pâncreas e a bílis, além de melhorar a circulação sanguínea, ser tônico e afrodisíaco.

Obs.: é tóxica, quando em demasia, por isso contraindicada para pessoas que fazem tratamento para a memória, depressão e hipersensibilidade e para gestantes.

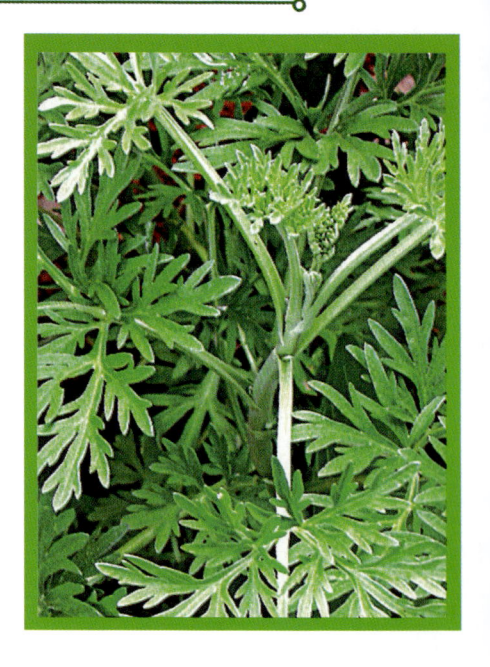

318. Louro
Laurus nobilis, L.

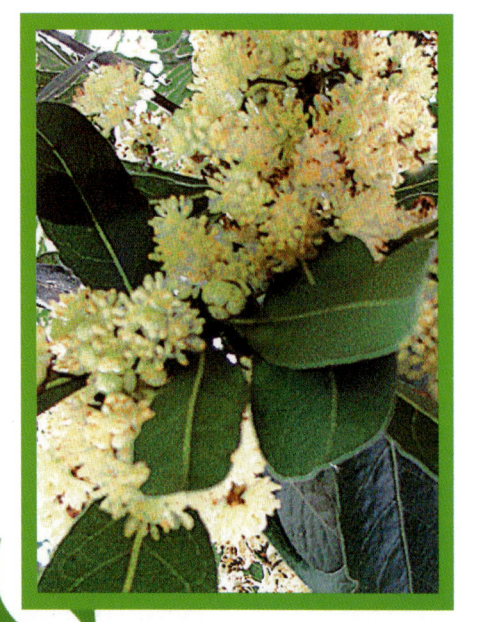

Lauráceas

Seu chá feito das folhas é bom para fraquezas orgânicas, é estimulante, digestivo, antisséptico e regularizador menstrual, além de regular o funcionamento dos órgãos sexuais. Suas folhas são repelentes de insetos e suas sementes podem ser usadas em dores reumáticas localizadas e torcicolos. O banho com suas folhas neutraliza hemorroidas e cicatriza feridas. É contraindicado para gestantes e nutrizes.

Obs.: gestantes e nutrizes não devem consumi-lo em forma de chá.

319. Maçã
Pirus malus, L.

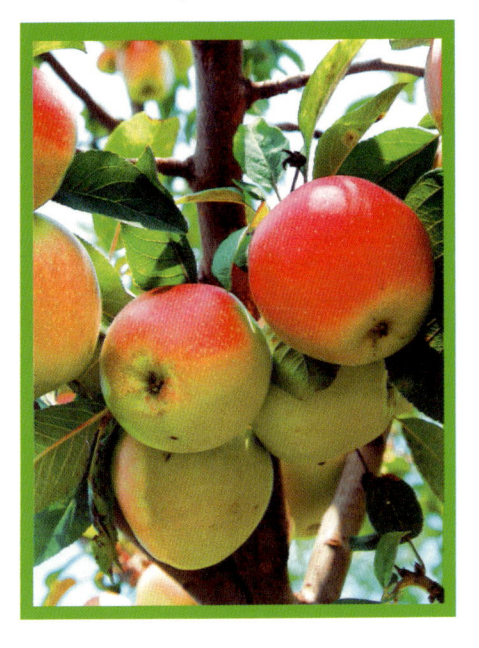

Rosáceas

O fruto in natura ou em forma de chá é indicado para fortalecer e moderar os sistemas digestivo e imunológico, eliminar as toxinas do organismo, diminuir o ácido úrico, reduzir o colesterol, prevenir o câncer nos órgãos digestivos e evitar alergias. A maçã é ótima para dissolver cálculos dos rins e da vesícula, como desinfetante bucal e para eliminar o mau hálito. Bom auxílio contra a prisão de ventre, é boa também para diminuir a função do herpes e eczemas de pele. A casca, quando seca à sombra, combate a artrite, a gota, o reumatismo e a dor ciática. O chá antes de dormir é calmante.

320. Macela
Achyrocline satureoides, DC.

Compostas

O chá de macela funciona contra cólicas estomacais e hepáticas, congestões alimentares, pressão alta, toxinas e colesterol alto; também é anti-inflamatório e afina o sangue. O banho é benéfico para a pele e para fortalecer e clarear os cabelos.

Obs.: o chá não deve ser consumido por diabéticos, usuários de sedativos e analgésicos diversos. Em demasia, o chá é tóxico ao organismo.

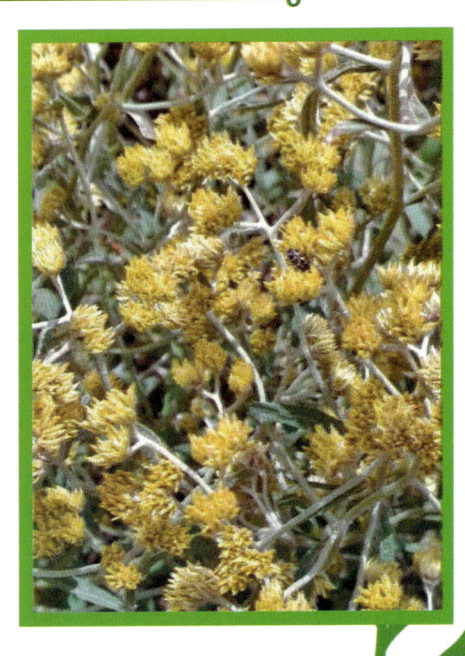

321. Macelinha
Achyrocline satureioides (Lam.) DC.

Compostas

O chá de macela funciona contra cólicas estomacais e hepáticas, congestões alimentares, pressão alta, toxinas e colesterol alto; também é anti-inflamatório e afina o sangue. O banho é benéfico para a pele e para fortalecer e clarear os cabelos.

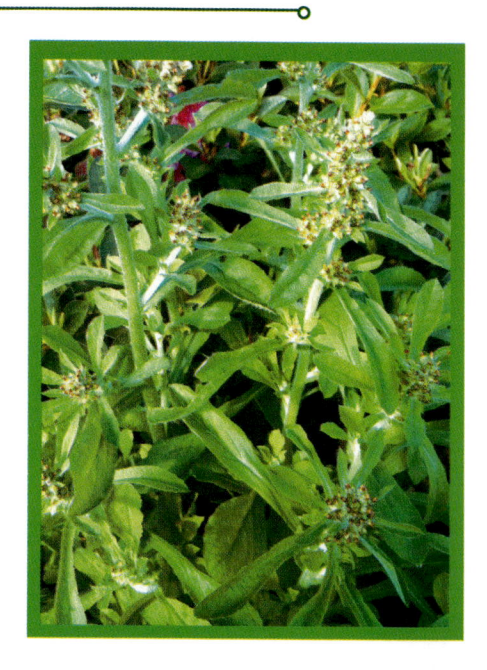

322. Madressilva
Lonicera japonica, Thunb.

Caprifoliáceas

Suas folhas podem ser destiladas para casos como espasmos, vômitos, inflamações oculares, gripes, doenças respiratórias em geral e feridas na boca. A infusão das folhas facilita a transpiração e é diurética.

Obs.: as flores são tóxicas.

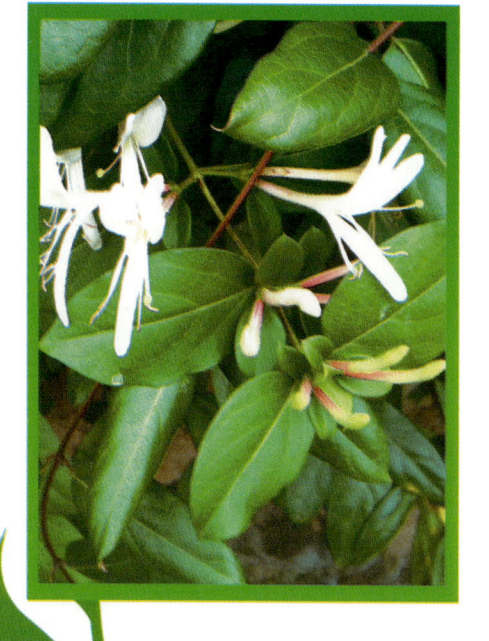

323. Magnólia
Magnolia sp.

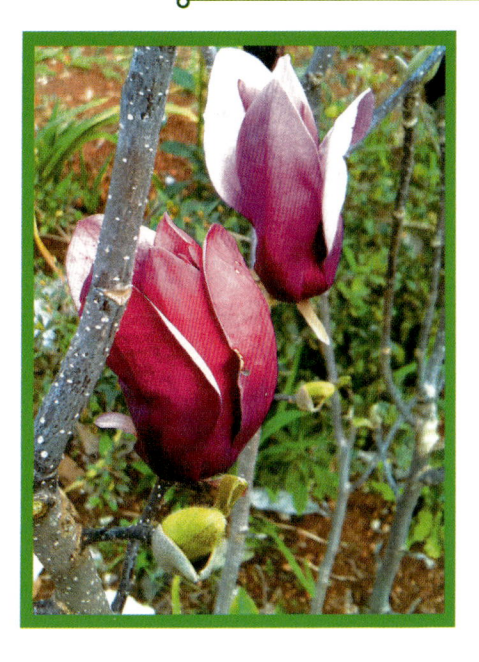

Magnoliáceas

Usa-se o chá das flores para combater espasmo, úlceras pépticas, diarreia, vômito, tosse, asma, tifo, malária, salmonela; controle da hipertonia, tremores da doença de Parkinson. É adstringente, antisséptica, antibacteriana, digestiva, diurética, febrífuga, relaxante muscular, sedativa, tônica.

Obs.: o uso demasiado altera a pressão sanguínea.

324. Malva
Malva sylvestris, L.

Malváceas

A malva é muito útil para inflamações da garganta, boca, olhos, ouvidos, laringe, faringe, úlceras, rins, estômago e ovários. Também útil contra hemorroidas, mau hálito, picadas de inseto e como cicatrizante.

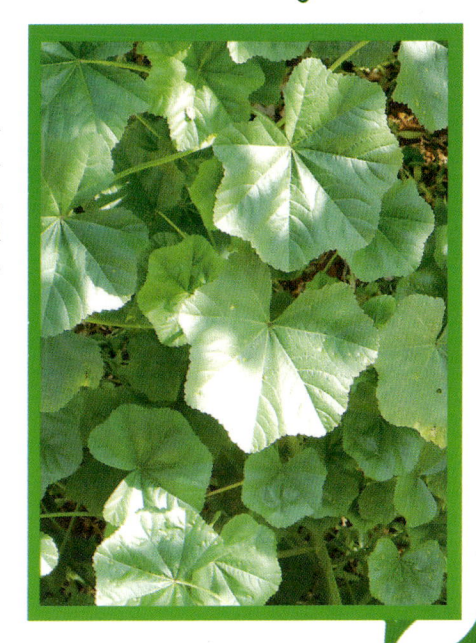

325. Malva-do-campo
Pelargonium graveolens, L. (Her)

Geraniáceas

A malva é muito útil contra inflamações da garganta, boca, olhos, ouvidos, laringe, faringe, úlceras, rins, estômago e ovários. Também útil contra hemorroidas, mau hálito, picadas de inseto e como cicatrizante, calmante e sudorífero.

Obs.: é contraindicada para gestantes e nutrizes.

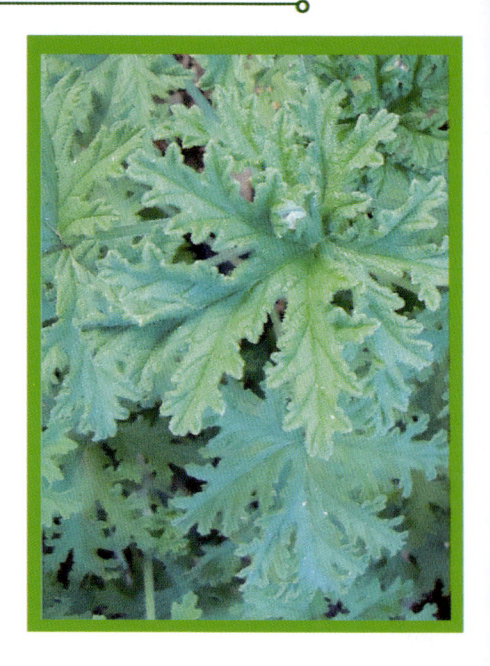

326. Malva-gigante
Malva sp.

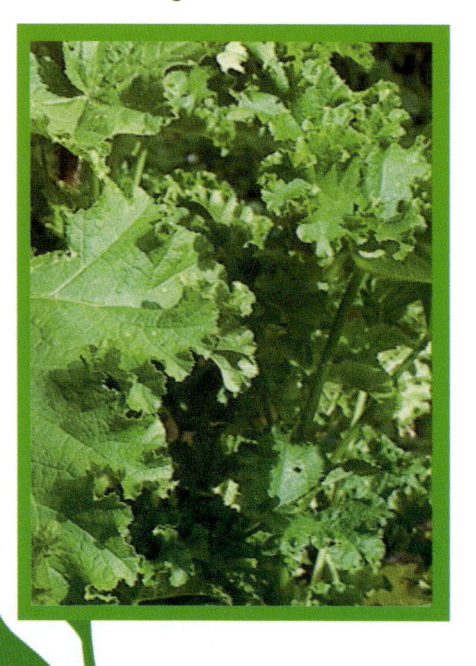

Malváceas

Esta também é usada em compressas para tratar hematomas, ferimentos e outros problemas de pele. Usa-se o chá também em gargarejos, aftas, problemas de azia, gastrite e má digestão.

Malva-santa
Plectranthus barbatus (Andr.)
327.

Lamiáceas

O seu chá é usado para combater o mau hálito, equilibrar as funções hepáticas, intestinais e para regulamentar o bolo fecal. Usa-se também a folha em compressas para cicatrizar feridas, hematomas e outros problemas ligados à pele ou hemorroidas.

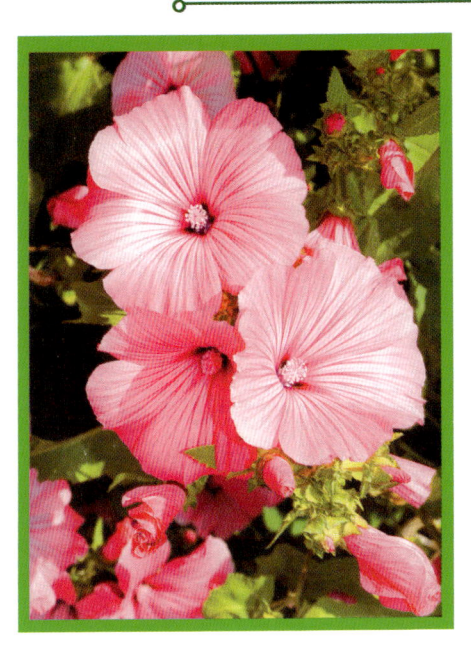

Mamão
Carica papaya, Lin.
328.

Caricáceas

O mamão tem propriedades laxativas, nutritivas, anti-inflamatórias, vermífugas, cicatrizantes e digestivas. Auxilia casos de inchaço, tosse e bronquite. Seu uso externo auxilia em problemas cutâneos e embeleza a pele. Sua semente possui propriedades vermífugas.

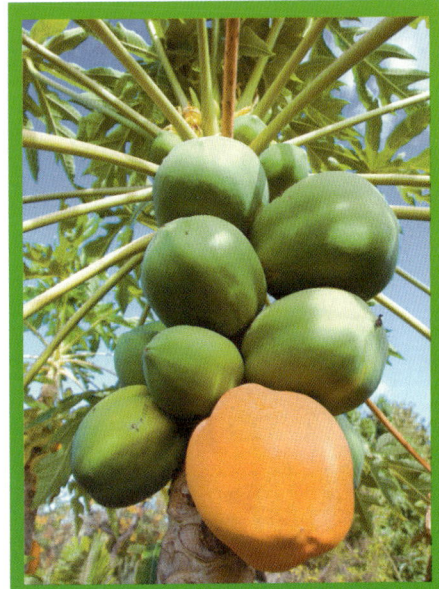

329. Mamão-macho
Carica papaya, Lin.

Caricáceas

O mamão tem propriedades laxativas, nutritivas, anti-inflamatórias, vermífugas, cicatrizantes e digestivas. Auxilia em casos de inchaço, tosse e bronquite. Seu uso externo auxilia em problemas cutâneos e embeleza a pele. Sua semente possui propriedades vermífugas. Suas flores diminuem o colesterol e auxiliam em casos de afecções respiratórias.

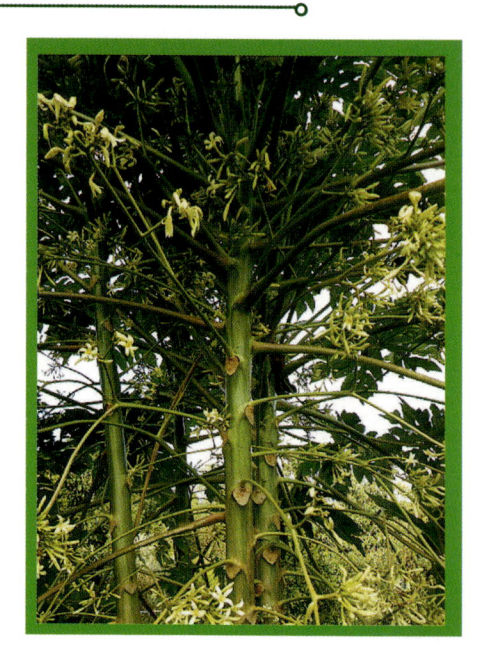

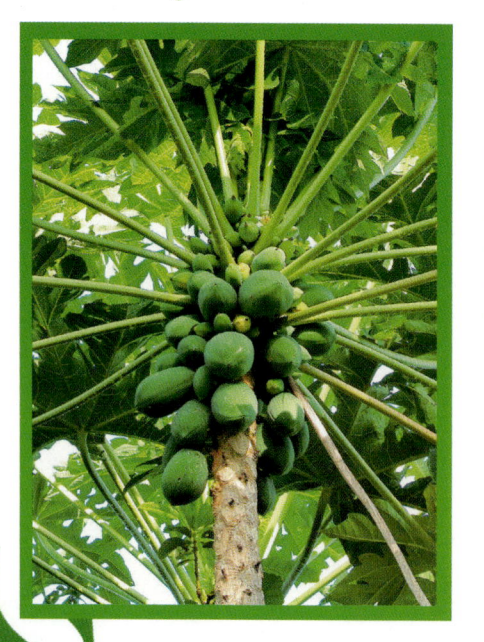

330. Mamão (papaia)
Carica papaya, Lin.

Caricáceas

O mamão tem propriedades laxativas, nutritivas, anti-inflamatórias, vermífugas, cicatrizantes e digestivas. Auxilia em casos de inchaço, tosse, bronquite e, consumido em jejum, regula os intestinos e todo o aparelho digestivo. Retirar seu leite, quando estiver verde, e misturá-lo com água, elimina giárdias e outros tipos de verme.

Obs.: gestantes e pessoas alérgicas devem consumi-lo com moderação.

Mamica-de-cadela
331.
Fagara rhoifolia (Lam) Engl.

Rutáceas

Seu chá é tônico e auxilia em envenenamentos, apendicite, pneumonia. Também é bom para má digestão, gases, azia e cólicas.

Obs.: em demasia, é abortiva.

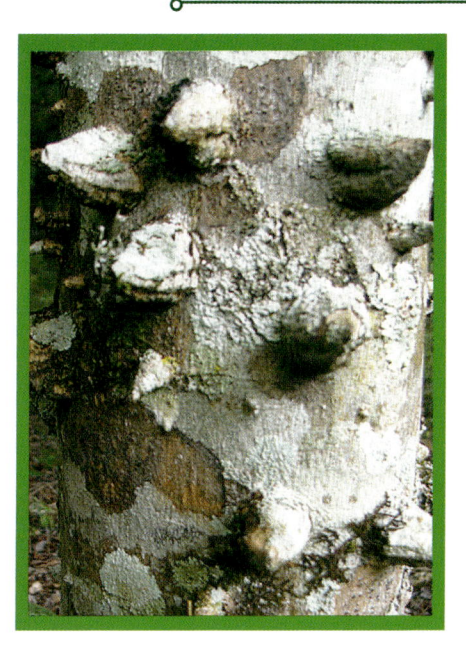

332.
Manacá
Brunfelsia uniflora (Pohl) D. Don.

Solanáceas

Sua casca produz um chá diurético, antirreumático, purgativo e antissifilítico. Auxilia na menstruação.

Obs.: em excesso pode provocar diarreia e alterar a coagulação sanguínea.

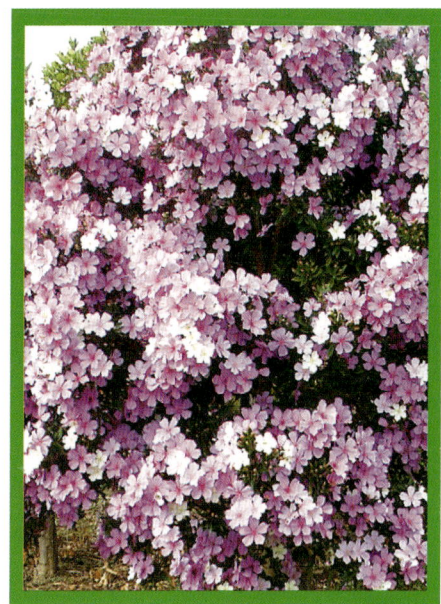

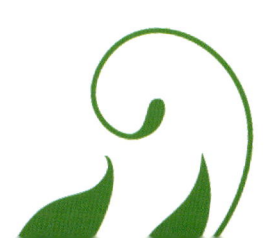

333. Mandioquinha
Arracacia xanthorrhiza. Bancr.

Apiáceas

Contém vitaminas do complexo B e sais minerais, como cálcio e fósforo. Tem propriedades diuréticas; é recomendada para alimentação infantil, pessoas idosas e convalescentes.

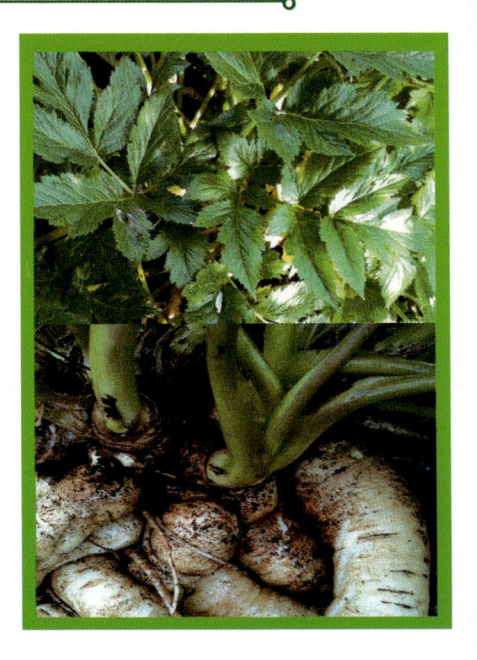

334. Mangabeira
Hancornia speciosa, Gomes

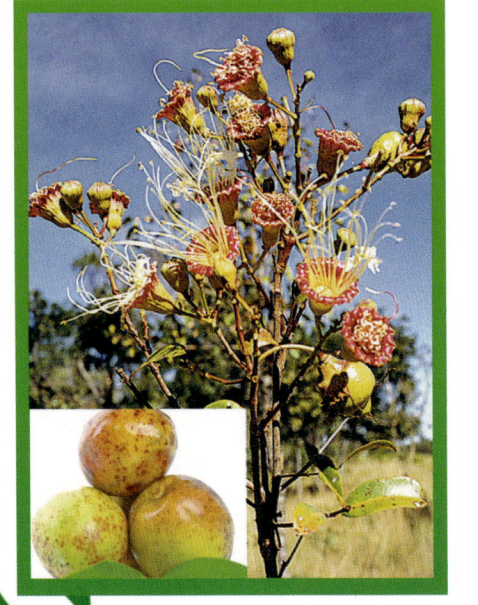

Apocináceas

O chá da casca da mangabeira é remédio para o baço, icterícia e fígado. Possui sementes purgativas. Do tronco é retirado um leite que serve como remédio para tuberculose e, externamente, para erupções cutâneas e feridas.

Obs.: a fruta não deve ser consumida verde.

Mangueira
Mangifera indica, L.

335.

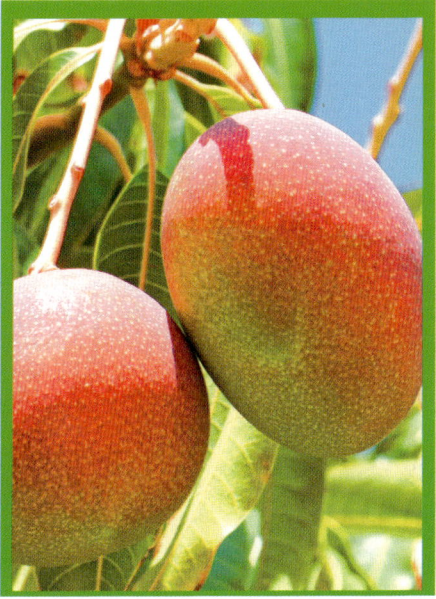

Anacardiáceas

Usada para fazer xarope para bronquite e tosse. O chá de sua casca combate hemorragias, cólicas e diarreia. Suas folhas e casca são usadas em diarreias prolongadas, corrimentos uterinos e vaginais e doenças venéreas.

336.
Manjerona
Origanum majorana, L.

Lamiáceas

É usada como tempero para facilitar a digestão, evitar gases, cólicas e abrir o apetite. Seu chá é tônico para os músculos e nervos, combate a insônia, gripes, resfriados e flatulência. Também auxilia a diminuir dores de cabeça, tonturas, depressão, neurastenia e enjoos de viagem. Reduz a congestão nasal da rinite e dos resfriados.

Obs.: diabéticos, gestantes e nutrizes devem consumi-la com moderação.

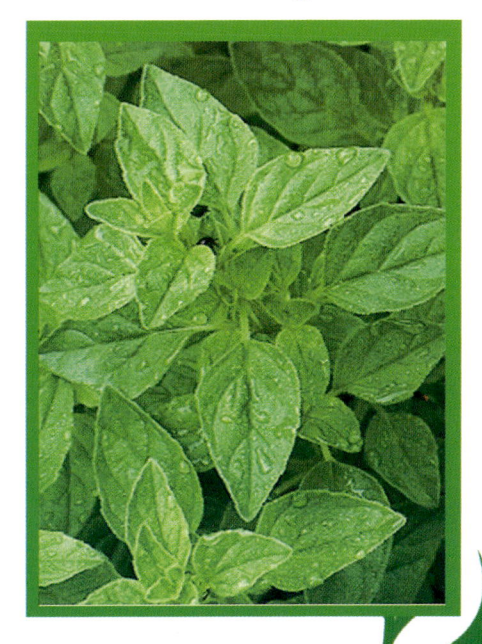

337. Manjericão
Ocimum gratissimum, L.

Lamiáceas

Muito útil para tosse, possui propriedades antissépticas e expectorantes. O chá de suas folhas ou sementes favorece o aparelho digestivo, combate a azia, a má digestão, acalma males da garganta. Também diminui a febre, o resfriado, o espasmo as infecções intestinais e os gases, recuperando o bom funcionamento do estômago e dos intestinos.

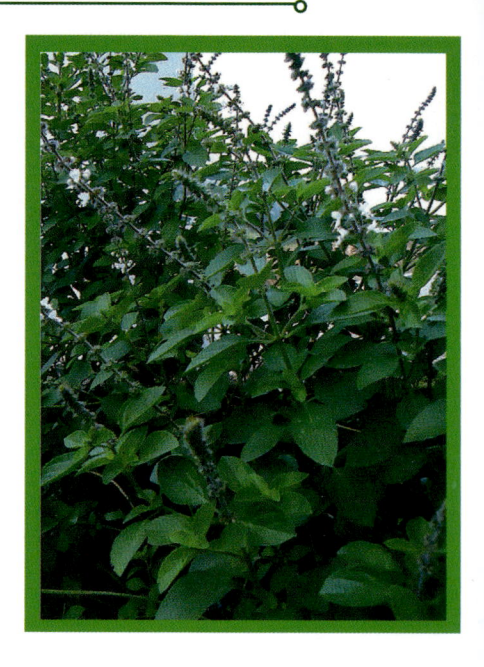

338. Manjeroninha-do-campo
Glechon spathulata

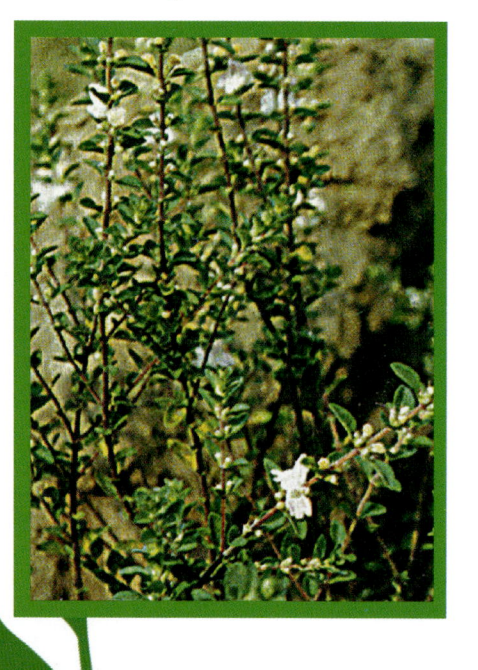

Lamiáceas

Usam-se as folhas e as sementes em forma de chá para acalmar dores em geral, principalmente aquelas provocadas pelos músculos cansados. Também combate a tosse, a gripe, o resfriado e auxilia a fortificar o organismo todo. O chá é ótimo depurativo do sangue.

Manto-de-viúva
Tradescantia purpurea, Boom.

339.

Comelináceas

O chá é auxiliar para combater a diurese do organismo em geral, acalmar dores provocadas pelos rins e bexiga. É ótimo para ajudar a eliminar a alergia, principalmente aquela acometida após tratamentos químicos ou por efeitos da quimioterapia.

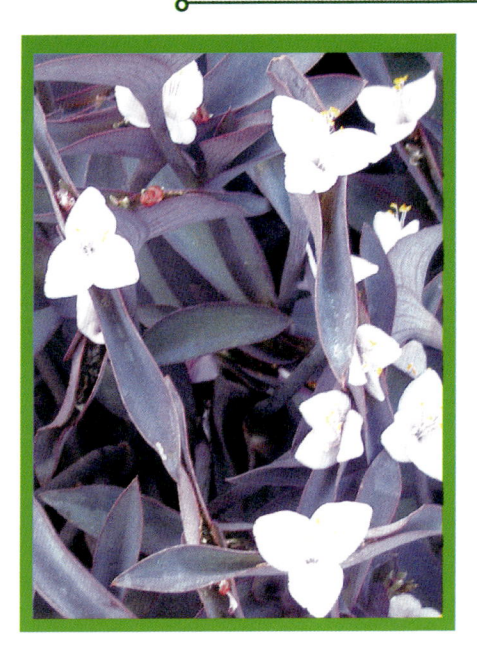

340.

Maracujá
Passiflora alata, Ait.

Passifloráceas

Rico em vitamina C, vitaminas do complexo B, B1 e B2, ferro, cálcio, fósforo, além de ser calmante. Por ter uma substância chamada passiflorina, um agente sedativo não prejudicial à saúde, tem a propriedade de amolecer os tecidos, atenuar as inflamações, os inchaços e as queimaduras, aliviar dores e curar feridas, além de hidratar a pele, retomando a oleosidade perdida pelo ressecamento.

Obs.: o consumo do suco ou do chá deve ser moderado por pessoas que apresentam pressão baixa.

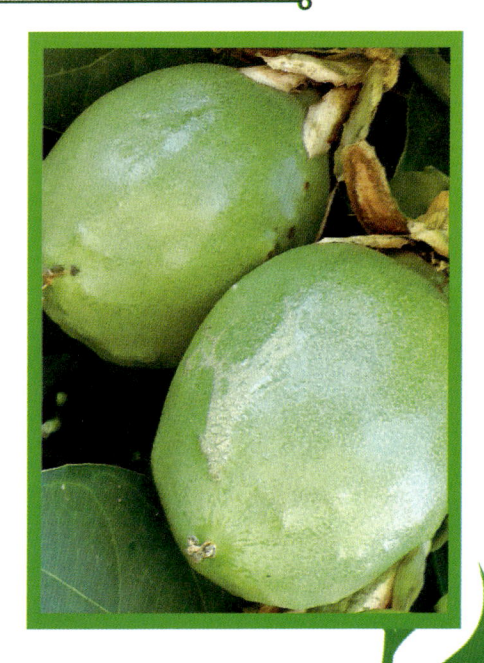

341. Maracujá-açu
***Passiflora quadrangularis*, L.**

Passifloráceas

Auxilia o sistema nervoso, pode acalmar em casos de alcoolismo, convulsões tetânicas e asma. Consumir o suco fervido e misturado ao mel auxilia a eliminar a tosse, a gripe, o resfriado, a asma, a bronquite, acalmar a sinusite e fortificar o sistema respiratório em geral. O chá das folhas antes de dormir equilibra o sono à noite e abranda a tensão muscular ou orgânica em geral.

Obs.: o consumo do suco ou do chá por pessoas que apresentam pressão baixa deve ser moderado.

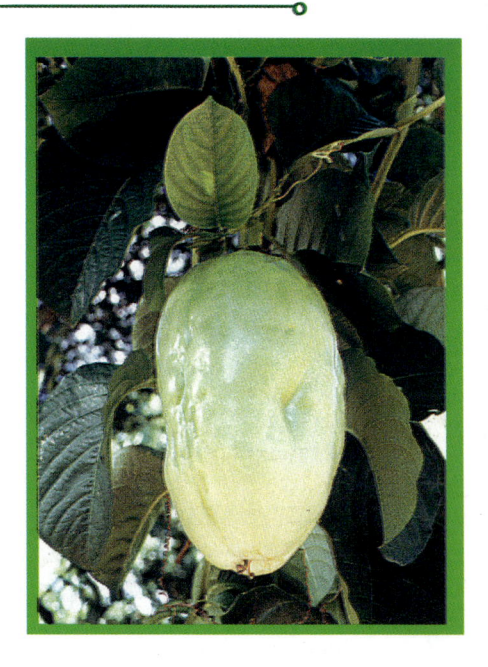

342. Maracujá-do-mato
***Passiflora coerulea*, L.**

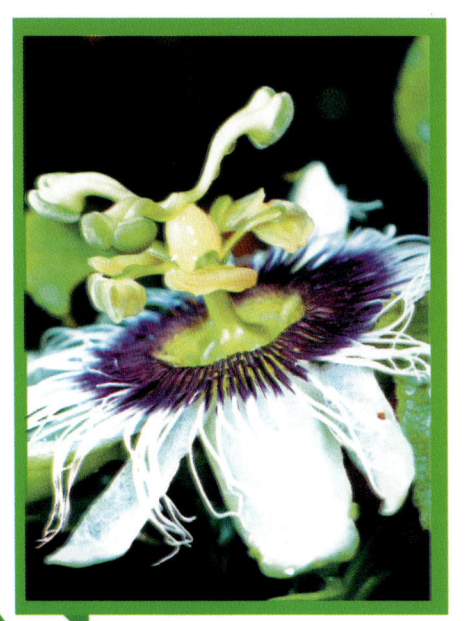

Passifloráceas

Rico em vitamina C, vitaminas do complexo B, B1 e B2, ferro, cálcio, fósforo, além de ser calmante. Por ter uma substância chamada passiflorina, um agente sedativo não prejudicial à saúde, tem a propriedade de amolecer os tecidos, atenuar as inflamações, os inchaços e as queimaduras, aliviar dores e curar feridas, além de hidratar a pele, retomando a oleosidade perdida pelo ressecamento.

Obs.: o consumo do suco ou do chá por pessoas que apresentam pressão baixa deve ser moderado.

Maracujá-peroba
Passiflora edulis, Sims.

343.

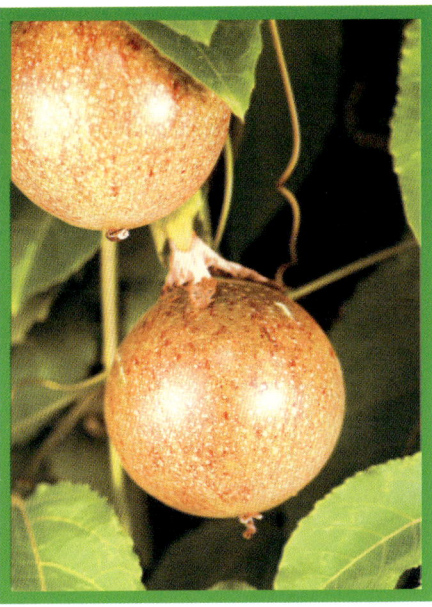

Passifloráceas

Rico em vitamina C, vitaminas do complexo B, B1 e B2, ferro, cálcio, fósforo, além de ser calmante. Suas folhas podem ser cozidas e usadas em casos de hemorroida. Tem propriedades semelhantes à do maracujá-do-mato, e suas folhas ainda podem ser cozidas e usadas em casos de hemorroidas.

344.

Maravilha
Mirabilis jalapa, L.

Nictagináceas

Possui propriedades cicatrizantes e vermífugas, ótima para afecções hepáticas, herpes, chagas, cólicas, contusões, escoriações, feridas e manchas cutâneas.

Obs.: suas raízes e sementes são tóxicas.

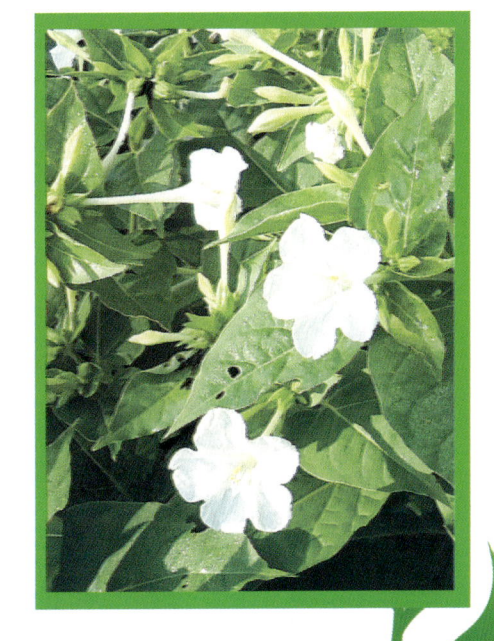

345. Maria-mole
Senecio brasiliensis, Less.

Compostas

Não é usada internamente devido a sua toxicidade. Sua flor é usada para banhar feridas,ínguas e tumores, além de ser cicatrizante. Essa flor é usada em pomadas para dores reumáticas e nas costas.

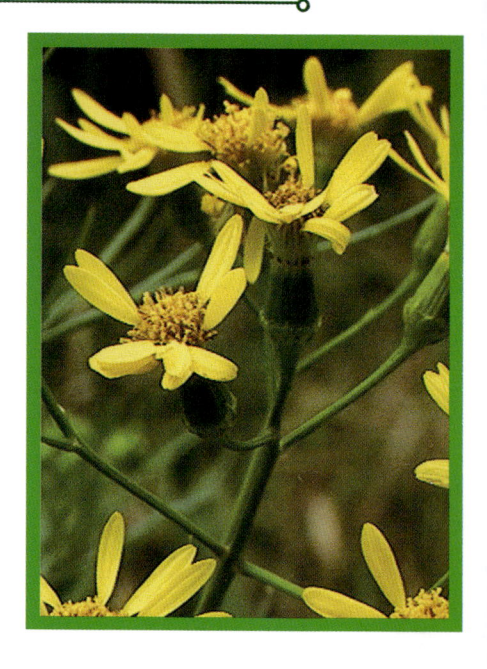

346. Marmeleiro
Cydonia vulgaris, Pers.

Rosáceas

Suas sementes, galhos e cascas podem ser fervidas para lavar hematomas, feridas, rachaduras e hemorroidas. O marmelo cozido auxilia o estômago, o fígado e os pulmões, combate hemorroidas e diarreias. A infusão de suas folhas é calmante, baixa a febre, é cicatrizante e controla espasmos.

Obs.: no período de convalescência o consumo do marmelo é contraindicado.

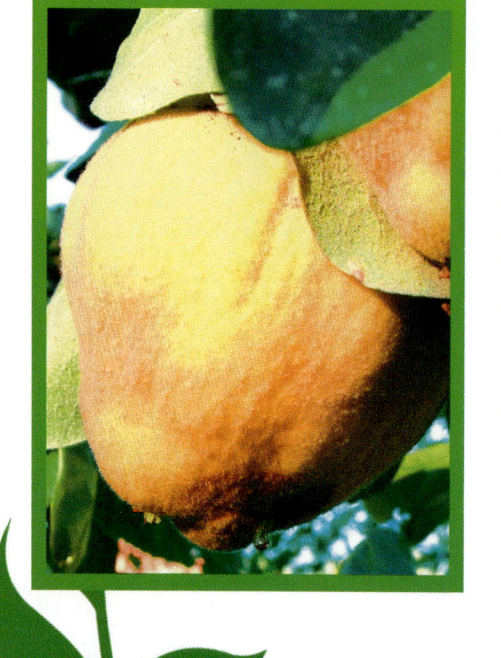

Margarida — 347.
Chrysanthemum Leucanthemum, L.

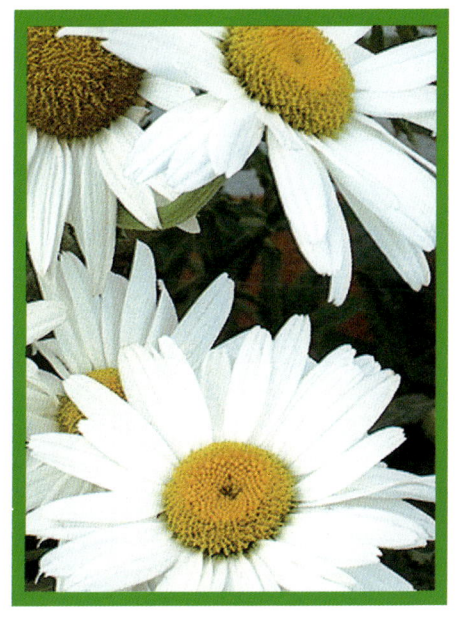

Compostas

Seu chá pode ser usado externamente em feridas, úlceras e tumores, além de ter propriedades anti-inflamatórias benéficas à bexiga e à uretra. Internamente, o chá é útil para diminuir dores ligadas a desarranjos intestinais, isquemia, erupções de pele, rupturas dos músculos internos, desobstrução de artérias, perturbações da mente e problemas de garganta. É eficaz para equilibrar o sono à noite, para o bom funcionamento da memória e males da uretra.

Obs.: a pessoa com gastrite e úlcera gastroduodenal deve consumi-la moderadamente.

348. Margarida-miúda
Bellis perenis, L.

Compostas

Suas folhas podem ser usadas em infusão em casos de inflamação intestinal, hepática e renal, tosse e catarro com sangue, além de ter propriedades anti-inflamatórias, diuréticas, depurativas e sudoríferas. As folhas também são usadas, assim como as flores, para inflamações na garganta, faringe, laringe e feridas bucais.

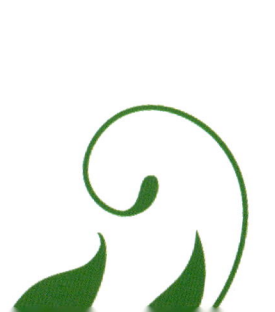

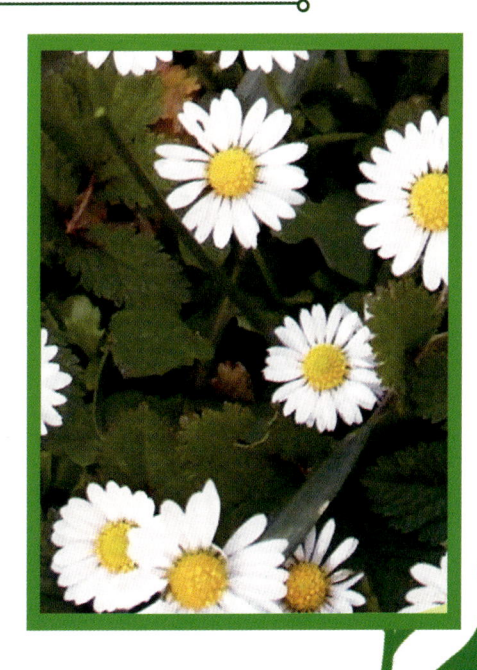

349. Marroio-branco
Marrubium vulgare L.

Lamiáceas

É uma planta adaptada em muitas regiões brasileiras. Usa-se o chá de suas folhas para combater a diurese, auxiliar no tratamento da digestão, combater a azia, a má digestão e ao mesmo tempo regrar o estômago e os intestinos. O consumo desta planta beneficia a pessoa com as vitaminas C, E e sais minerais como alcaloides, taninos e mucilagens. Pode ser feito também misturado ao mel como um ótimo expectorante para acalmar a tosse, a gripe, o resfriado e ao mesmo tempo diminuir as dores provocadas pelo espasmo.

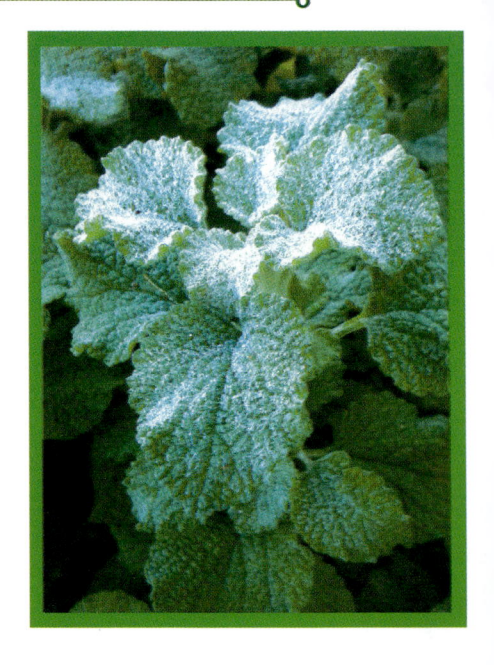

350. Mastruço
Coronopus didymus (L) Smith

Crucíferas

Seu chá é desintoxicante, bom contra fraquezas, problemas digestivos, urinários e hepáticos, além de auxiliar em casos de bronquite e sinusite. Contém vitaminas B12, Proteínas, Clorofila e Minerais.

Obs.: o uso em demasia pode provocar dor e ardência na bexiga.

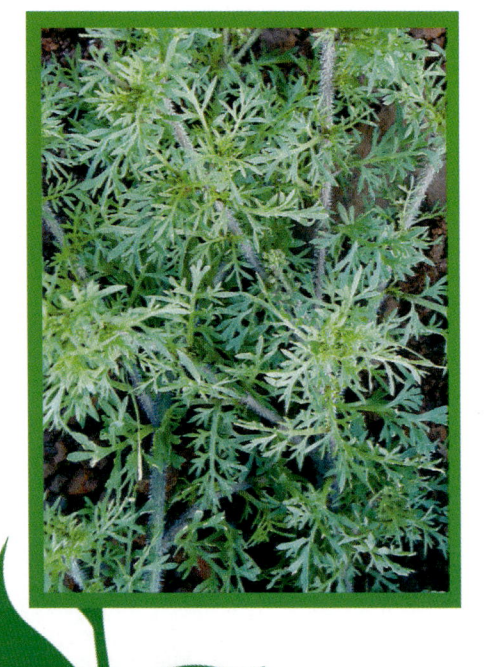

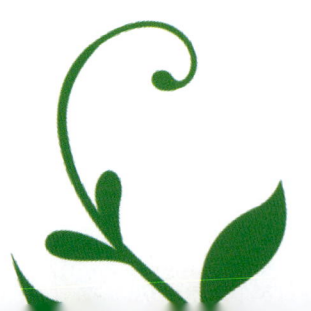

Mata-campo
Vernonia polyanthes, Less.

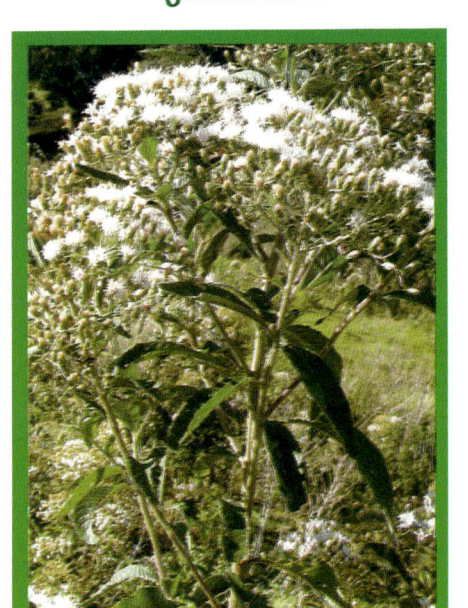

351.

Compostas
De suas folhas faz-se chá para casos de gripe, bronquite, tosse, hemorroidas e pedras nos rins; o chá da raiz serve para acalmar dores no corpo, amarelão e estancar ferimentos.

352.
Maxixe
Cucumis anguria, L.

Cucurbitáceas
É rico em zinco, auxilia em problemas de próstata, diminui o colesterol e elimina manchas brancas das unhas, além de ser cicatrizante.

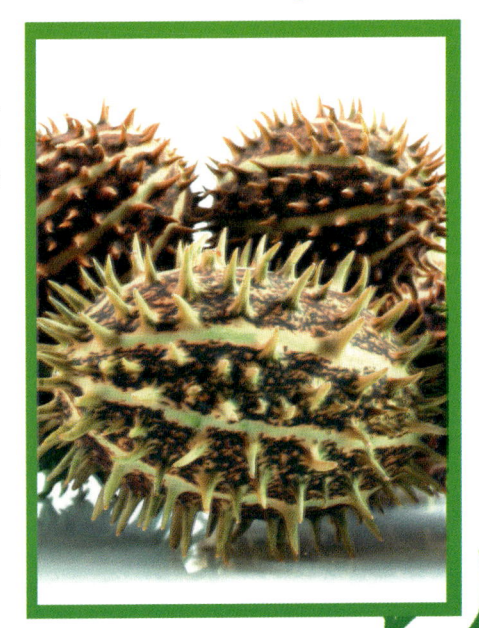

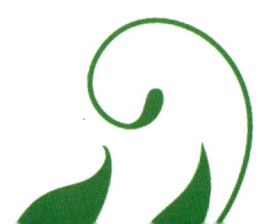

353. Melão
Cucumis melo, L.

Cucurbitáceas

Possui propriedades reconstituintes, diuréticas e anti-inflamatórias, é bom para anemia, pedra nos rins e intoxicações, além de ser ótimo para o sangue. O melão contém as vitaminas A, B1, B2, B5, C, sais minerais, potássio, sódio, cálcio, fósforo e ferro.

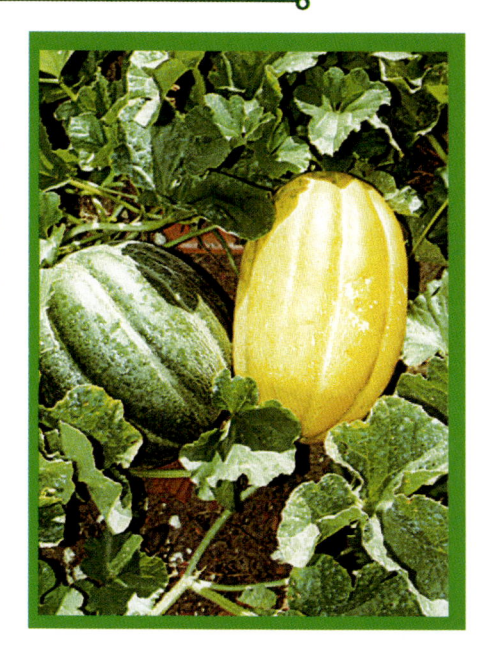

354. Melão-de-são-caetano
Momordica charantia, L.

Cucurbitáceas

Suas folhas são usadas contra verminoses, dores reumáticas e menstruações difíceis. O suco das folhas pode ser usado para tratamento de pele, especialmente quando há coceiras. O fruto ao natural auxilia na cura das inflamações hepáticas, problemas de diabetes, cólicas abdominais, problemas de pele, hemorroidas internas e externas.

Obs.: gestantes, nutrizes e crianças devem usá-lo com moderação e jamais consumir suas sementes.

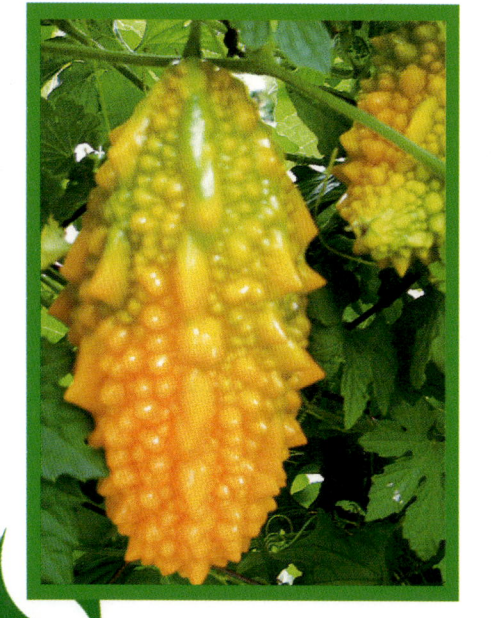

Melancia
Citrullus vulgaris, Schrade

355.

Cucurbitáceas

PExtremamente diurética, ótima para eliminar líquidos e ácido úrico. Previne artrite, reumatismo e auxilia a digestão, além de suas sementes poderem ser usadas para fazer um suco com propriedades vermífugas.

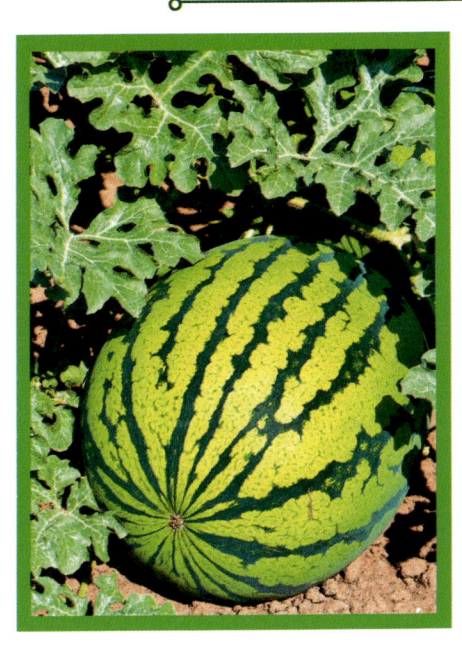

356.
Melissa
Melissa officinalis, L.

Lamiáceas

É usada para diminuir gases e cólicas, acalmar dores provocadas por picadas de inseto e estimular a transpiração. É calmante, sedativa, digestiva, age contra insônia, enxaqueca, tensão nervosa, ansiedade, dores de parto, depressão, ajuda a expelir a placenta e em casos de traumatismo emocional. Em compressa, ativa a circulação; se usada no seio, auxilia a produção de leite.

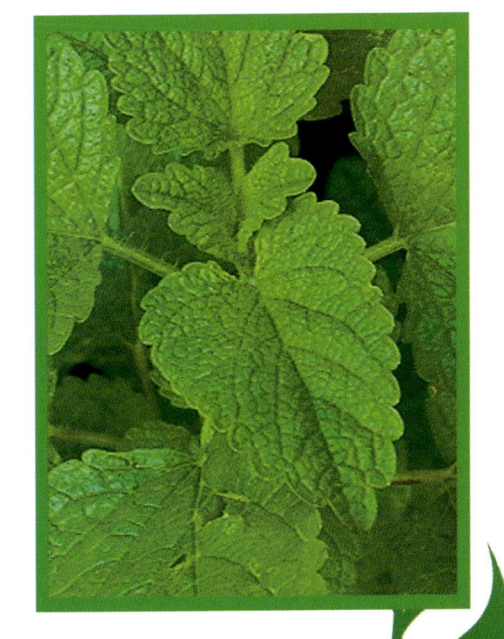

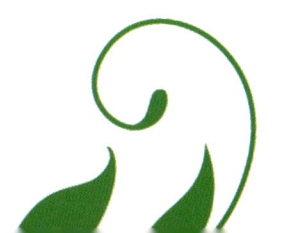

357. Mil-em-rama
Achillea millefolium, L.

Compostas

É uma planta anti-inflamatória e analgésica. Muito útil para baixar a febre e a pressão, em casos de hemorragias em geral, hemorroidas, dores na bexiga, incontinências urinárias, úlceras, varizes, queimaduras e feridas.

Obs.: gestantes, nutrizes e crianças não devem consumir o chá.

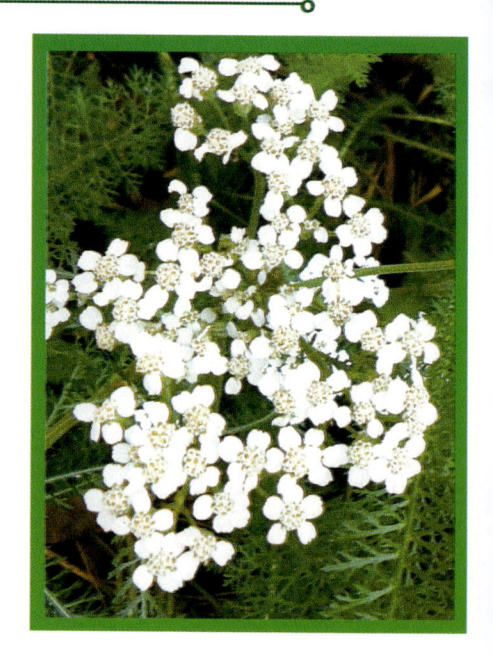

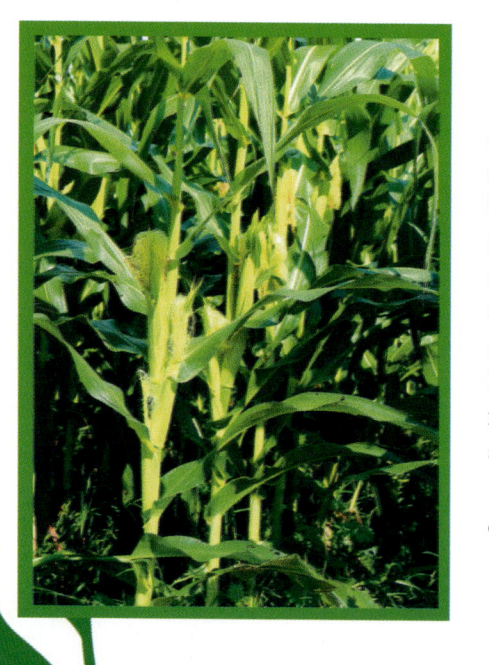

358. Milho
Zea mays, L.

Gramíneas

É energético, nutritivo, possui muito carboidrato, vitaminas A, B1 e E, também sendo rico em sais minerais. Ajuda a metabolizar as gorduras de maneira muito mais rápida, melhora o trânsito intestinal e reduz o colesterol alto. O cabelo de milho em infusão é tônico cardíaco, diurético, abaixa a pressão, purifica o sangue, combate afecções vesiculares, dos rins e da bexiga, elimina ácido úrico, cálculos renais e acalma dores.

Obs.: o chá do pendão é laxante e abortivo.

Mirtilo
Vaccinium myrtillus, L.

Ericáceas

Atua em casos de diarreias graves. Indicado para ação local no alívio de inflamações na boca e de catarros. É atribuída à mirtilina ação bactericida. Possui um valor nutritivo indiscutível, sendo essa a razão de ajudar a melhorar a visão noturna, devido à presença de vitaminas. O mirtilo é uma planta que trabalha bem na restauração da circulação e por isso é usada em retinopatia diabética e falta de perfusão renal. É utilizado em marmeladas.

Obs.: quem sofre de gastrite e úlceras gastroduodenais deve evitar o consumo.

Moranga
Cucurbita maxima, Ducke

Cucurbitáceas

Possui uma grande concentração energética. O suco extraído das flores é bom para o estômago, sendo também usado, externamente, para dor de ouvido. A polpa da abóbora cozida atua como emoliente (que alivia as dores de uma superfície interna e irritada).

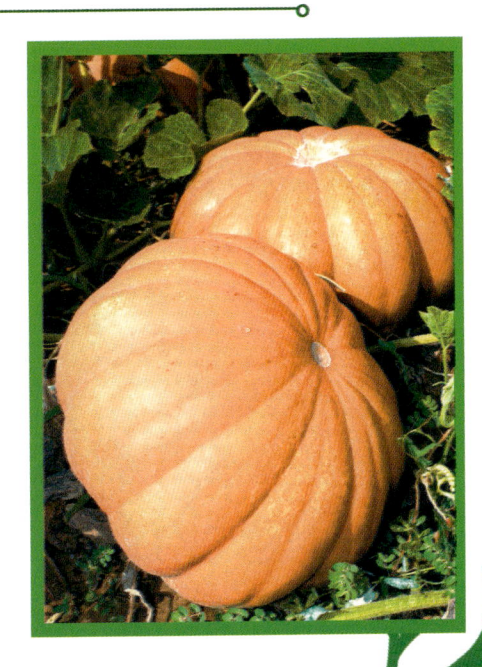

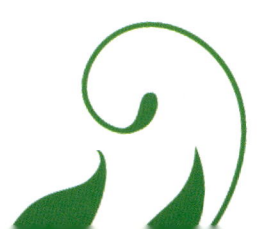

361. Morango
Fragaria vesca, L.

Rosáceas

O morango é uma fruta rica em minerais, auxilia em casos de anemia e diminui o colesterol e o ácido úrico. Também pode-se fazer chá das folhas do morangueiro, que é diurético, depurativo e vermífugo, além de ser útil para casos de inflamações da bexiga e dos rins, retenção da urina, disenteria, reumatismo, gota, artrite, feridas e alergias.

Obs.: não deve ser consumido por diabéticos.

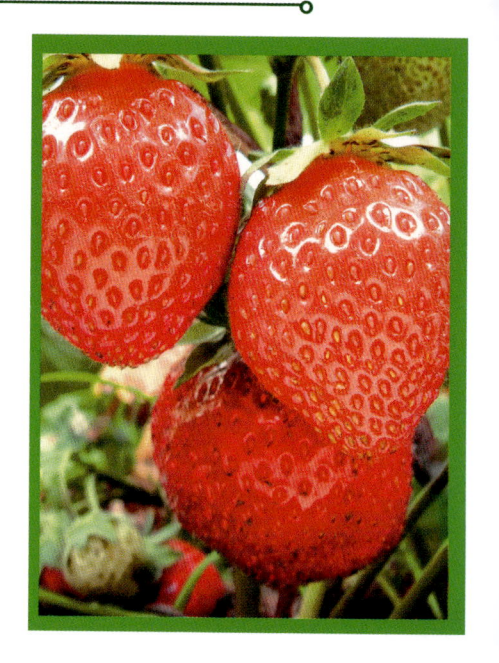

362. Mostarda
Sinapis nigra, L.

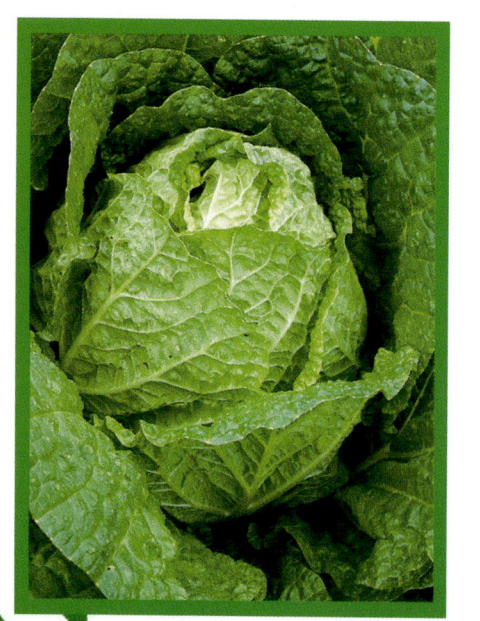

Crucíferas

Suas folhas possuem propriedades que auxiliam em casos de reumatismo, nervosismo, pneumonia, gota e dores musculares e localizadas, além de ser ótima para os intestinos e o estômago.

Obs.: em demasia, pode provocar irritações na pele.

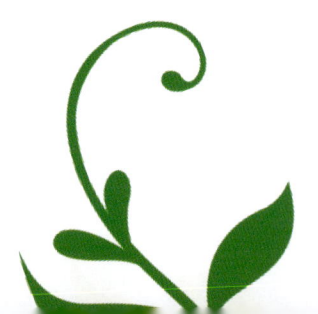

Muricizeiro
Byrsonima sericea, DC.

363.

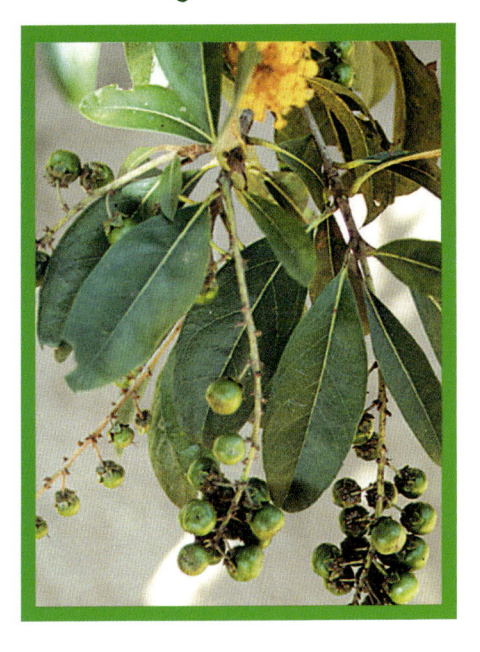

Malpiguiáceas

É muito nutritivo e também ajuda os intestinos. Suas raízes podem ser usadas em decocção para fazer gargarejos e bochechos em casos de infecções bucais, laringite e faringite.

364.
Murta
Byrtus communis, L.

Mirtáceas

De seus frutos, folhas e ramos faz-se um chá que pode ser usado externamente para tratar psoríase, hemorroidas, reumatismo, hemorragias e leucorreia. Internamente ele é usado como tônico, possuindo propriedades benéficas em casos de tosse, problemas gastrointestinais, sinusite e bronquite.

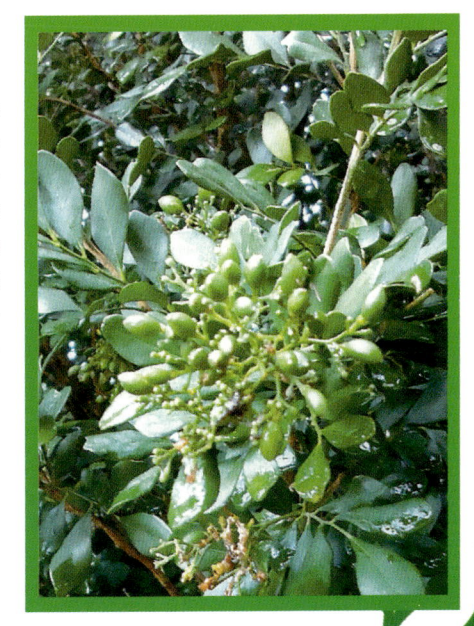

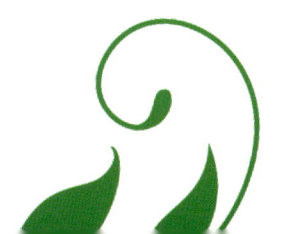

365. Musgo
Muscus sp.

Briófitas

Há mais de quatro mil tipos diferentes de musgo. No geral, são tônicos e úteis para a desobstrução respiratória, mas seu uso deve ser feito cautelosamente.

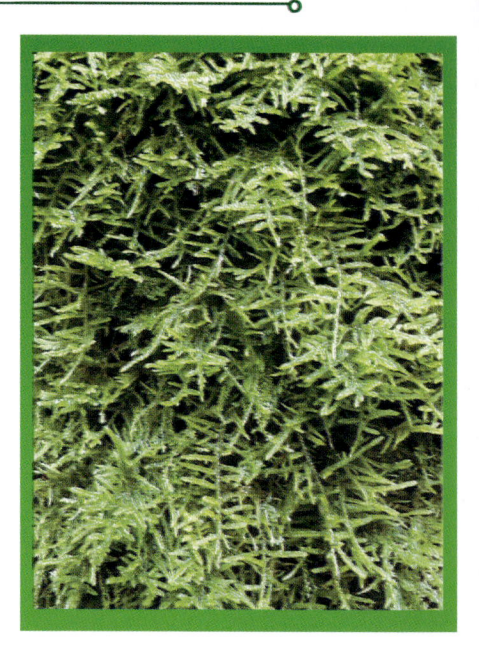

366. Mutamba
Guazuma ulmifolia Lam.

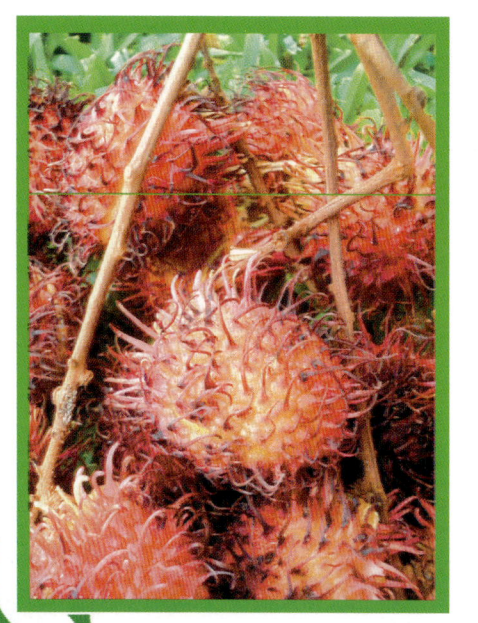

Malváceas

É uma planta que tem a propriedade de tônico capilar, além de ser adstringente e auxiliar na transpiração. Útil para queda de cabelo, úlcera, sífilis e afecção parasitária no couro cabeludo e na pele. Suas sementes podem ser esmagadas e embebidas em água para fazer uma bebida que possui propriedades benéficas em casos de disenteria, gripes, diarreia, contusões, tosses e doenças venéreas.

Obs.: em doses elevadas pode provocar náuseas, vômitos e disenterias.

Nabo
Brassica napus, L.

367.

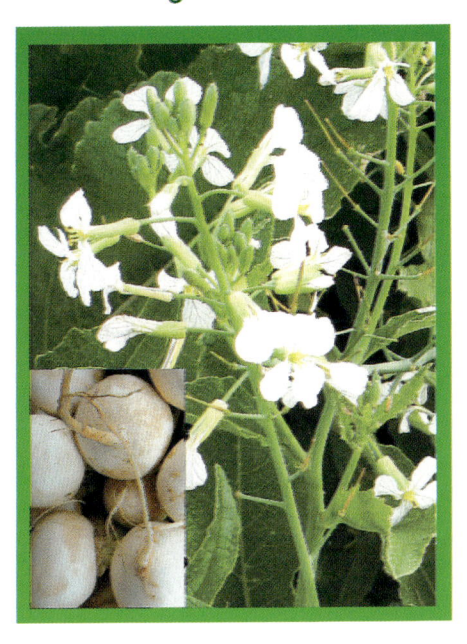

Crucíferas

O nabo é rico em sais minerais, revigorante, útil para tratar sinusite, inflamações em geral, bronquite e tosse. Pode-se fazer chá para câncer de próstata. Externamente é usado para banhos de assento em caso de doenças uterinas e vaginais, e hemorroidas.

368.

Nêspera
Nespilus germanica, L.

Rosáceas

Seus frutos são adstringentes e sua casca pode ser preparada em decocção para fortalecer a mucosa intestinal e para casos de diarreia. A casca da árvore seca à sombra em forma de chá serve para eliminar a diarreia e a disenteria.

Obs.: o chá de suas folhas não deve ser tomado porque provoca náuseas, vômitos e irritações diversas.

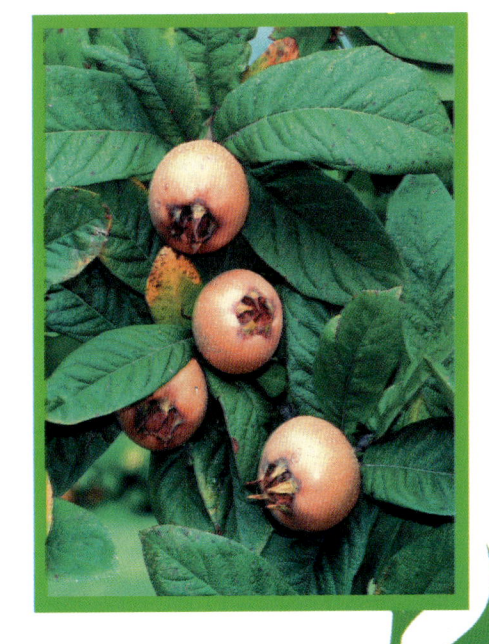

369. Nogueira
Juglans regia, L.

Juglandáceas

Das folhas faz-se um chá depurativo, para reforçar os ossos e músculos, combater vermes, febre, pressão alta, diabetes, nervosismo e auxiliar na menstruação. Suas folhas em decocção podem ser usadas para diversas inflamações e doenças cutâneas. Sua noz é vermífuga e auxilia o cérebro, o intestino, o estômago e o crescimento.

Obs.: o fruto contém taninos e por isso o uso deve ser moderado por pessoas que apresentam problemas estomacais, hipersensibilidade ou irritação dérmica ocular.

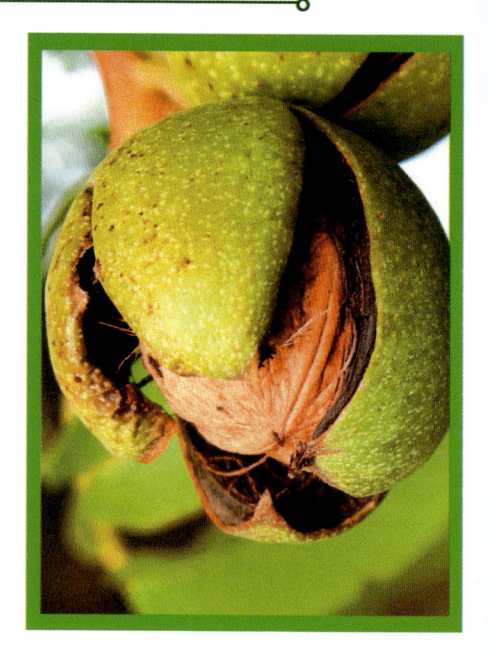

370. Noni
Morinda citrifolia

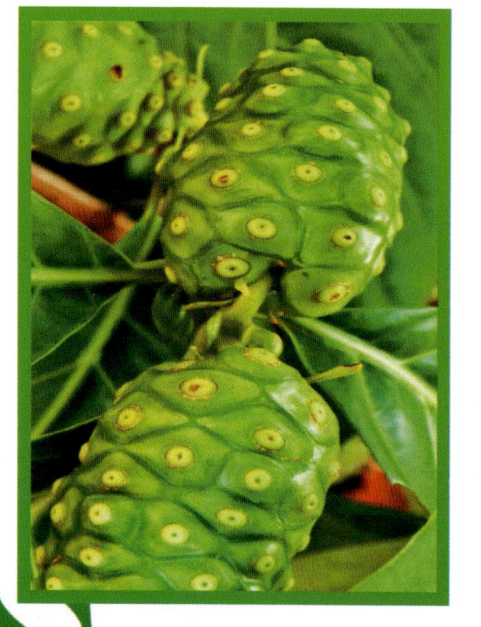

Rubiáceas

É usado para combater resfriados, auxiliar no tratamento de câncer, diabetes, asma, tosse, bronquite e problemas pulmonares, além de melhorar a imunidade. Muitos usam suas folhas em forma de chá para problemas de hipertensão, afecções de pele e cicatrizar feridas por meio de banhos com as folhas ou compressas. Consumir a fruta in natura auxilia no tratamento da depressão, menopausa, andropausa, acalma dores reumáticas e fortalece os ossos e a memória.

Noz-moscada 371.
Myristica fragrans Houtt.

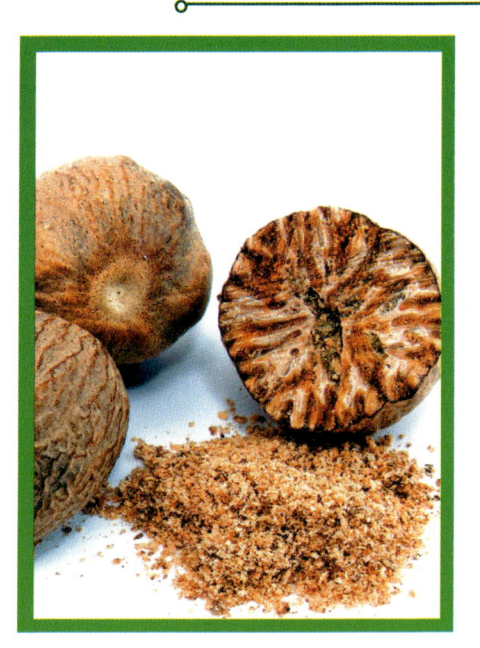

Miristicáceas
Possui propriedades tônicas, digestivas, afrodisíacas e diuréticas. Indicada em casos de asma e soluço, além de estimular o cérebro e ser ótima para tratar diarreias, cólicas e problemas estomacais.

Obs.: deve ser evitada por grávidas por possuir propriedades abortivas.

372. Noz-pecã
Carya illinoensis (Wangh) K. Koch

Juglandáceas
Rica em vitamina E, que é anticancerígena e ajuda na fertilidade masculina. Seu consumo pode prevenir várias doenças cardíacas, diminuir o colesterol, auxiliar intestino, cérebro e pulmão.

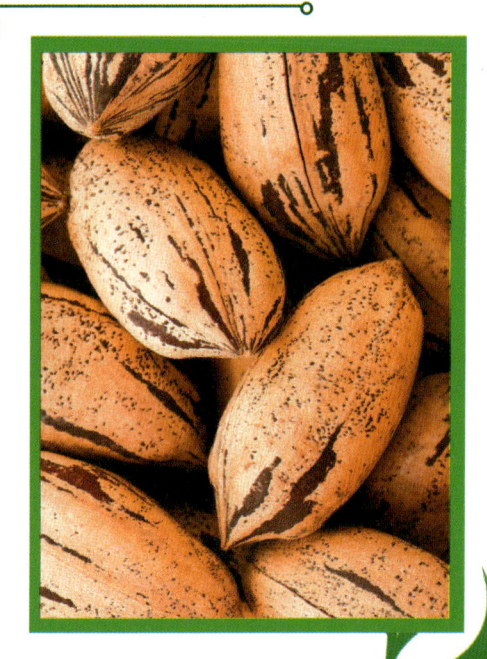

373. Oliveira
Olea europaea, L.

Oleáceas

Sua casca pode ser usada em decocção para hemorroidas. De suas folhas pode-se fazer um chá para arteriosclerose, diabetes, reumatismo e gota. O óleo de oliva combate inflações dos rins, vesícula e estômago, além de auxiliar em casos de fraqueza intestinal, prisão de ventre e úlceras.

Obs.: a mulher no período da gravidez não deve consumir o chá e a azeitona da mesma.

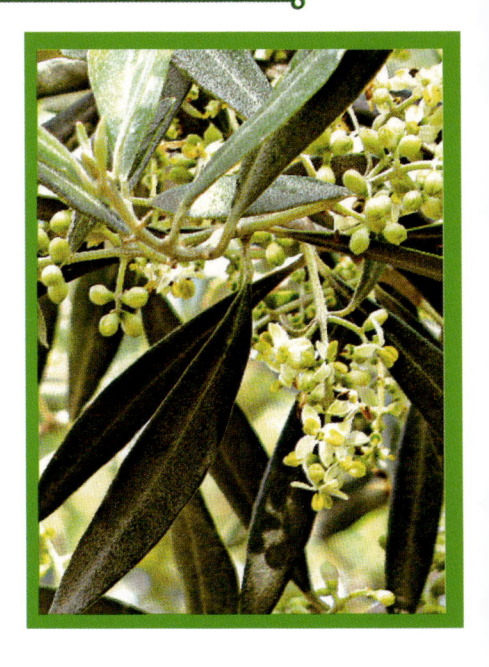

374. Onze-horas
Portulaca grandiflora, Hoock

Portulacáceas

É uma planta depurativa, contém grande quantidade de vitamina C e é útil para proteger as mucosas. O chá é excelente para diminuir as toxinas do fígado, eliminar a icterícia e o amarelão.

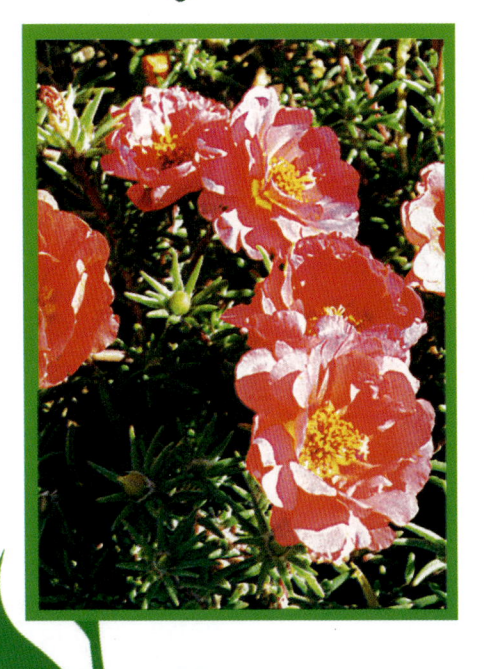

Orégano
Origanum vulgare, L.

375.

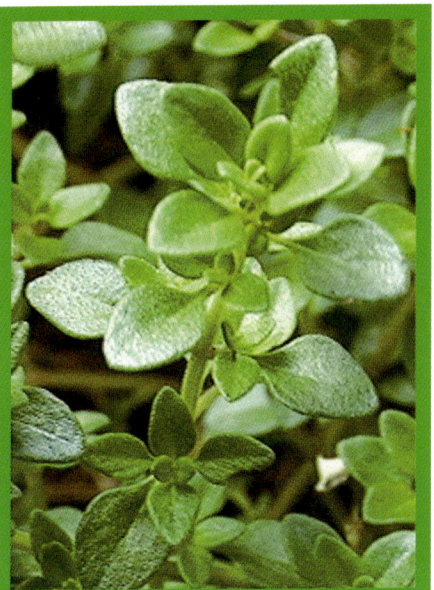

Lamiáceas

O orégano possui propriedades digestivas, expectorantes, diuréticas e desintoxicantes. Útil em casos de gases, falta de apetite e dificuldades menstruais. É muito bom também contra insônia, estresse, cansaço nervoso, exaltações febris, e seu uso externo alivia dores reumáticas e articulares, além de combater a celulite.

376.

Paineira
Chorisia speciosa, St Hil.

Bombacáceas

Seu chá feito das flores é tomado com mel para casos de asma, além da casca poder ser cozida para lavar hérnias ou ínguas. Também combate aftas, hemoptises, controla o sangramento nasal, hematúria, afecção das vias urinárias e fortalece o organismo em geral.

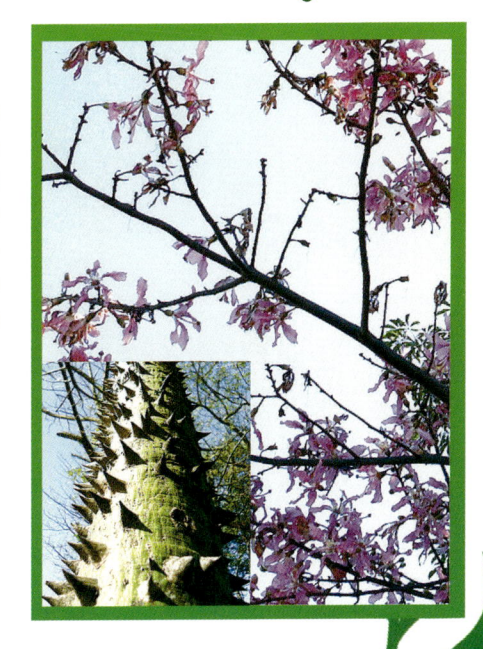

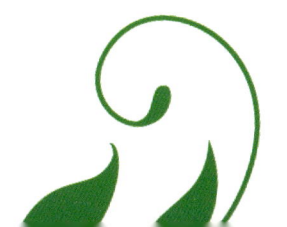

377. Palmito
Euterpe edulis Mart.

Arecáceas

O palmito tem poucas calorias e gorduras. Porém é rico em sais minerais, como cálcio, fósforo e ferro. Também é um boa fonte de vitamina C e, em menores quantidades, de vitaminas do complexo B.

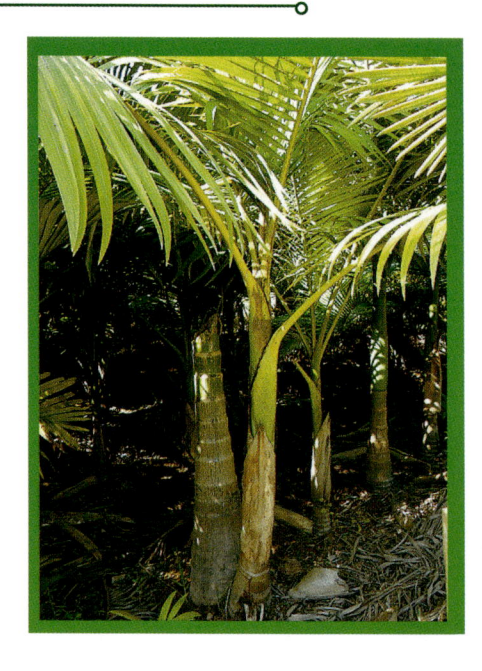

378. Para tudo
Triplaris americana, L.

Poligonáceas

Possui as mesmas propriedades que o pau-amargo. Também o chá da casca auxilia no tratamento de úlceras gástricas, azia, má digestão e facilita a diurese.

Obs.: o leite em demasia é tóxico.

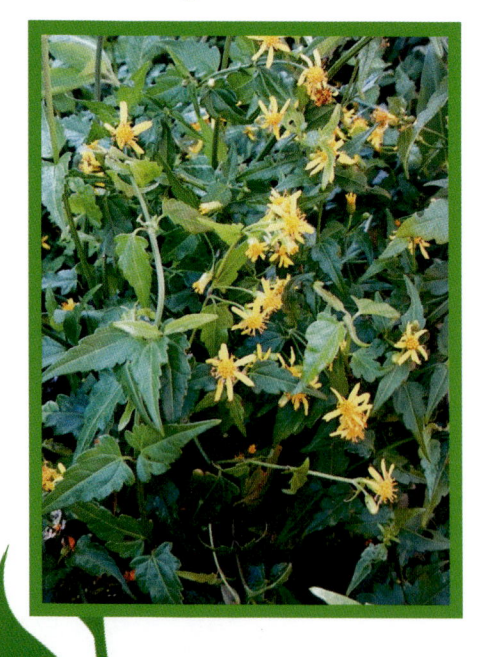

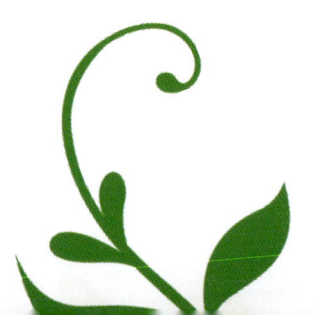

Parietária
Parietaria officinalis, L.

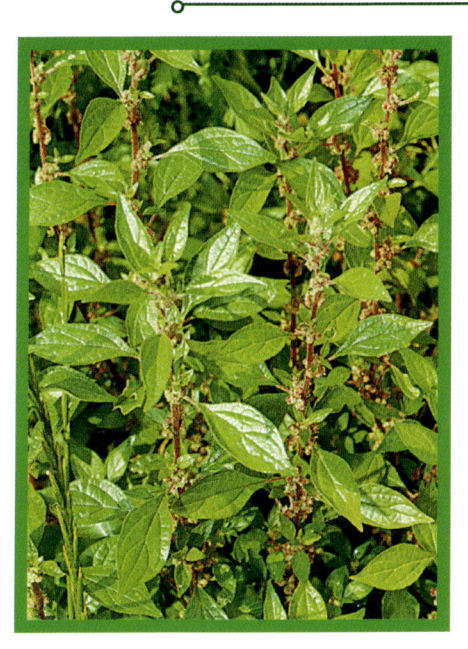

379.

Urticáceas

O chá de suas folhas é útil contra artrite, inflamações da bexiga, pulmões, fígado e rins. Pode-se fazer pomadas ou usar em cataplasma o sumo de suas folhas para tratar queimaduras, feridas, rachaduras anais e dos seios e até mesmo tumores.

380.

Pariparoba
Piper dilatatum, L.C. Rich.

Piperáceas Poligonáceas

O chá feito das folhas da pariparoba é anti-inflamatório, cicatrizante, alivia bronquite, asma, úlceras, reumatismo e hemorroidas, além de ser ótimo para o pâncreas, estômago, fígado e baço. Suas folhas são usadas sobre tumores e feridas e sua raiz é muito útil para dores de dente.

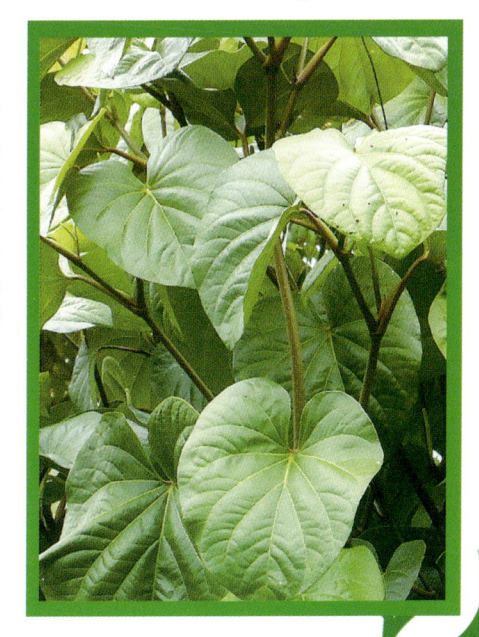

381. Pariparoba-do-mato
Piper gaudchaudiana, Kunth.

Piperáceas

O chá feito das folhas da pariparoba é anti-inflamatório, cicatrizante, alivia bronquite, asma, úlceras, reumatismo e hemorroidas, além de ser ótimo para o pâncreas, estômago, fígado e baço. Suas folhas são usadas sobre tumores e feridas e sua raiz é muito útil para dores de dente.

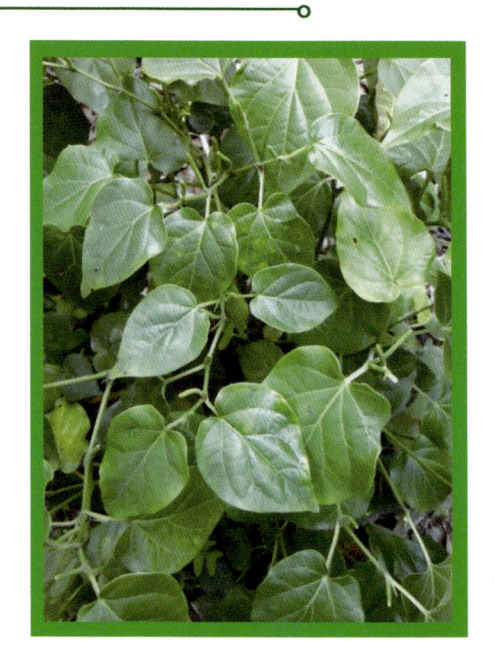

382. Pariri
Arrabidaea chica, Verlot.

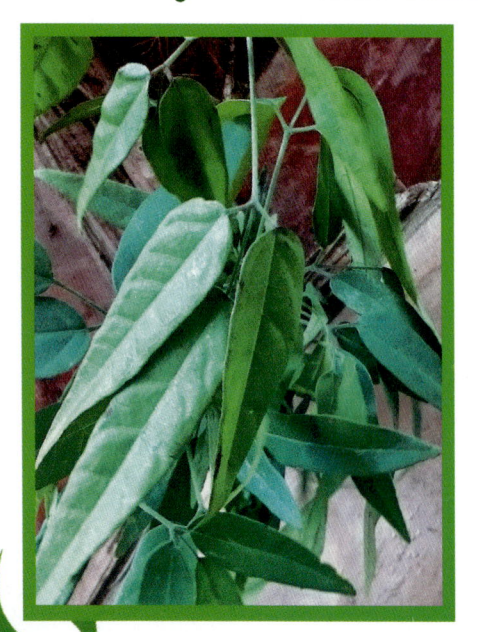

Bignoniáceas

O decocto de suas folhas é útil em casos de anemia, hemorragias uterinas e leucemia. Também pode ser usado externamente para banhos de assento, em corrimentos vaginais, impigens e feridas.

Obs.: gestantes e nutrizes não devem consumir o chá.

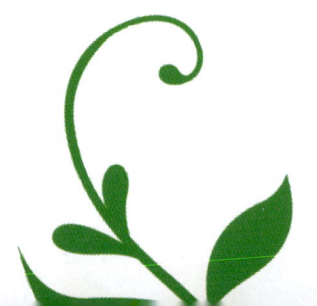

Pata-de-vaca
Bauhinia fortificata, Link.

383.

Legum.-cesalpin.

Suas folhas e flores em infusão e casca em decocção são diuréticas e cicatrizantes, úteis para controlar colesterol, diabetes, recuperar o pâncreas e expelir cálculos renais. Sua casca pode ser usada externamente contra micróbios e fungos. Somente é medicinal aquela que contém um espinho no início da folha.

Obs.: gestantes e nutrizes não devem consumir o chá.

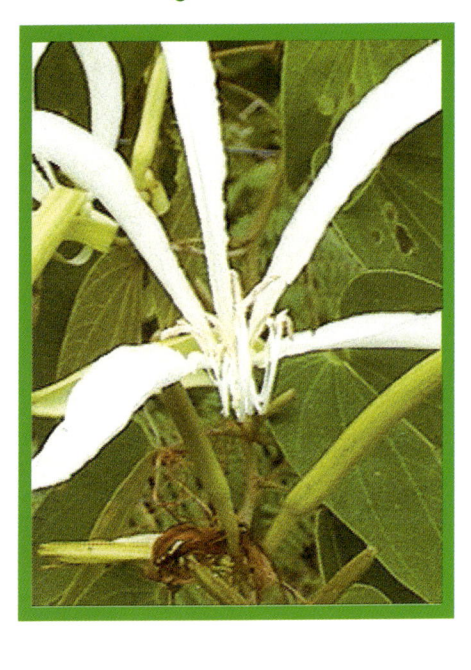

384.
Pau-alecrim
Holocalyxbalansae

Leguminosas

É ótimo para problemas de estômago, garganta, cordas vocais, mau hálito, para limpar as células e toda a pele. Também favorece a circulação sanguínea e fortalece o coração.

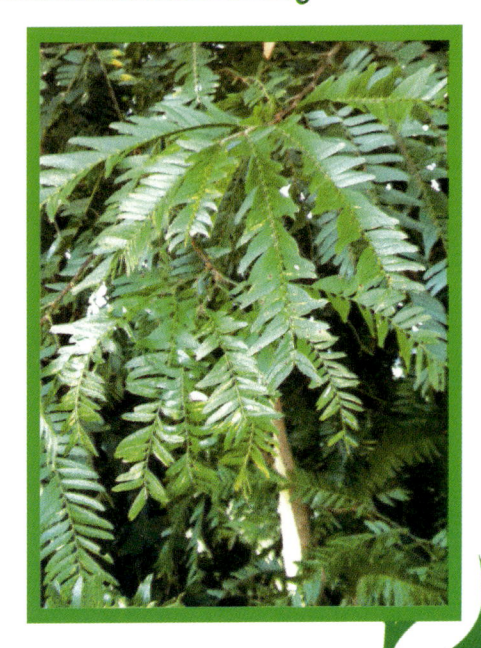

385. Pau-amargo
Picrasma palo-amargo, Speg.

Simarubáceas

É usado principalmente para curar afecções intestinais, além de problemas de estômago, fígado, indigestão e gases. Seu chá também é útil contra diabetes e malária.

Obs.: gestantes e nutrizes não devem consumir seu chá por ser abortivo.

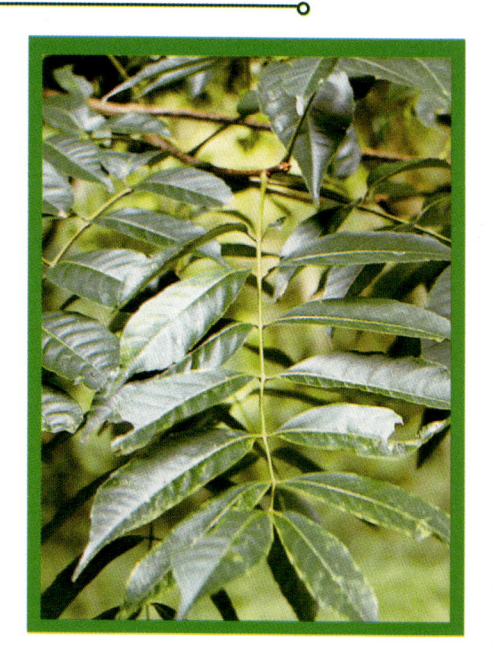

386. Pau-de-tudo
Picramnia parvifolia Engl. ex Chart.

Picramniáceas

Usa-se o chá da casca para combater colesterol, triglicerídeos, azia, problemas de fígado e para regrar o pâncreas. Muitos usam o mesmo chá como diurético, para auxiliar no emagrecimento e perda de peso. Outros usam desfiar a casca e fervê-la para fazer banhos em hematomas.

Obs.: por ser abortivo, o chá não deve ser consumido por gestantes e nutrizes.

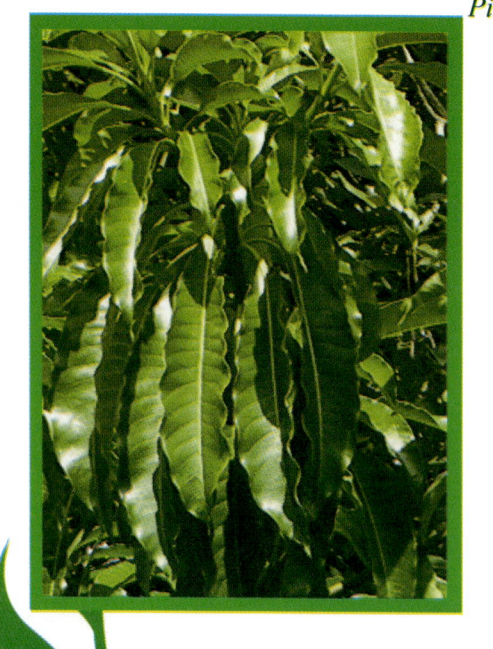

Pau-ferro 387.
Caesalpinia ferrea, Mart.

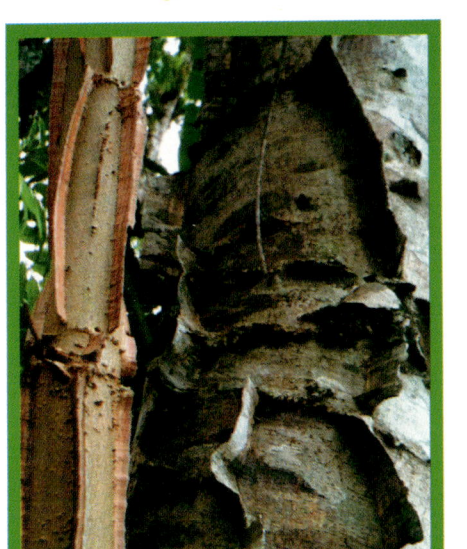

Legum.-cesalpin.

O decocto da casca e das sementes é útil em casos de asma, coqueluche, bronquite, diabetes, e externamente em hemorragias e feridas. O chá da casca é indicado para combater afecções catarrais e eliminar a tosse e a gripe.

388. Pedra-ume-caá
Myrcia sphaerocarpa DC.

Mirtáceas

Possui propriedades hipoglicêmicas e antidiarreicas, é útil em casos de hemorroidas, inflamações uterinas, diabetes e problemas renais.

Obs.: seu uso deve ser evitado em crianças.

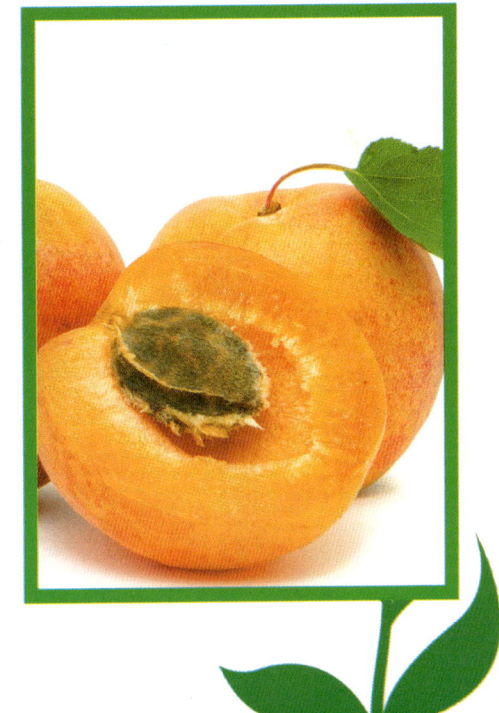

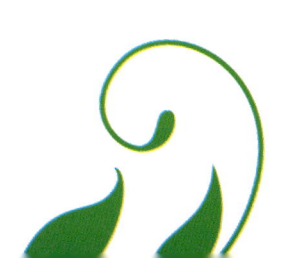

389. Pente-de-macaco
Pithecoctenium echinatum, Schum.

Bignoniáceas

O chá de sua casca em lavagens acalma o reumatismo. Funciona como calmante e depurativo. Tem propriedades antibióticas; é bom contra febre, gripes, resfriados, doenças bacterianas e coqueluche. Da raiz se faz um chá depurativo contra doenças cutâneas, reumatismo, sífilis, artrite, gota, dores nos ossos e inflamação ciática.

Obs.: contraindicado para gestantes e nutrizes.

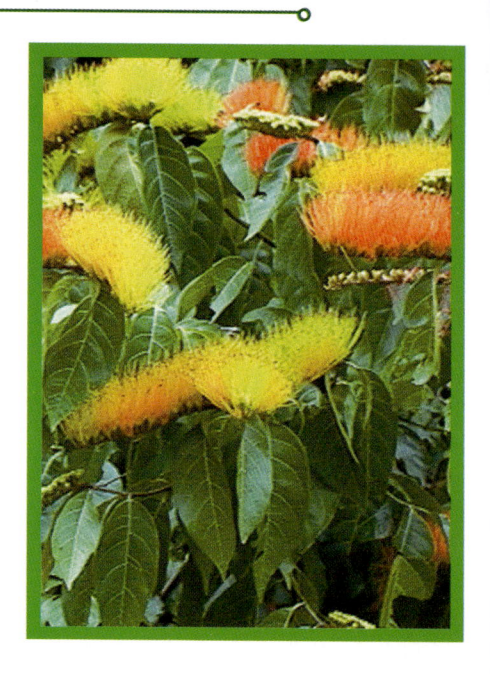

390. Pepino
Cucumis sativus, L.

Cucurbitáceas

Possui propriedades diuréticas, elimina pedras nos rins, na vesícula e ácido úrico. Útil para o fígado, estômago, inflamação da bexiga e cólicas. Pode ser batido no liquidificador e depois coado, auxiliando, assim, no tratamento do reumatismo, menopausa, coceiras, limpeza de pele, queimaduras e picadas de inseto.

Obs.: se consumido murcho, possui propriedades tóxicas.

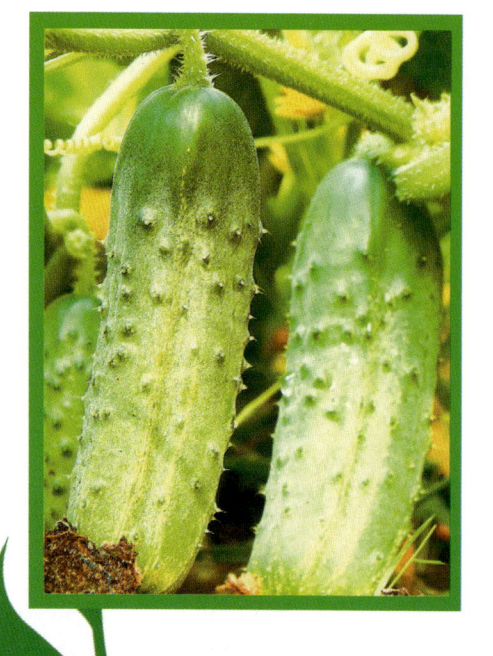

Pequi

391.

Caryocar brasiliense, Camb.

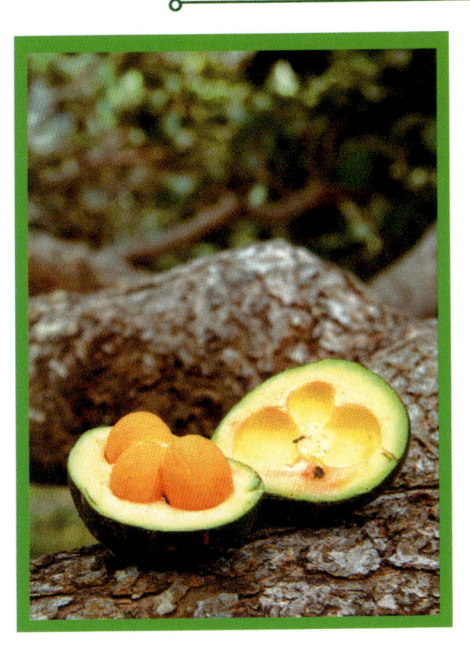

Cariocariáceas

O pequi é tônico e nutritivo, auxilia em problemas respiratórios e sua casca é usada para fazer um chá febrífugo. Seu licor é muito útil em vários casos de doenças estomacais.

Obs.: ao consumir o fruto, a pessoa deve tomar cuidados, pois seu caroço tem espinhos finos que penetram a boca.

392.

Pera

Pirus communis, L.

Rosáceas

A pera possui propriedades laxativas e diuréticas, é útil contra problemas nos rins, bexiga, circulação, reumatismo, prisão de ventre, febres intestinais e gota, além de regularizar a pressão.

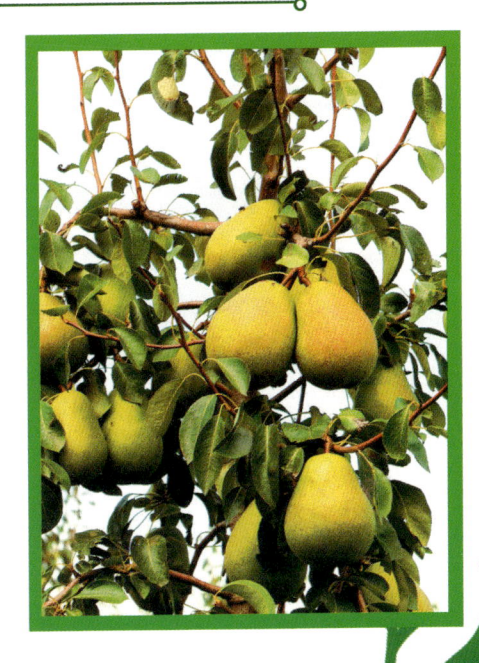

393. Periquito
Alternanthera amabilis, Hort.

Amarantáceas

É uma folhagem usada para acalmar dores: de cabeça, fígado e bexiga. Externamente é útil em assaduras infantis e em inflamações gengivais e bucais.

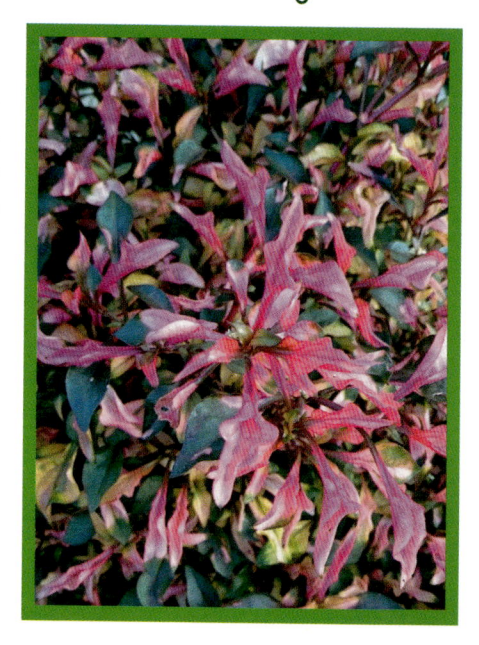

394. Perpétua
Gomphrena celosioides, Mart.

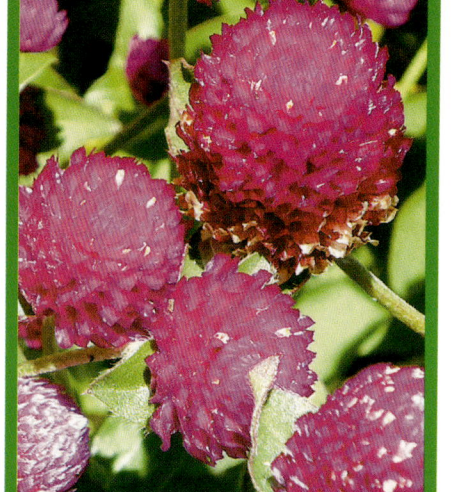

Amarantáceas

A infusão das suas flores é usada para febre, tosse, problemas respiratórios, nervosismo e bronquite.

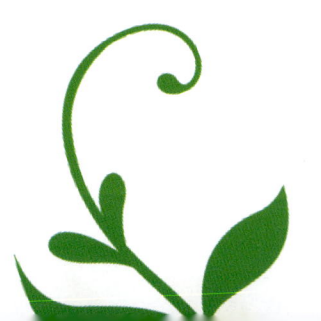

Pesseguiro
Prumus persica, L.

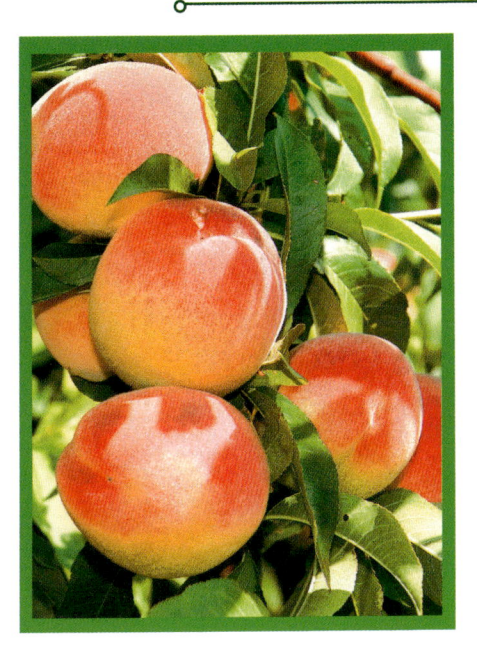

395.

Rosáceas

Suas folhas em cataplasma são usadas externamente em úlceras, afecções cutâneas e herpes. O suco do fruto é diurético, estimulante, nutritivo e ajuda o intestino. Suas folhas e flores são usadas para fazer infusão contra vômitos no período de gravidez, má digestão, dor de cabeça e também como laxante.

Obs.: o chá das folhas e da casca da planta contém toxinas e provoca distúrbios no sono e desiquilíbrio em geral.

Picão
Bidens pilosa, L.

396.

Compostas

Faz-se um chá de suas folhas e raízes, que auxilia em problemas hepáticos, distúrbios digestivos, amarelão, diabetes, pedras nos rins, vesícula e bexiga, asma, bronquite e disenterias. Cura inflamações amigdaloides, feridas e úlceras. Há estudos que apontam o potencial antitumoral da Bidens pilosa, usada na medicina popular brasileira. A fração de clorofórmio da planta apresenta uma atividade antitumoral considerável que dá esperanças em relação à cura de cânceres.

Obs.: pessoas alérgicas e sensíveis à cafeína não devem consumir o chá.

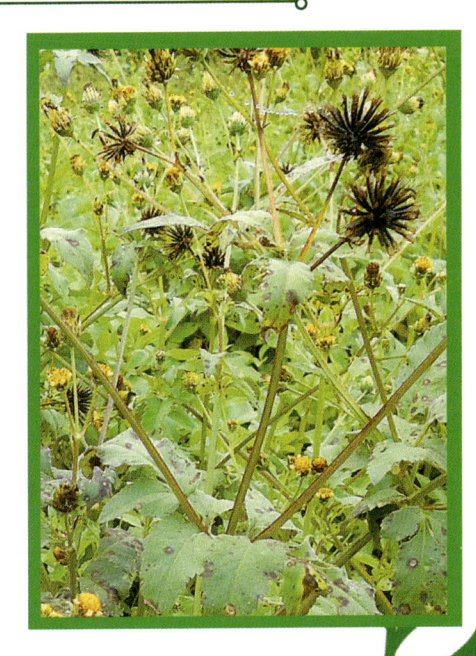

397. Picão-branco

Galonsoga parviflora, Cav.

Compostas

Faz-se um chá de suas folhas e raízes, que auxilia em problemas hepáticos, distúrbios digestivos, amarelão, diabetes, pedras nos rins, vesícula e bexiga, asma, bronquite e disenterias. Cura inflamações amigdaloides, feridas e úlceras.

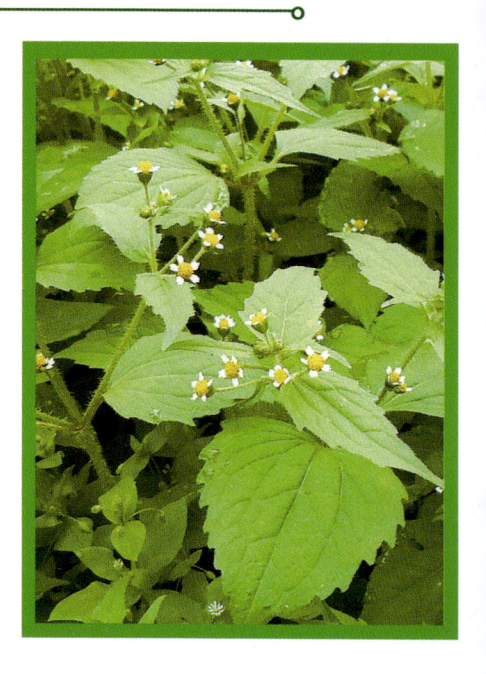

398. Pimenta-do-reino

Piper nigrum, L.

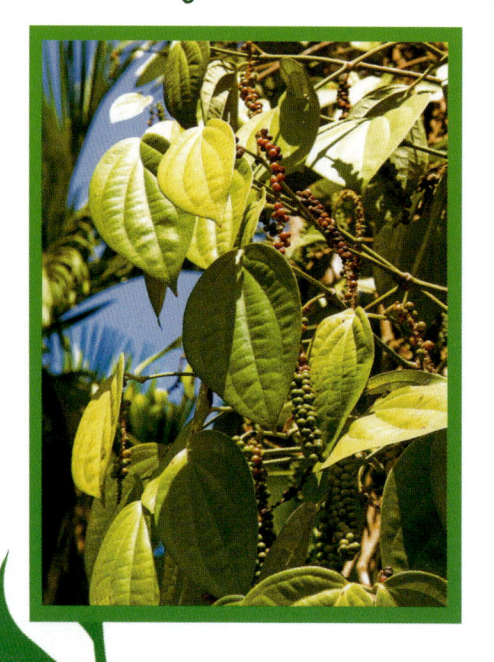

Piperáceas

Deve ser evitada em casos de úlceras internas ou hemorroidas. Pode melhorar o apetite, é estimulante, elimina gases, auxilia a digestão, a transpiração e controla a febre.

Obs.: contraindicada para pessoas com hemorroidas.

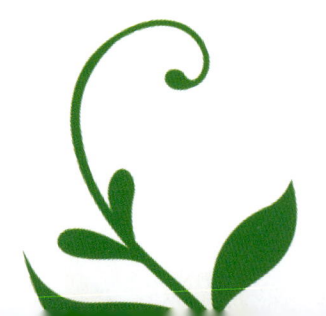

Pimenta-malagueta
Capsicum futescens, Wild.

399.

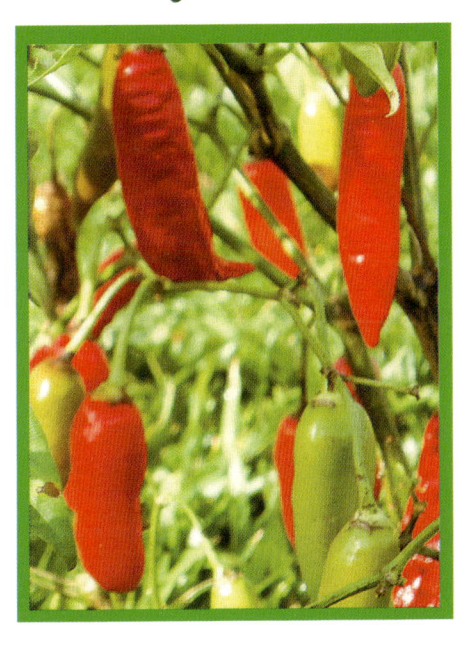

Solanáceas

É útil contra encefalite, meningite, congestão cerebral e ainda ajuda na circulação sanguínea.

Obs.: gestantes e nutrizes devem consumi-la moderadamente.

400.
Pimenta-de-macaco
Piper aduncum, L.

Solanáceas

Usa-se consumir a pimenta para equilibrar a pressão sanguínea.

Obs.: não deve ser usada por gestantes, pessoas com hemorroidas e com fezes sanguinolentas.

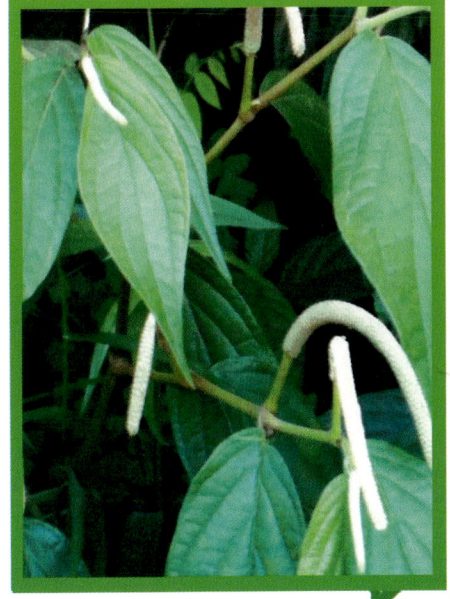

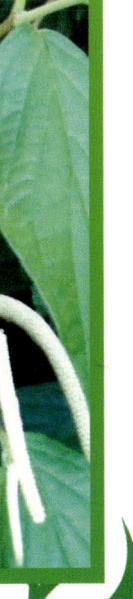

401. Pimentão
Capsicum annuum, L.

Solanáceas

Seu suco é usado para massagear a cabeça e evitar a calvície. É usado com álcool contra artrite, reumatismo, dores lombares, de cabeça e torcicolos.

Obs.: os hipertensos devem consumir moderadamente o seu fruto.

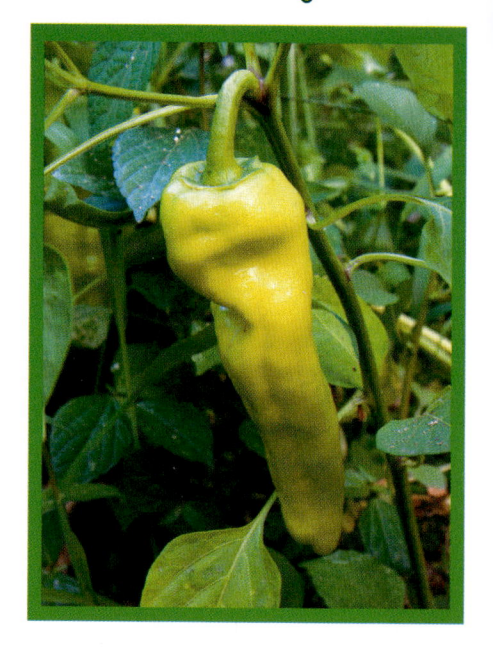

402. Pinha
Annona squamosa, L.

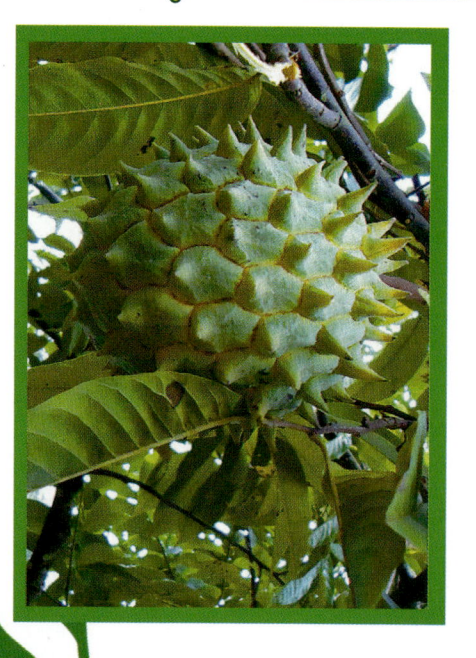

Anonáceas

A decocção de suas folhas é usada para banhos no caso de artrite ou reumatismo. Sua polpa é laxativa, diurética e beneficia o estômago. A pinha é adstringente, abre o apetite e facilita o movimento dos líquidos. É anti-inflamatória, antirreumática, elimina insetos, quando ao natural, e é energética.

Pinheiro
Araucaria angustifolia (Bert) Kuntze

403.

Araucariáceas

De suas folhas faz-se um chá para debilidade orgânica. Sua casca deixada no álcool ao longo de alguns dias ajuda no caso de cobreiros, varizes, distensões musculares e reumatismo. O pinhão é fortificante e muito nutritivo.

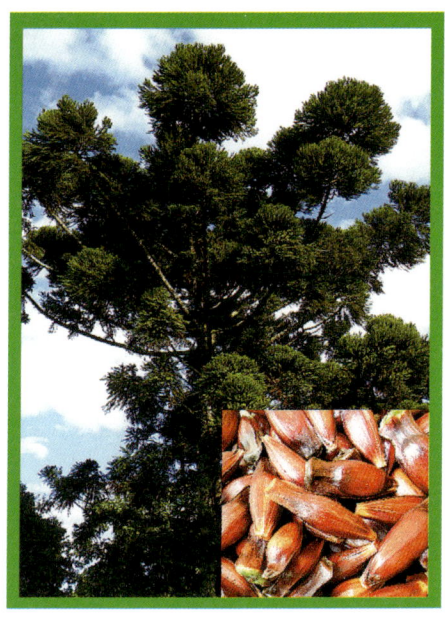

404.

Pinheiro-americano
Pinus Elliottii, Engelm.

Pináceas

Seu chá feito das folhas baixa a pressão, ajuda a emagrecer e auxilia em caso de arteriosclerose.

Obs.: gestantes, nutrizes, crianças até 6 anos e pessoas com hipersensibilidade não devem consumir o chá.

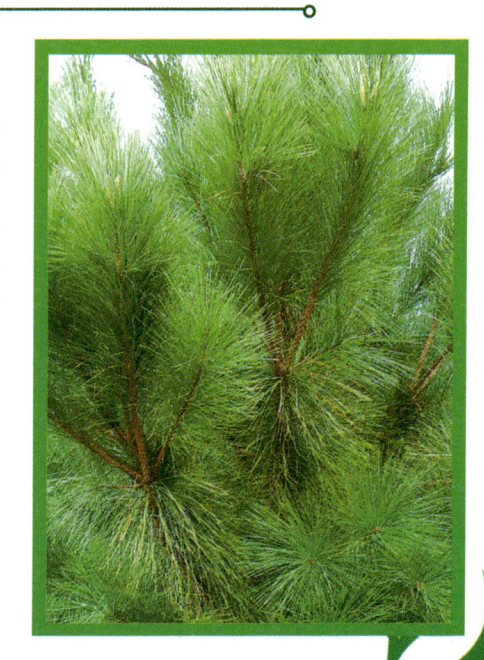

405. Pitaia
Cereus undatus

Cactáceas

Para quem consumi-la in natura é benéfica em casos de flatulência, dispepsia e indisposição estomacal. Também é boa para rejuvenescer a pele, fortalecer as unhas e para o núcleo capilar. O fruto contém vitaminas A e C, fósforo. Auxilia o processo digestivo e previne o câncer de cólon e diabetes.

Obs.: em altas doses pode provoca hipertensão.

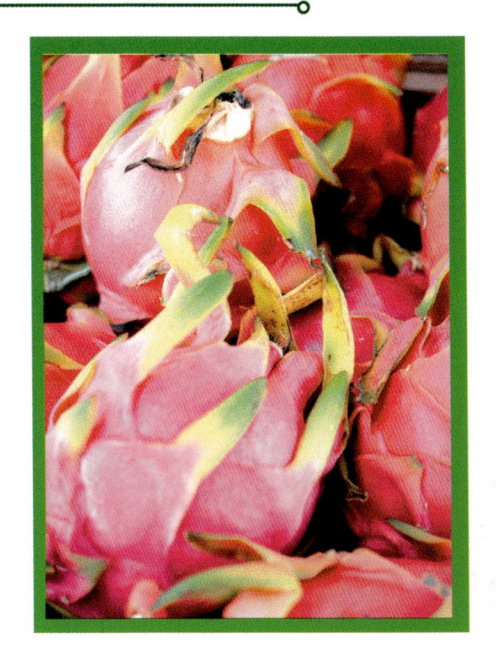

406. Pitangueira
Eugenia uniflora, L.

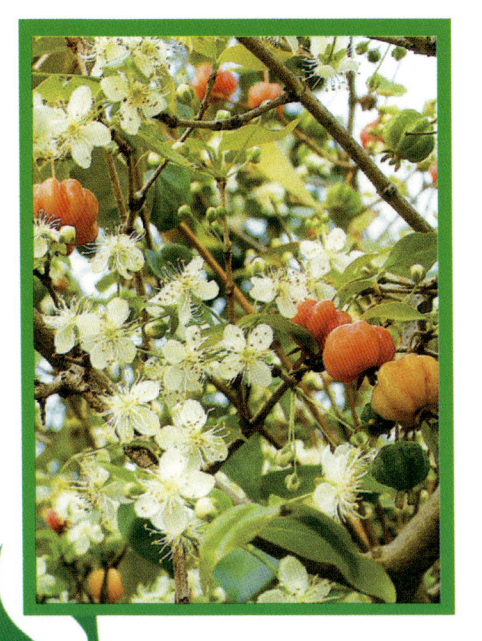

Mirtáceas

É usada para fazer xarope contra gripes, resfriados, tosse e bronquite. Seu chá ajuda em casos de diarreia, cólicas, ansiedade, febre e nervosismo. A fruta contém vitamina C, tanino, ferro, sais minerais e cálcio.

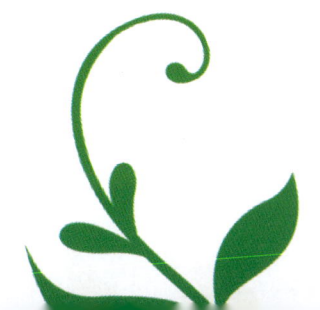

Piteira
Fourcroya gigantea, Vent.

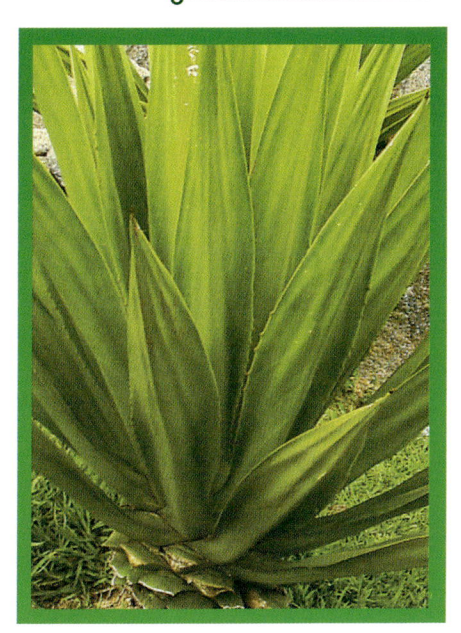

407.

Amarilidáceas

O suco de suas folhas só é usado externamente. Auxilia em juntas doloridas e inflamadas. A piteira previne ou cura o escorbuto, elimina a sífilis, é depurativa do sangue, digestiva, diurética, estomáquica e expectorante. Auxilia na detenção e no controle do fluxo sanguíneo e controla as funções do fígado.

408.

Pitomba
Talisia esculenta (A. St.-Hil.) R adlk.

Sapindáceas

Usa-se consumi-la para regrar o funcionamento do estômago, dos intestinos e como calmante dos órgãos digestivos. Seu suco é um ótimo refrigerante em geral.

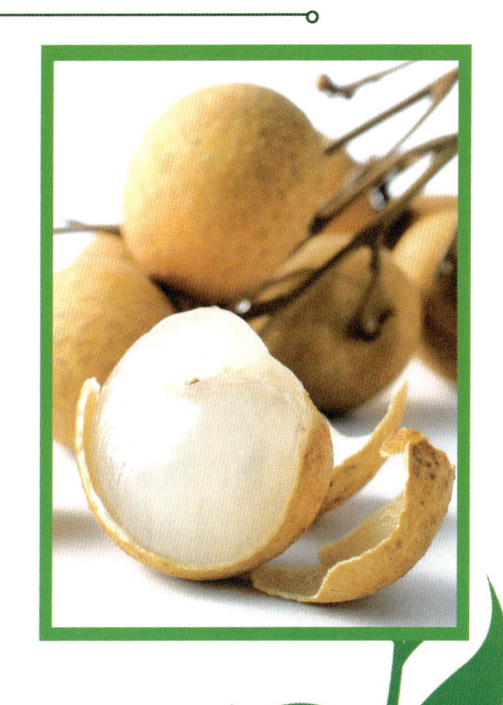

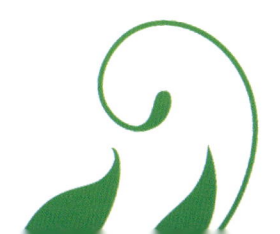

409. Pixirica
Melastoma akermani, Mure

Melastomatáceas

A infusão de suas folhas serve para afecções das vias urinárias e da bexiga, também para palpitações cardíacas. Auxilia externamente em casos de problemas cutâneos.

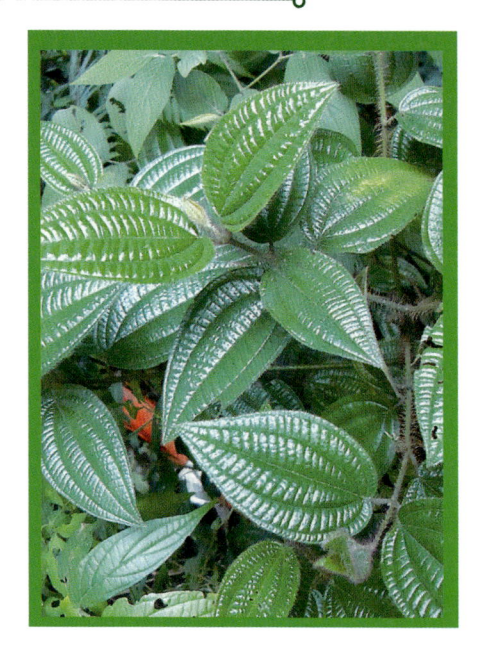

410. Plátano
Platanus orientalis, L.

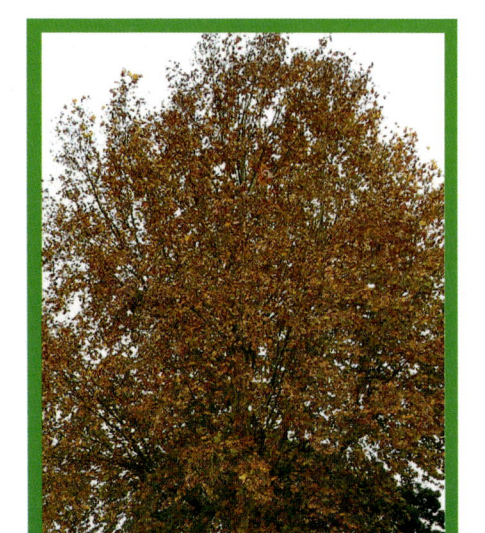

Platanáceas

Suas folhas e casca da raiz em infusão são usadas contra febre, frieiras e feridas.

Poejo
Mentha pulegium, L.

411.

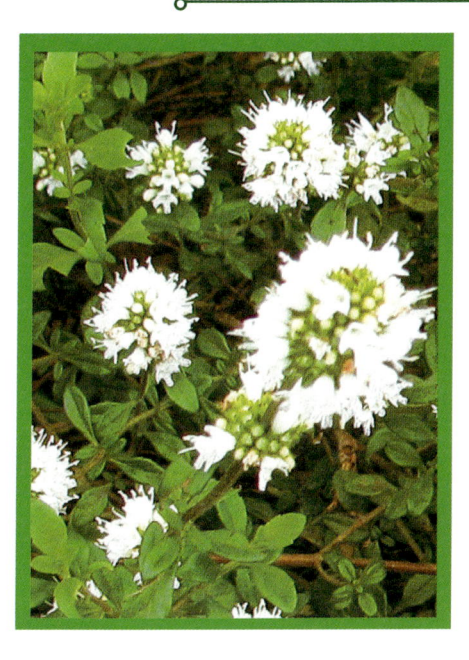

Lamiáceas

Seu chá é muito útil contra problemas nas vias respiratórias, cólicas, gases nos bebês, fraqueza, insônia e debilidade do sistema nervoso.

Obs.: por ser abortivo, não é indicado para gestantes.

412.
Pó-de-mico
Fleurya aestuans (L.) Gaudich.

Urticáceas

É uma planta altamente diurética e sudorífera. Causa enormes ataques de coceira, por maior que seja a prudência, em quem se aproxima dos lugares nos quais se acumulam.

Obs.: gestantes não devem usá-lo, nem se aproximar dele, pois provoca alergias e coceiras na pele e deformação ou marcas no bebê.

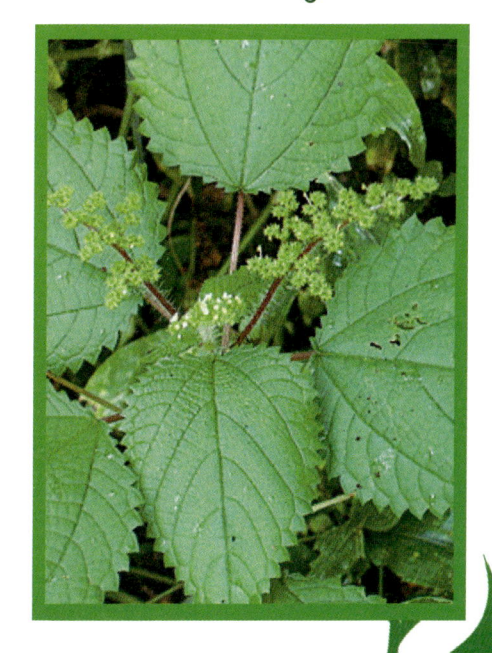

413. Primavera-de-jardim
Vinca minor, L.

Apocináceas

As folhas, secas à sombra, são usadas para fazer banhos em hematomas e outros problemas de pele. Contraindicada para gestantes, nutrizes e crianças.

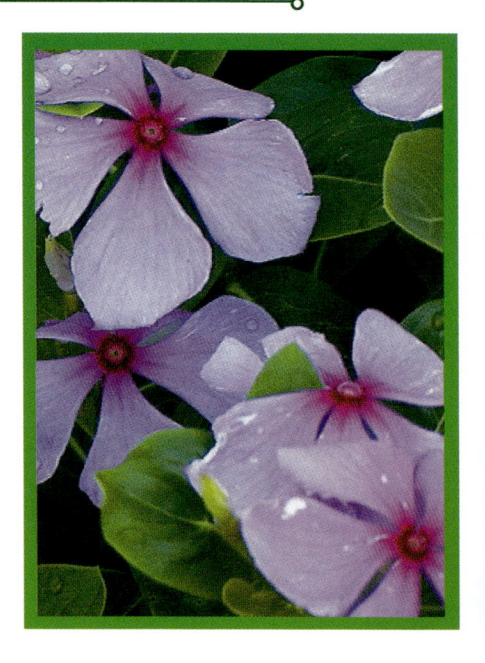

414. Primavera-do-mato
Brunfelsia uniflora (Pohl) D. Don.

Solanáceas

Usa-se o chá da casca para controlar a tensão pré-menstrual, problemas ligados à menopausa feminina e também é indicado para equilibrar a pressão sanguínea no período da andropausa masculina. A casca é depurativa do sangue e auxilia também na eliminação de espinhas, acnes, brotoejas e outros problemas ligados à pele. Também é diurético, purgativo, para sífilis e reumatismo.

Obs.: o uso em demasia pode provocar diarreias e alterações na coagulação sanguínea.

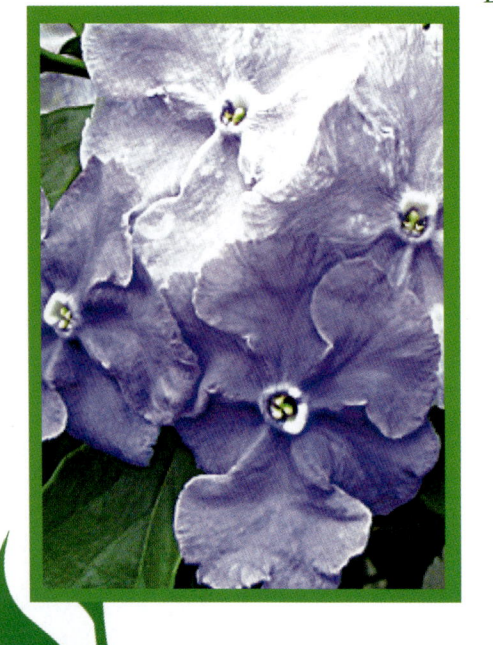

Pulmonária
Stachys byzantina, C. Koch.

415.

Lamiáceas

Suas folhas em infusão misturadas com mel servem externamente para remover feridas e internamente como remédio para tosse, obstrução respiratória e asma.

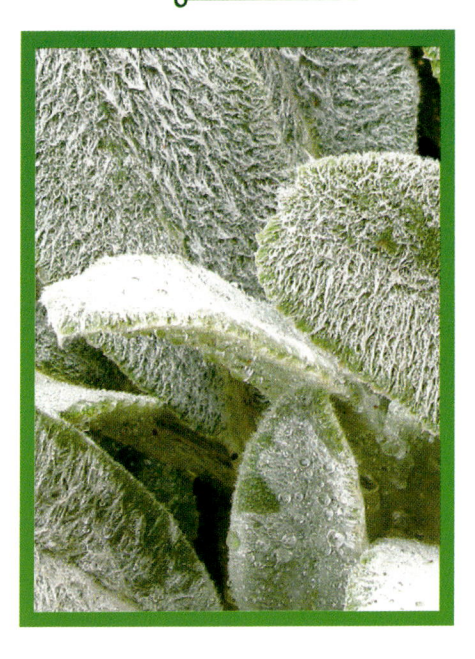

416.
Pulsatila
Pulsatilla Nigricans (Puls)

Ranunculáceas

É usada para perturbações hormonais, menstruações suprimidas, irregulares ou dolorosas, sarampo, conjuntivite, secreção lacrimal, terçol, otite, cistite, problemas de próstata, dores em geral e para fortalecer a pigmentação da pele e o desenvolvimento do feto no período de gravidez.

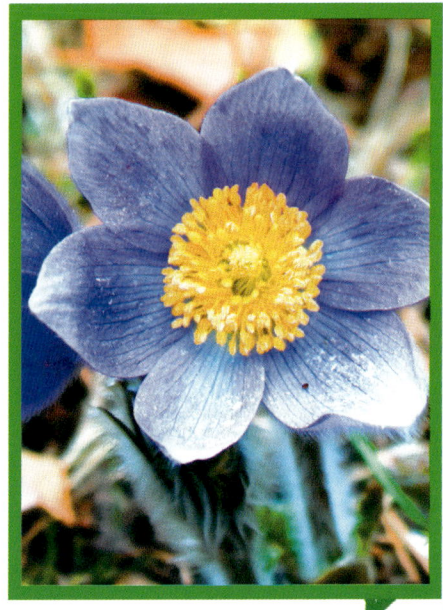

417. Quebra-pedra
Phyllanthus niruri, L.

Euforbiáceas

Seu chá acalma inflamações dos rins, fígado e vesícula, elimina cálculos renais, diabetes, ácido úrico, problemas de próstata e hepatite.

Obs.: contraindicada para gestantes, nutrizes e crianças.

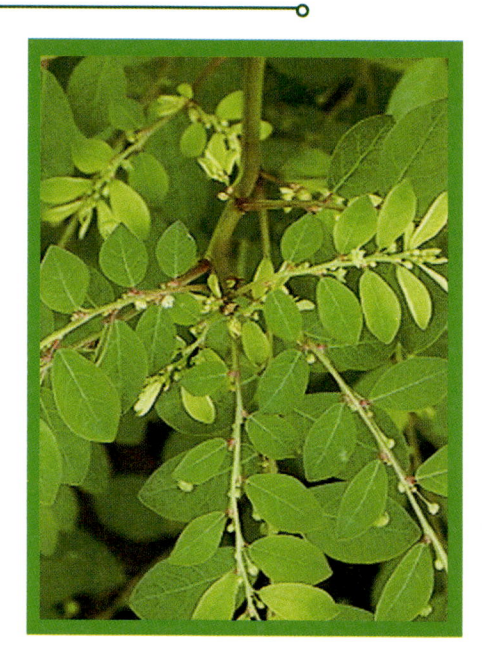

418. Quebra-pedra rasteira
Euphorbia prostrata Aiton.

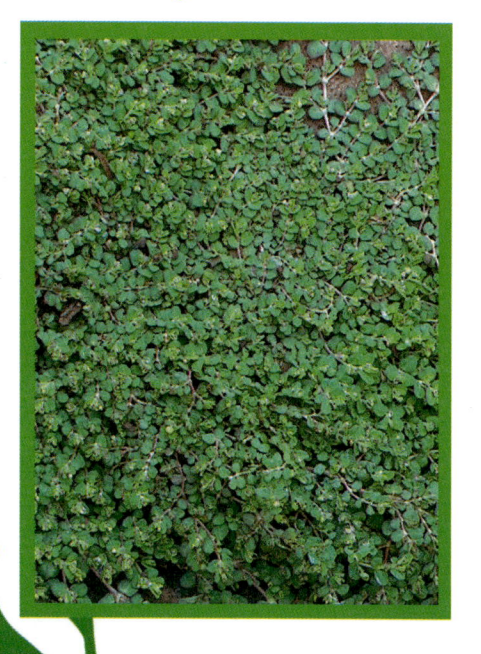

Euforbiáceas

Suas folhas, secas à sombra, são diuréticas e utilizadas no combate ao cálculo renal, afecções da bexiga, dos rins, ovários, cistites, pedras na vesícula e problemas na garganta.

Quebra-tudo
Phyllanthus niruri, L.

419.

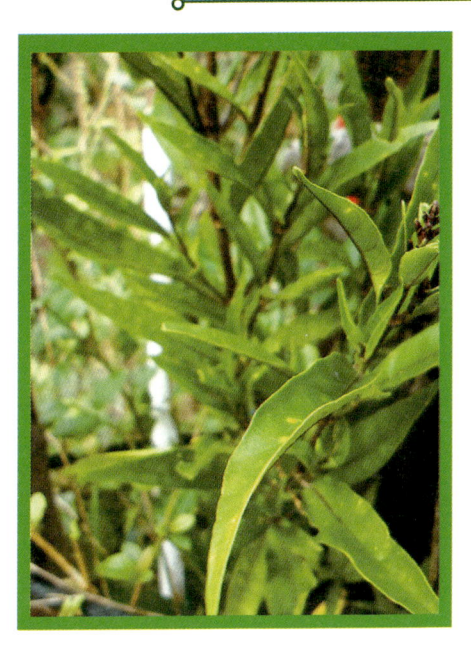

Euforbiáceas

Seu chá acalma inflamações dos rins, fígado e vesícula, elimina cálculos renais, diabetes, problemas de próstata, hepatite, e elimina gorduras orgânicas na diurese.

Obs.: gestantes, nutrizes e crianças não devem consumir o chá. O uso em demasia após um certo perío do provoca desmineralização e enfraquecimento do organismo.

420.

Quebra-tudo flor
Kalanchoe-pinnata

Crassuláceas

Pode ser usada em forma de emplastro para diminuir a dor provocada por queimaduras, contusões, hematomas, recuperar e rejuvenescer a pele. Triturada no liquidificador, o suco combate a azia, má digestão e úlceras gástricas.

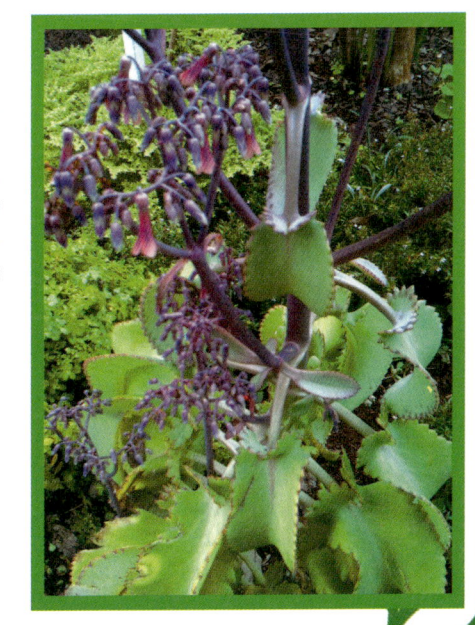

421. Quiabo
Abelmoschus esculentus (L.) Moench

Malváceas

As folhas podem ser aplicadas em compressas sobre feridas de difícil cicatrização e que apresentam, às vezes, corrimento sanguíneo. É um ótimo alimento, indicado para gestantes, por ser rico em ferro. Seu consumo também auxilia a desinflamar intestinos, rins e bexiga. Acalma nervos e combate asma, tosse e outros problemas ligados ao aparelho respiratório.

Obs.: o consumo em demasia provoca diarreia.

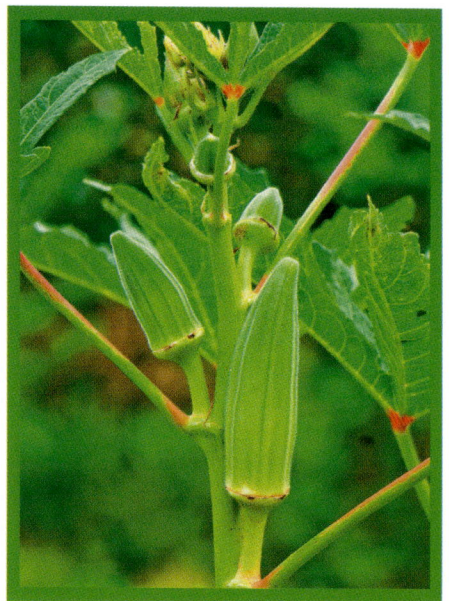

422. Quitoco
Pluchea quitoc, DC.

Compostas

Em cataplasma o quitoco é cicatrizante, acalma dores do corpo e é aplicado em feridas, tumores e varizes. Suas raízes, folhas e flores são úteis contra inflamações do fígado, do útero e da vesícula, gases, problemas estomacais, falta de apetite, tosse, bronquite e asma.

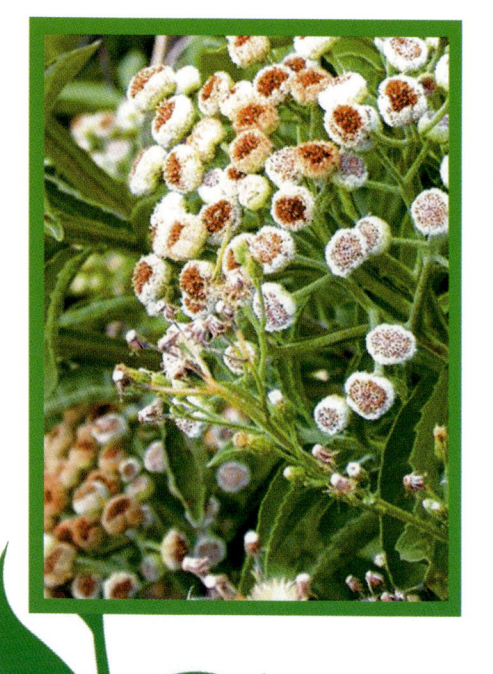

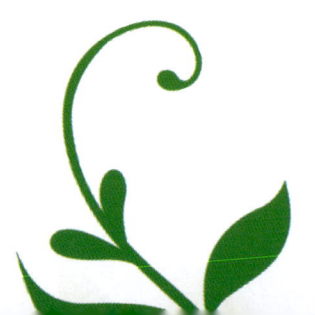

Rabanete
423.
Raphanus sativus, L.

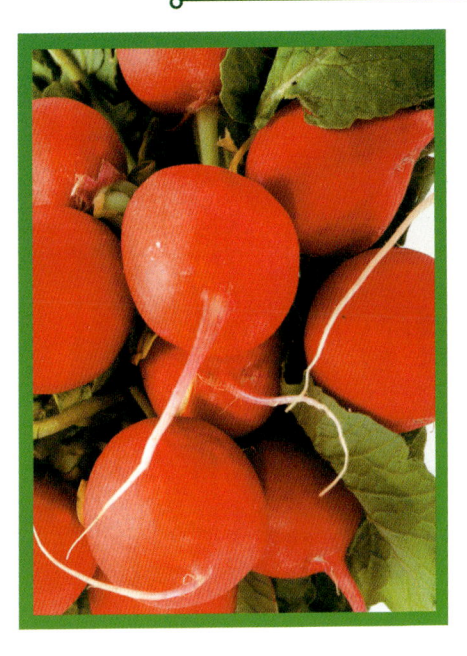

Crucíferas

Tem propriedades digestivas, diuréticas, estimula o apetite, evita doenças urinárias, artrite, e regula a vesícula, o fígado e as funções digestivas. Suas sementes são úteis contra vermes.

424. Rabo-de-arara
Phyllitis scolopendrium, (L) Newm.

Polipodiáceas

De suas folhas secas à sombra faz-se um chá expectorante, também usado para fortalecer o cabelo e lavar feridas.

Obs.: as folhas verdes ou a seiva leitosa causam lesão na pele e mucosas, edema ou inchaço nos lábios, na boca e na língua. Também pode ocorrer queimação de pele, coceira nos olhos, vômitos, diarreias e perturbação visual.

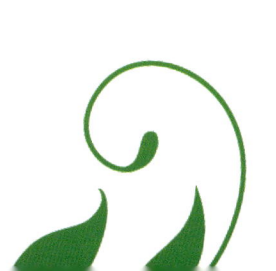

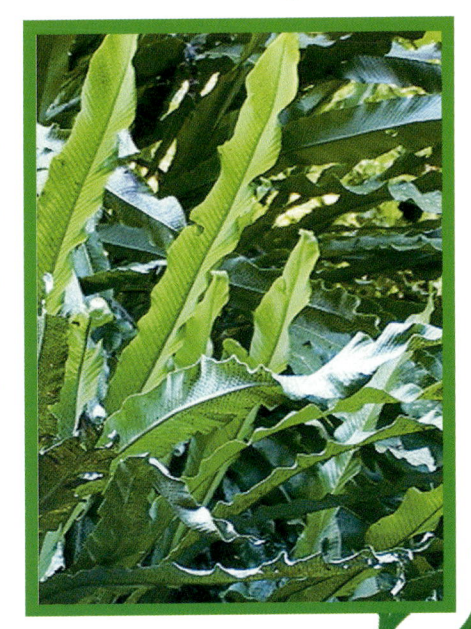

425. Rambotango
Litchi chinensis Sonn.

Sapindáceas

Contém alto índice de vitamina C, além de possuir as do complexo B, sódio, cálcio e potássio. Consumir seu fruto auxilia a regrar os intestinos e a diurese. Da semente triturada obtém-se um ótimo pó, que pode ser usado como vermífugo.

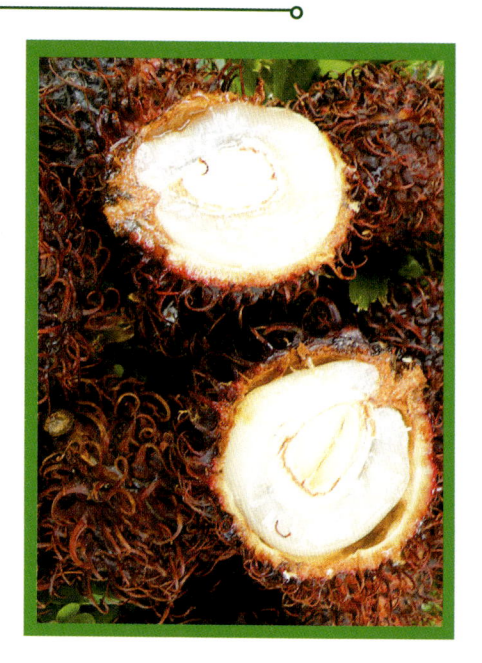

426. Repolho
Brassica oleracea (var. capitata), L.

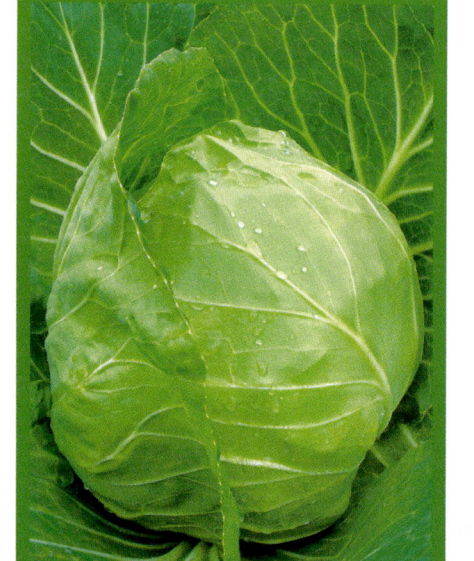

Crucíferas

É rico em vitamina C e sais minerais. Útil para fortalecer a parede do estômago contra os ataques ácidos, contra anemia, distúrbios intestinais, crescimento dos cabelos, dores reumáticas, feridas, gota, hemorroidas, nevralgias, reumatismo e tuberculose.

Obs.: o consumo do repolho, como alimento, não é indicado aos portadores de perturbações gastrointestinais agudas ou crônicas.

Romãzeira
Punica granatum, L.

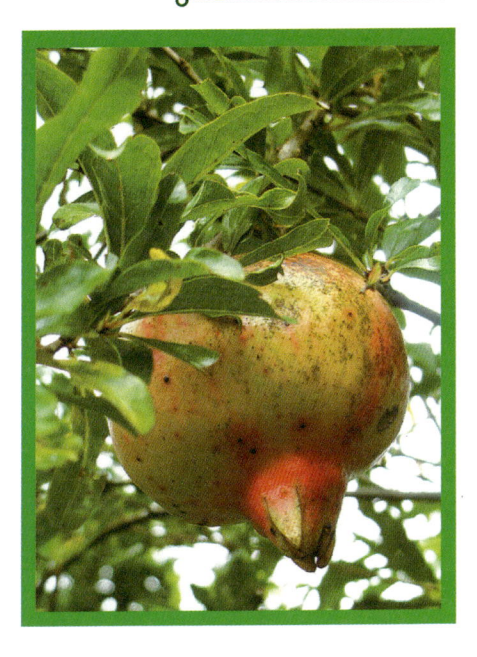

427.

Punicáceas

O chá de sua raiz tem propriedades vermífugas. A casca da fruta seca é usada para fazer um chá depurativo, diurético e tônico. Útil contra diarreias, cólicas, hemorroidas, inflamações, gengivite e problemas na garganta.

Obs.: a casca da fruta verde não pode ser consumida devido à alta concentração de alcaloides que provocam intoxicação. A fruta deve ser seca à sombra.

428.

Rosa
Rosa gallica, L.

Rosáceas

Faz-se um chá de suas pétalas, que regula o sono, tem propriedades calmantes, adstringentes, laxativas e digestivas; o chá é usado contra inflamações bucais e oculares, hemorroidas, fraqueza estomacal, manchas cutâneas, inflamações vaginais e queimaduras.

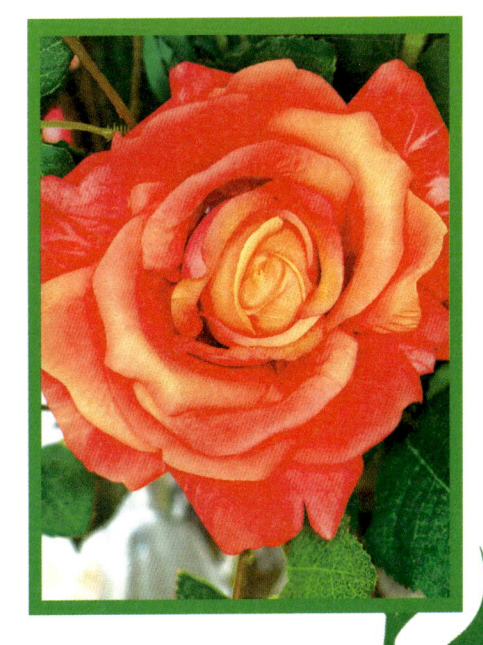

429. Rosa-silvestre
Rosa canina, L.

Rosáceas

Possui propriedades diuréticas, boa para os rins, vesícula, bexiga, depressão, cansaço, anemia e inflamações. Usam-se as folhas, os caules, o decocto dos frutos e a infusão das pétalas.

Obs.: o óleo em demasia pode provocar alergias e irritações na pele.

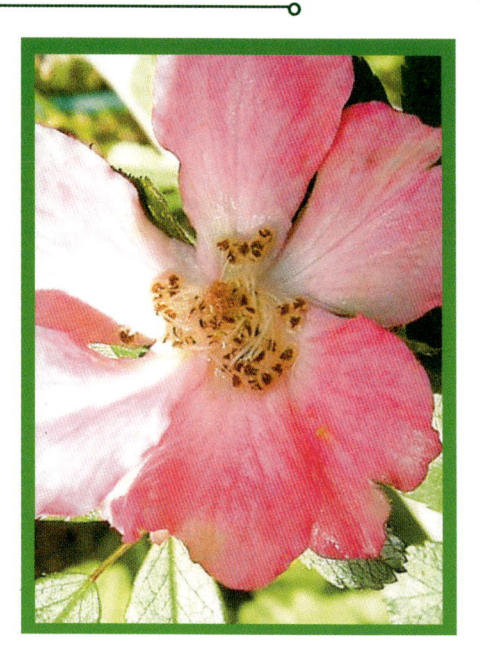

430. Rosa-rubra
Rosa gallica, L.

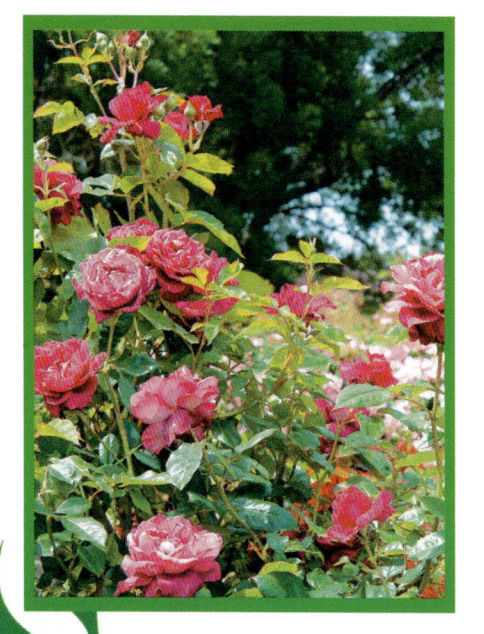

Rosáceas

As pétalas são usadas como calmantes do sono, principalmente para crianças com dificuldades de dormir ou com relógio biológico desregrado. Podem ainda ser consumidas em saladas para fortalecer o organismo todo. O adulto também toma de seu chá para acalmar os nervos, problemas de insônia, controlar a pulsação sanguínea e para descansar melhor. É usada, também, como reconstituinte do sistema imunológico em geral.

Rosmarinho
Rosmarinus officinalis, L.

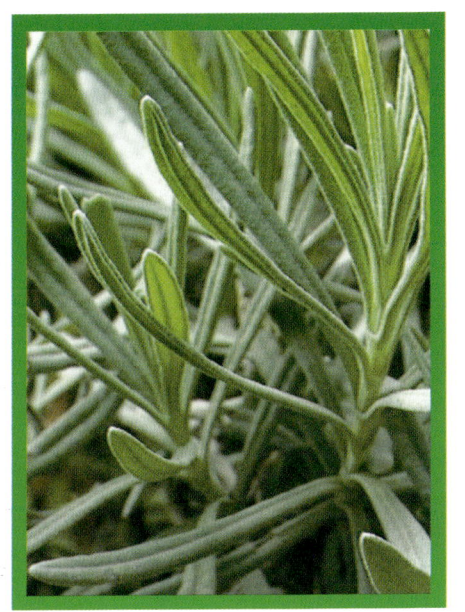

431.

Lamiáceas

Usa-se o pé todo. Suas folhas são calmantes, depurativas e auxiliam no tratamento de gases orgânicos.

432.
Rúcula
Eruca sativa, Mill.

Crucíferas

Suas folhas e talos podem ser mascados para auxiliar no tratamento de inflamações bucais e da gengiva. A rúcula é diurética, depurativa e estimula o organismo. Usa-se para fazer xarope contra problemas do pulmão, tosse e bronquite.

Obs.: gestantes, nutrizes e crianças não devem consumi-la nem em salada nem em forma de chá.

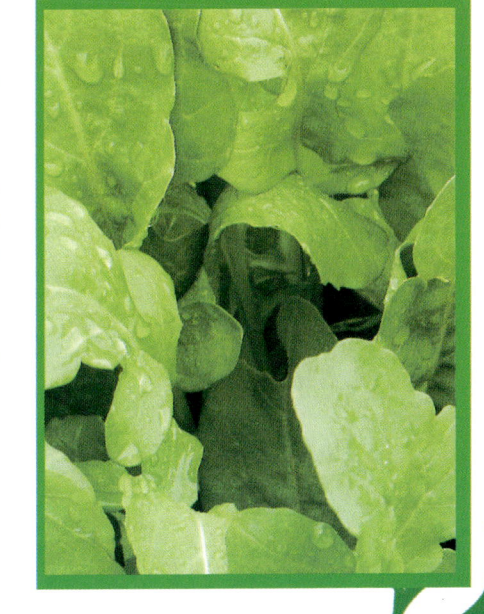

433. Ruibarbo
Rheum palmatum L.

Poligonáceas

O seu tubérculo possui inúmeras propriedades medicinais. É adstringente, tônico estomacal, anti-helmíntico, purgante, bactericida, anti-inflamatório, catártico, antisséptico, laxante e vulnerário. Fortalece o sistema orgânico de modo geral. É usado contra constipação, amenorreia, icterícia, disenteria, carbúnculos, coágulos no sangue, vermes, diarreia, febre, feridas na boca, hemorroidas e queimaduras.

Obs.: gestantes não devem consumi-lo.

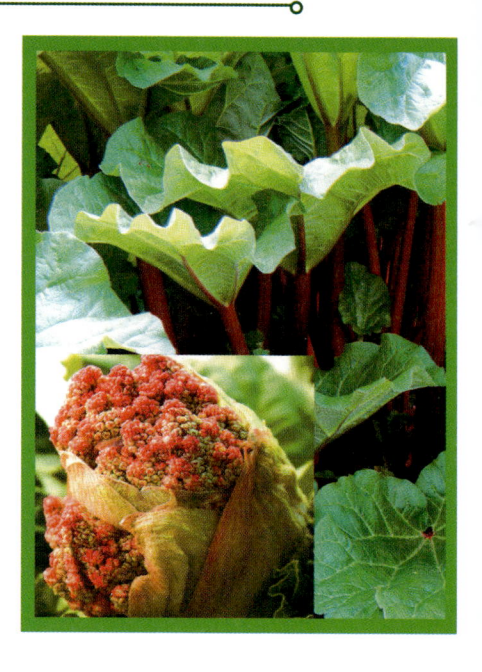

434. Sabugueiro
Sambucus australis, Cham et Schlecht

Caprifoliáceas

Suas flores secas e folhas são usadas para fazer um chá para combater afecções pulmonares, gripes, sarampo, intoxicação hepática, problemas nos rins, toxinas, bronquite e caxumba. O chá de suas folhas combate reumatismo, ácido úrico, diabetes, artrite e ajuda no emagrecimento. Suas flores frescas aplicam-se em hemorroidas para aliviar as dores.

Obs.: o fruto deve ser consumido moderadamente.

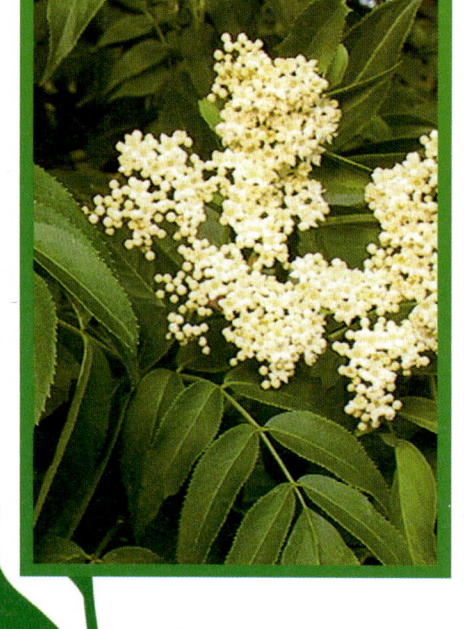

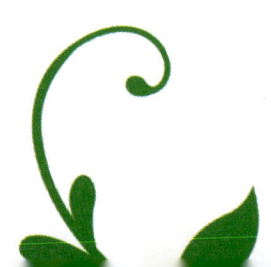

435. Salsa
Petroselinum sativum, Hoffm.

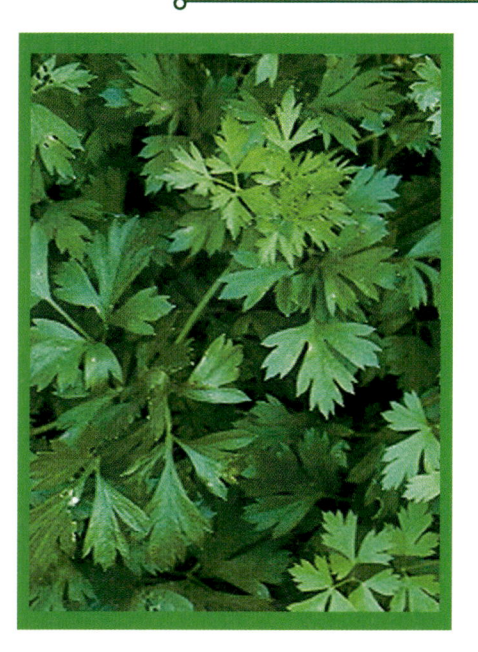

Umbelíferas

É uma ótima estimulante gástrica, diurética, boa contra asma, tosse, pressão alta, gases, icterícia, dores na próstata, espasmos, cálculos renais e biliares, conjuntivite, reumatismo e para combater as rugas. As folhas cruas de todos os tipos de salsa são ricas em vitamina A, B1, B2, C e D. De suas sementes faz-se um chá regularizador da menstruação e que melhora a circulação sanguínea. Em salada, favorece a digestão, o apetite, combate a anemia, o nervosismo e auxilia a memória.

Obs.: deve ser evitada em demasia por gestantes.

436. Salsaparrilha
Smilax aspera L.

Smilacáceas

A salsaparrilha tem propriedades antibióticas, é boa contra febre, gripes, resfriados, doenças bacterianas e coqueluche. Da raiz se faz um chá depurativo contra doenças cutâneas, reumatismo, sífilis, artrite, gota, dores nos ossos e inflamação ciática.

Obs.: o consumo demasiado do chá pode produzir náuseas e dores em geral.

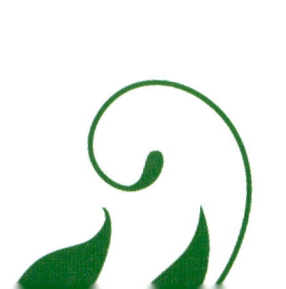

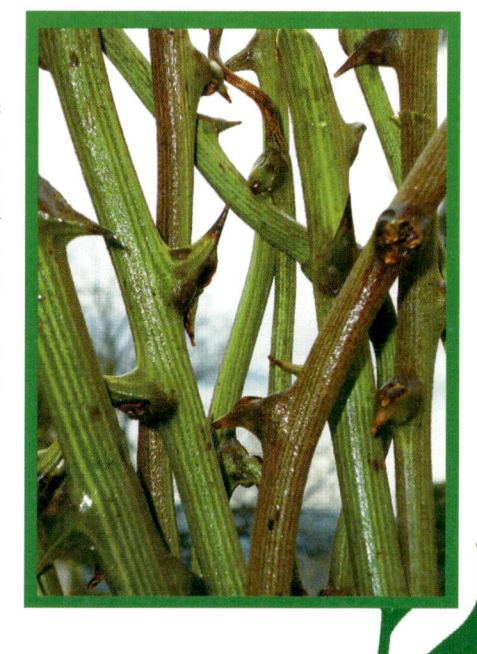

437. Salva
Lippia alba, (Mill.) N.E.Br.

Lamiáceas

Seu chá é útil contra resfriados, gripe, insônia, catarro, asma e afecção gástrica. Ótima para o cérebro, em especial para a memória, e para os nervos.

Obs.: é contraindicada para hipertensos e gestantes.

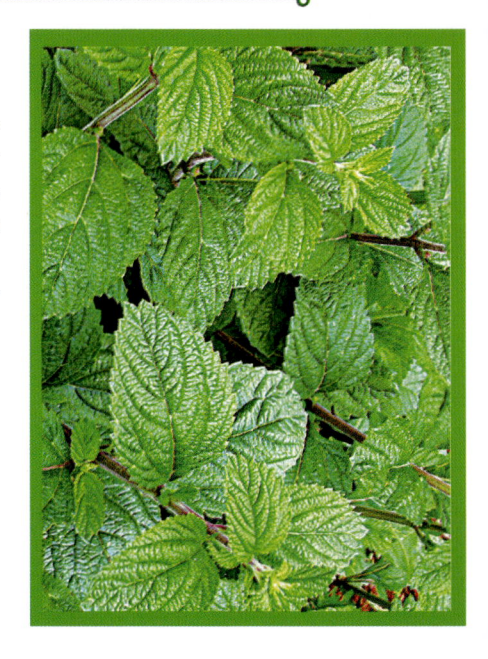

438. Sálvia
Salvia officinalis, L.

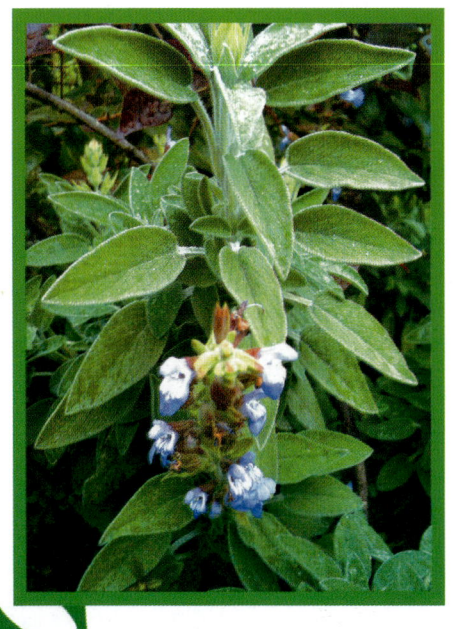

Lamiáceas

Possui propriedades benéficas em casos de fraqueza, colesterol alto, depressão, dificuldades digestivas, tosse e catarro. É tônica, anti-inflamatória, estimulante e analgésica. Pode ainda ser usada em gargarejos para problemas bucais, como gengivites, aftas, também para inflamação na garganta e até mesmo laringite. Também é usada para escurecer os cabelos, acalmar tremores das mãos e excesso de suor.

Obs.: não é aconselhada em períodos de lactação e gestação, nem para pessoas com tumores mamários.

Santolina 439.
Santolina chamaecyparissus, L.

Compostas

Seu chá combate parasitas intestinais, cólicas, facilita a menstruação e é diurético. A planta também pode ser usada externamente como bactericida e como cicatrizante.

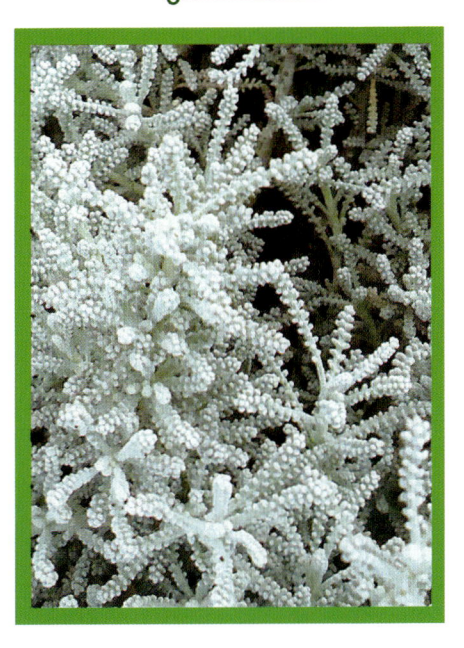

440. Sapoti
Achras sapota, L.

Sapotáceas

Suas sementes amassadas são misturadas em água para eliminar pedras nos rins, mas não devem ser usadas em excesso, pois são tóxicas em doses muito grandes. De sua casca se faz um chá que baixa a febre, limpa feridas e possui propriedades adstringentes.

Obs.: o fruto verde não deve ser consumido por gestantes e nutrizes.

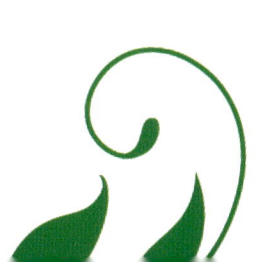

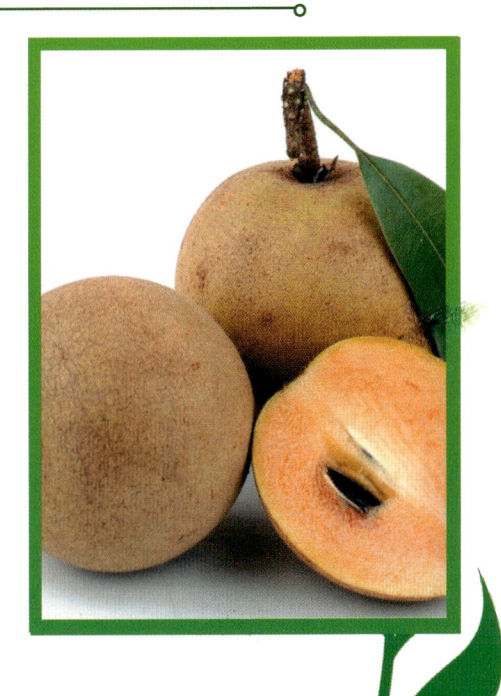

441. Sarandi
Pouteria salicifolia, Radlk.

Sapotáceas

Suas folhas e sua casca são cozidas para evitar dores e espasmos.

Obs.: o chá de suas folhas pode provocar náuseas se consumido em demasia.

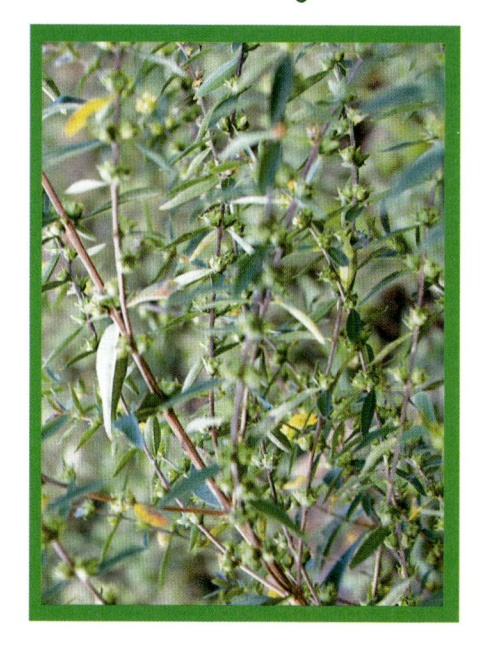

442. Sassafrás
Ocotea preciosa (Nees) Mez.

Lauráceas

De sua raiz faz-se um chá depurativo, desintoxicante, digestivo e também sudorífero, que serve inclusive contra doenças cutâneas, erupções sifilíticas, reumatismo e artrite.

Obs.: gestantes, nutrizes, crianças, pessoas ansiosas, depressivas ou com problemas mentais não devem consumir o chá.

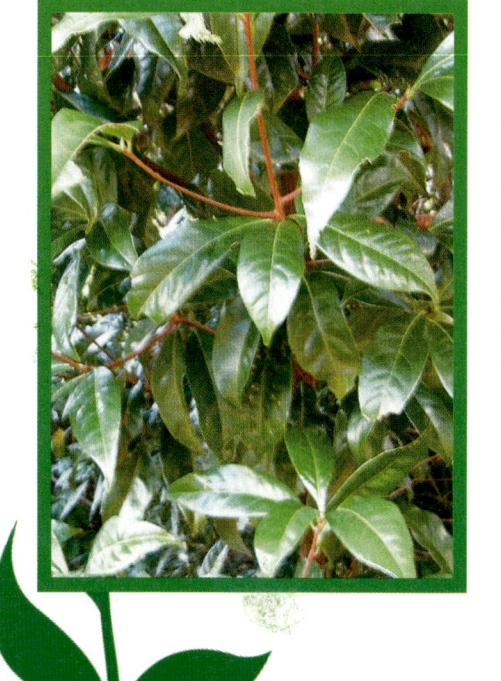

Sempre-viva
Helichrysum bracteatum, Andr.

443.

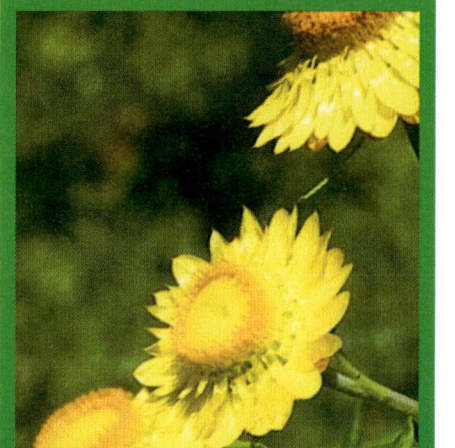

Compostas

Possui propriedades adstringentes, é indicada para inflamações oculares, hemorroidas, problemas cardíacos, erisipela, feridas, diarreia e reumatismo.

444.

Sene
Cassia acutifolia, Delile

Legum. cesalpináceas

Seu chá é purgante, limpa o sangue e acalma dores de cabeça.

Obs.: mas deve ser evitado durante a gravidez, lactação, quando há inflamações intestinais, na bexiga ou hemorroidas.

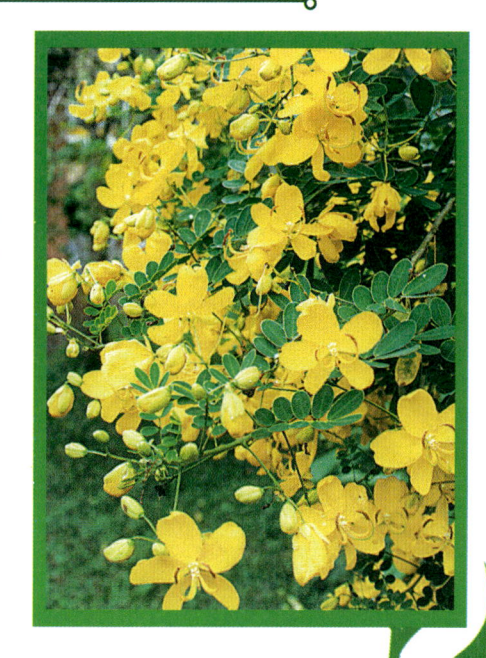

445. Serralha
Sonchus oleraceus, L.

Compostas

Toda a planta pode ser usada em infusão para produzir um chá depurativo e diurético, que fortalece a visão, o fígado, o estômago e todo o sistema digestor. Suas folhas são nutritivas, auxiliam no combate à hepatite e desobstruem o fígado.

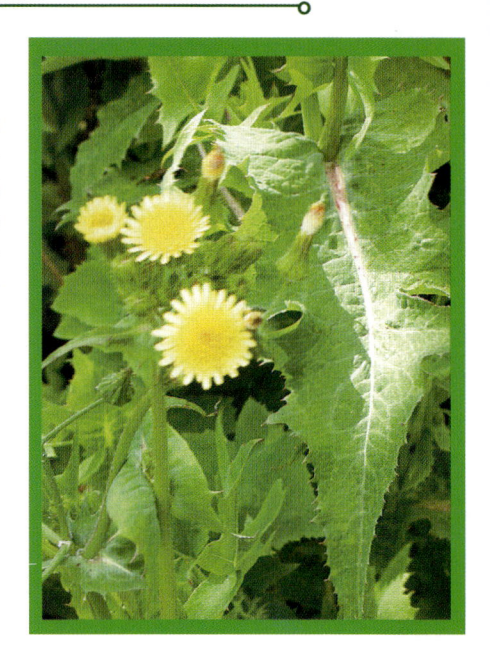

446. Sete-capotes
Britoa guazumaefolia (Comb.)

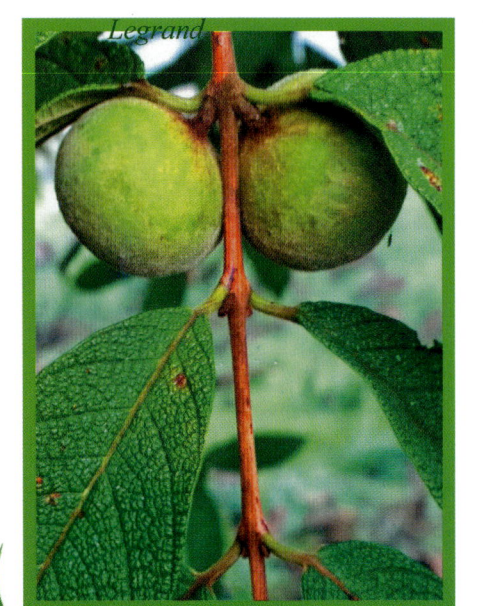

Mirtáceas

Seu chá é expectorante, auxilia no combate a cãibras, epilepsia e pressão alta. Sua fruta possui grandes quantidades de vitamina C, combatendo resfriados e gripes.

Obs.: o óleo consumido em demasia pode provocar reação alérgica.

Sete-sangrias
447.
Cuphea balsamona, Cham. e Schelechtd

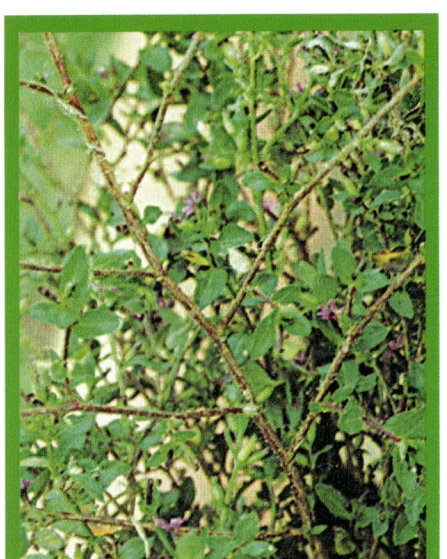

Litráceas

O chá de sete-sangrias é muito indicado nos casos de pressão alta, arteriosclerose, colesterol alto e palpitações do coração. É diurético e depurativo do sangue. Limpa o estômago e os intestinos. Também auxilia na cura de reumatismo, doenças venéreas, psoríase, dermatite de contato e afecções da pele em geral.

448.
Seriguela
Spondias purpúrea, L.

Anacardiáceas

É eficaz contra anemia, inapetência e diminuição dos glóbulos brancos, além de ser rica em carboidratos, cálcio, fósforo, ferro e vitaminas A, B e C.

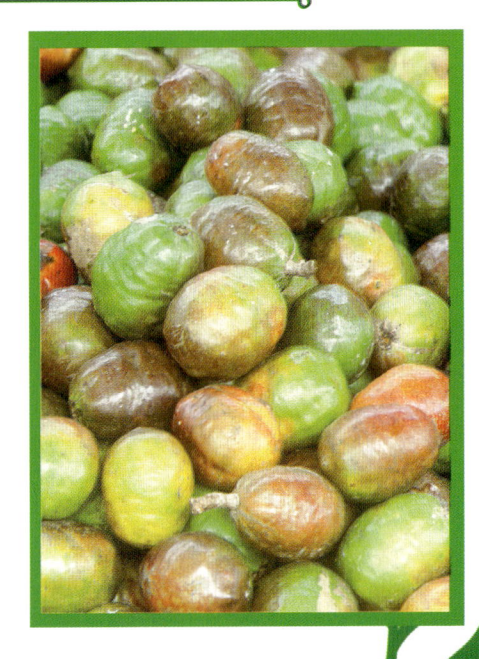

449. Soja
Glycine hispida, Max.

Legum. papilonáceas É usada principalmente por sua quantidade generosa de proteínas, cobre, ferro, fósforo, potássio, magnésio, manganês, enxofre e vitaminas como A, C e E, além das do complexo B. Favorece o funcionamento do estômago, fígado e intestinos. O chá de suas folhas previne a menopausa e a andropausa.

Obs.: gestantes e pessoas que fazem reposição hormonal devem evitá-la.

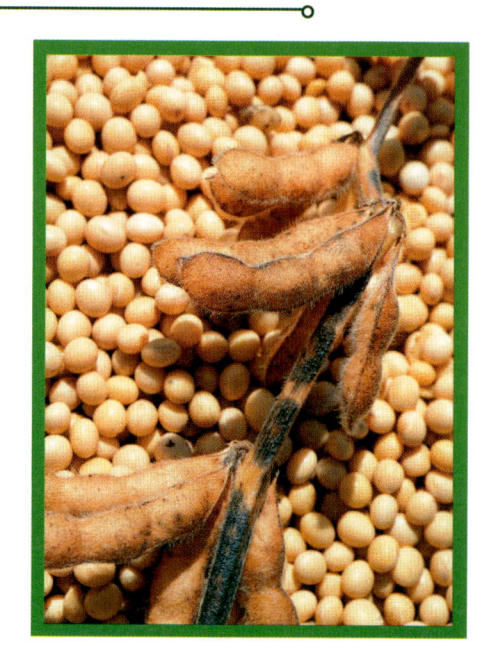

450. Sucupira
Bowdichia nitida, Spreng.

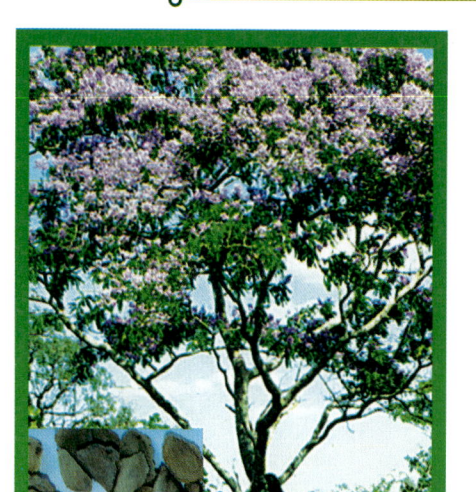

Leguminosas

Possui propriedades depurativas. É utilizada em casos de inflamações, febres, hemorragias, diabetes, doenças venéreas, falta de apetite e fraqueza do organismo.

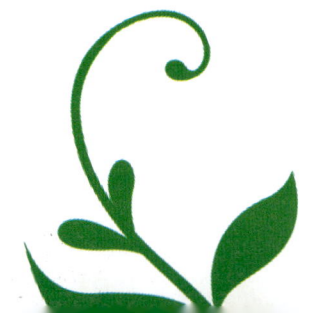

Taboa
Typha domingensis Pers.

451.

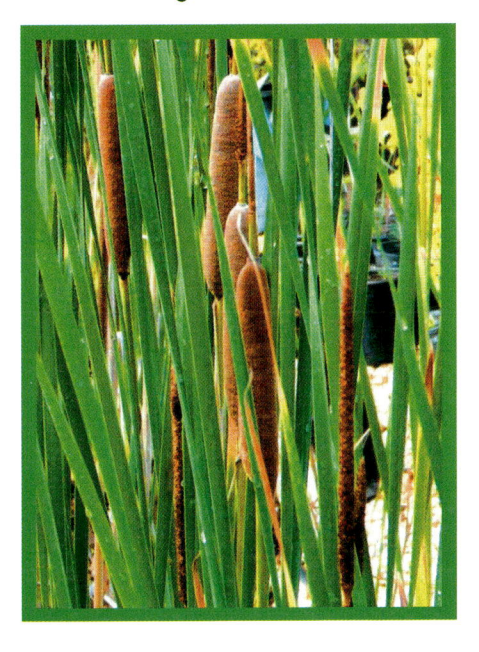

Thyphaceae

É adstringente, diurética, anti-inflamatória emoliente e tônica. Como uso externo, é indicada no tratamento de aftas e inflamações dérmicas. Seus brotos crus ou cozidos podem ser comidos. O pólen seco não pode ser usado, assim como o rizoma, para chá.

452.

Taiuiá
Cayaponia tayuya, Cogn.

Cucurbitáceas

Seu chá feito da raiz é depurativo, desintoxicante, indicado para casos de erisipelas, feridas sifilíticas, furúnculos, úlceras, manchas faciais e herpes. Também é usado para facilitar a menstruação, aliviar dores reumáticas, prisões de ventre, artrite, problemas de bílis e no sistema digestivo. As folhas em cataplasma são usadas para ulcerações da pele.

Obs.: o uso demasiado pode provocar diarreias.

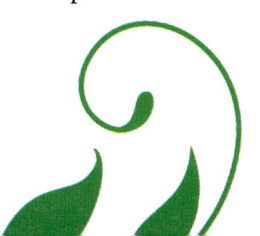

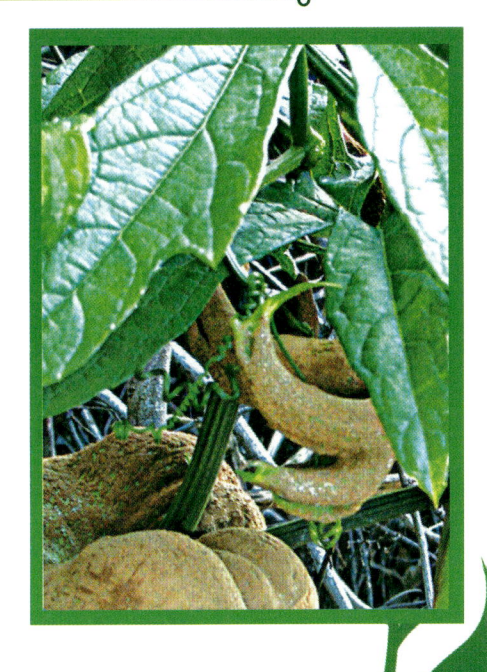

453. Tamarindeiro
Tamarindus indica, L.

Leguminosas

Suas folhas têm propriedades benéficas em caso de vermes. O decocto da polpa de sua vagem é laxante, combate a diarreia, inflamações, hemorroidas e cólicas gástricas e biliares. O fruto contém as vitaminas A, B, C, cálcio, fósforo e ferro.

Obs.: pessoas com sintomas de fraqueza geral por diversas doenças não devem consumi-lo em demasia.

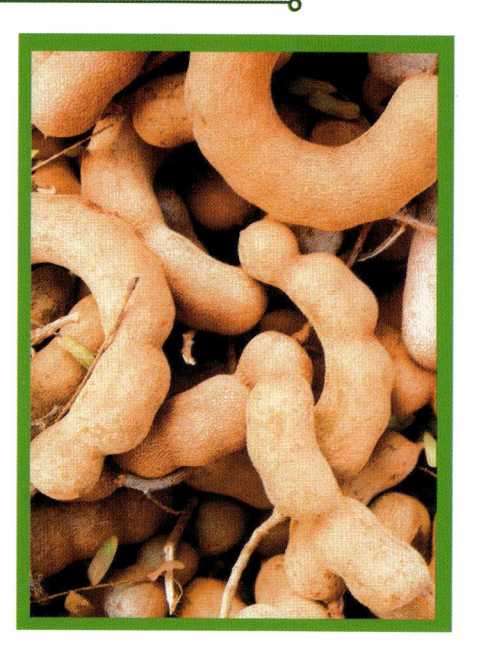

454. Tanchagem
Plantago major, L.

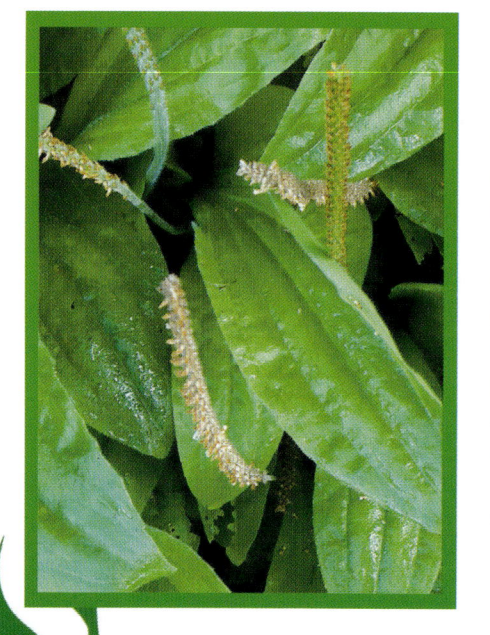

Plantagináceas

Toda a planta é usada de forma medicinal. É cicatrizante, anti-inflamatória, depurativa, tônica e diurética. Limpa as vias respiratórias, especialmente para fumantes, ajuda em casos de gripe, inflamações nos rins e diarreias. Pode ser usada em gargarejos, mata bactérias e acalma inflamações na garganta. Banhos com a planta auxiliam a próstata, o combate das hemorroidas, doenças cutâneas, infecções genitais, inflamações oculares e feridas.

Obs.: gestantes e pessoas com problemas de constipação devem evitar consumi-la.

Tanchagem-de-jardim
Plantago major, L.

455.

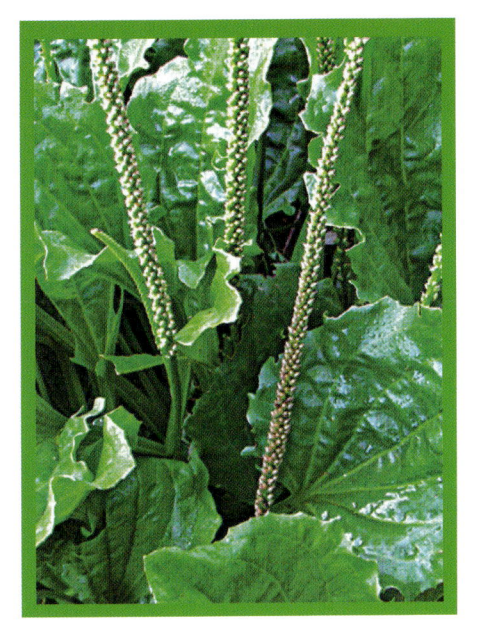

Plantagináceas

Toda a planta é usada de forma medicinal. É cicatrizante, anti-inflamatória, depurativa, tônica e diurética. Limpa as vias respiratórias, ajuda em casos de gripe, inflamações nos rins e diarreias. Pode ser usada em gargarejos, para eliminar bactérias e acalmar inflamações na garganta. Banhos de assento com a planta auxiliam a próstata, o combate das hemorroidas, doenças cutâneas, infecções genitais, inflamações oculares e feridas.

Obs.: gestantes e pessoas com problemas de constipação devem evitar consumi-la.

456.

Taquara
Bambusa arundinacea, Wild.

Gramíneas

Possui propriedades semelhantes às do bambu. O líquido encontrado na planta auxilia no combate da coqueluche e asma, envenenamentos, impotência sexual e paralisias.

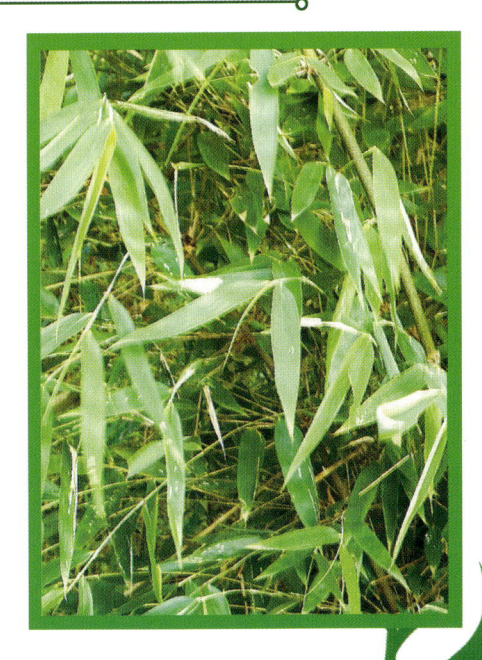

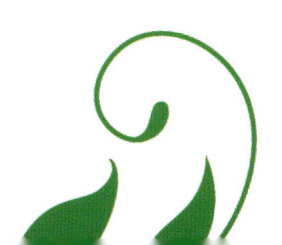

457. Taquara-do-reino
Arundo donax, L.

Gramíneas
Usada para lavar úlceras e feridas e para fazer chá diurético, sudorífero, depurativo e que limpa as vias urinárias.

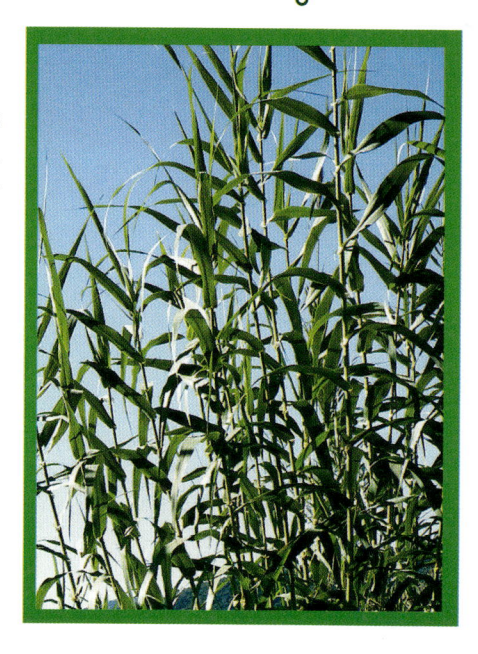

458. Tarumã
Vitex megapotamica, (Spreng) Mold.

Verbenáceas
O chá de sua raiz combate inflamações de próstata, útero e bexiga. O decocto das folhas e da casca é depurativo, ajuda em casos de feridas, sífilis e doenças cutâneas. Auxilia na regularização da pressão alta, desintoxica, combate enfartes e derrame.

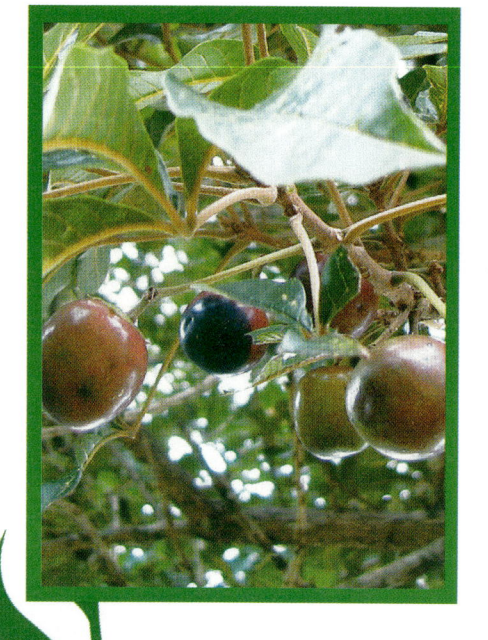

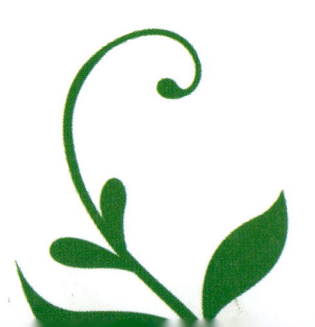

Tilia 459.
Tilia cordata Mill.

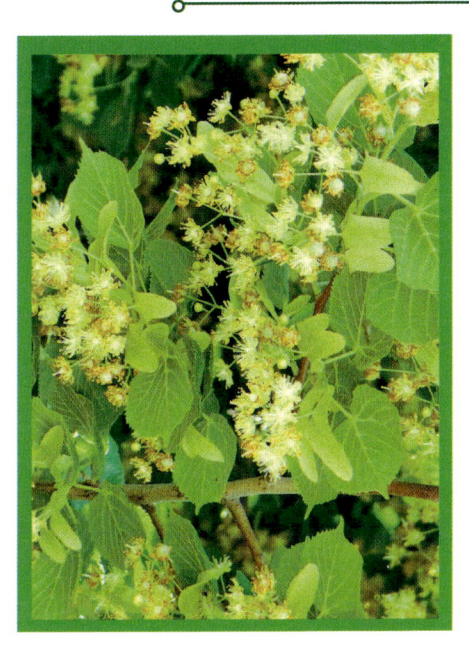

Tiliáceas

Usa-se o pé todo como expectorante, antiespasmódico, calmante do sistema nervoso, sedativo, diurético, estomáquico, digestivo, expectorante, sudorífico, tônico em geral e emoliente.

Obs.: o consumo em demasia pode provocar vômitos.

460. Timbó
Ateleia glazioviana, Baillon

Fabáceas

Seu carvão é utilizado para banhar pernas de bebês, facilitando aprender a andar.

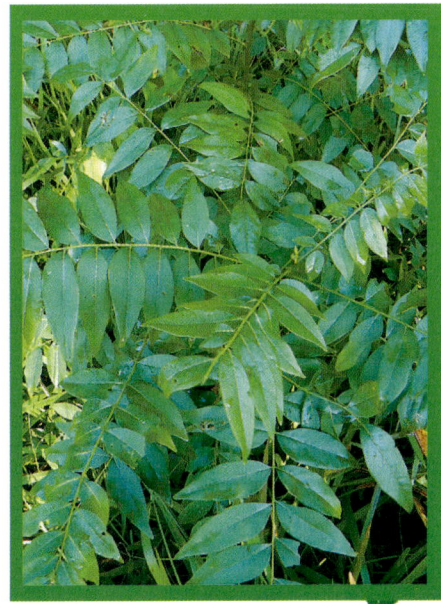

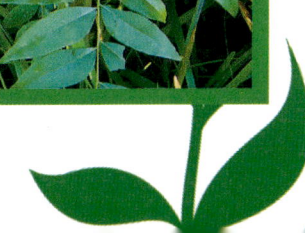

461. Tiririca
Cyperus rotundus, L.

Ciperáceas

Sua raiz é usada para fazer chá sudorífero, diurético, tônico, afrodisíaco e estimulante, útil em casos de doenças venéreas, problemas urinários e de memória.

Obs.: gestantes não devem consumi-la.

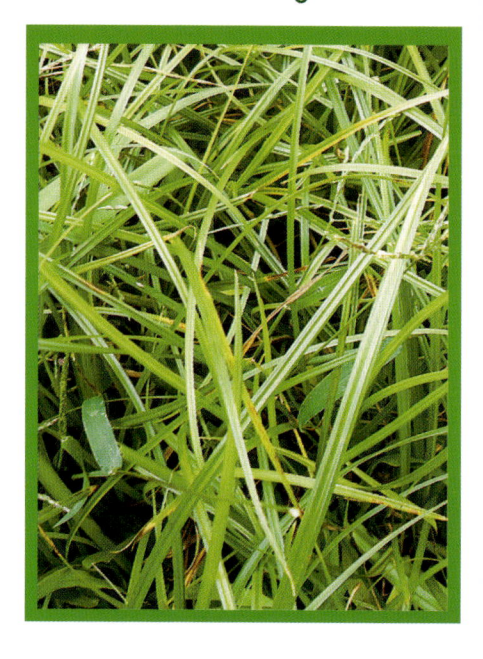

462. Tomateiro
Lycopersicum esculentum, L.

Solanáceas

Possui propriedades digestivas, laxantes e diuréticas, além de ser rico em vitaminas A, B e C. Suas folhas em maceração no álcool podem ser aplicadas em fungos, parasitas e picadas de inseto. O fruto é adstringente, destrói bactérias, é cicatrizante e revitaliza células.

Obs.: o fruto verde, não maduro, é contraindicado para quem teve ou tem predisposição a câncer, artrite, reumatismo, gota ou cálculos.

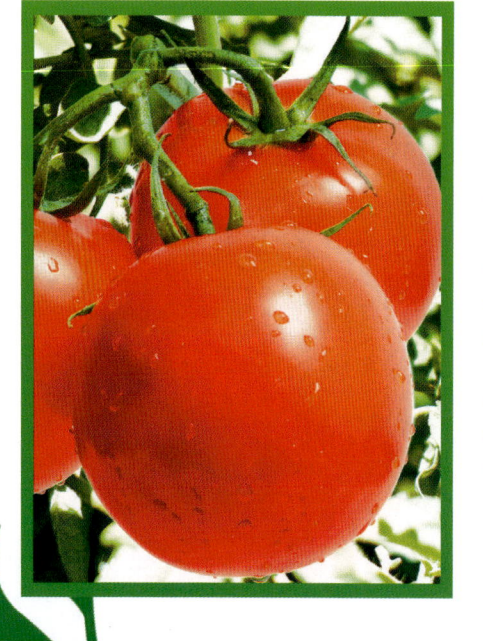

Tomate-de-árvore
Cyphomandra betacea, Sendt

463.

Solanáceas

Apesar de não ser utilizado como planta medicinal propriamente dita, possui grande teor de vitamina C e nutrientes. Pode ser consumido em pequenas partes em saladas, misturado à alimentação, sendo ótimo para o apetite de modo geral. É usado também na alimentação para combater o colesterol, para fortificar o corpo e combater a tosse, a gripe e o resfriado.

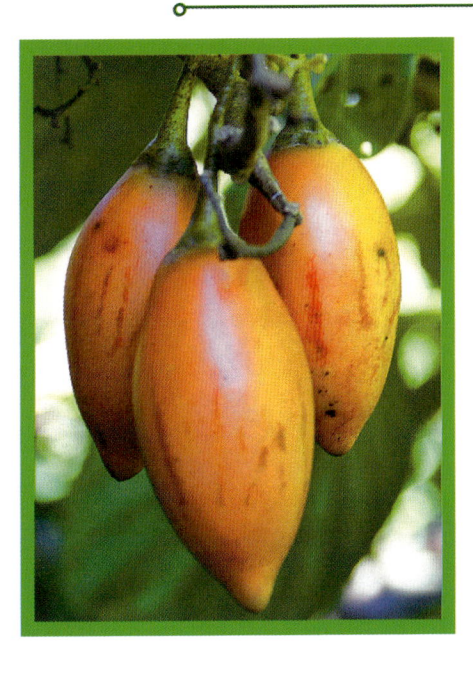

464.

Tomilho
Thymus vulgaris L.

Lamiaceae

É antigripal e antialérgico. O tomilho ajuda a eliminar catarro das vias respiratórias, é cicatrizante, acalma depressão nervosa, combate candidíase, espinhas, mau hálito, inflamações da boca e da garganta. São usadas suas sementes, flores, folhas e o óleo essencial. 1 colher (chá) em 1 xícara (chá) de água fervida por 15 minutos pode ser tomado três vezes ao dia.

Obs.: gestantes, nutrizes, crianças até 6 anos, pacientes com gastrite, insuficiência renal e cardíaca, epilepsia e parkinson não devem utilizar o óleo essencial.

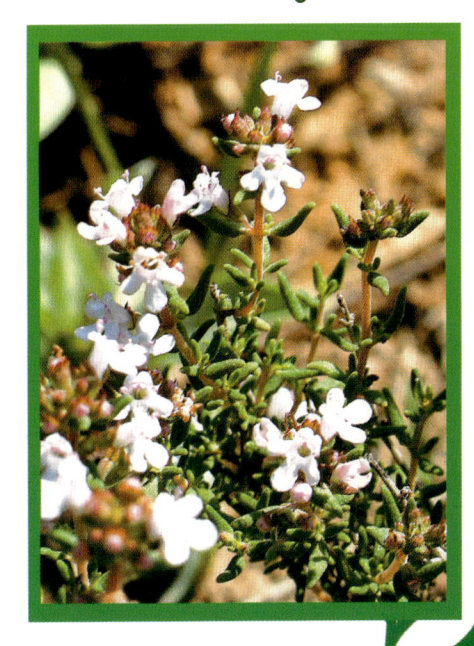

465. Toranja
Citrus decumana, L.

Rutáceas

Seu suco é útil para pessoas com falta de apetite, problemas no estômago e na bexiga, e com fraqueza ou convalescenças.

Obs.: o consumo em demasia é tóxico.

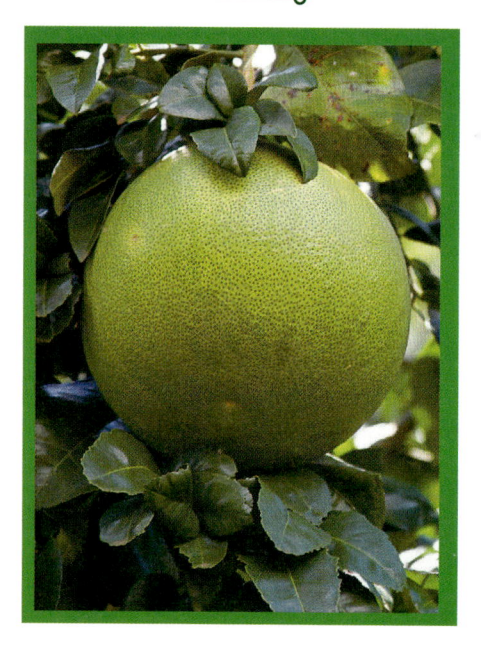

466. Trapoeraba
Tradescanthia zebrina, Hort. Ex Bosse

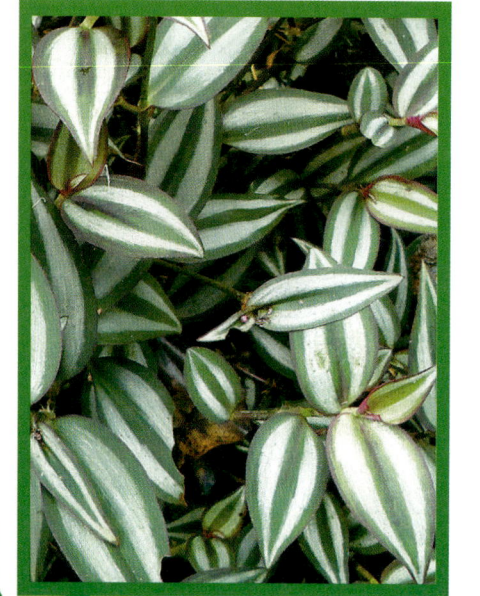

Comelináceas

Utilizada em vários problemas urinários por ser extremamente diurética. Ótima contra reumatismo, hidropisia, angina e para o baço. Pode ser usada externamente em coceiras, frieiras, herpes, hemorroidas, cobreiros, manchas cutâneas, inflamações oculares e picadas de inseto.

Obs.: gestantes e nutrizes não devem consumir o chá.

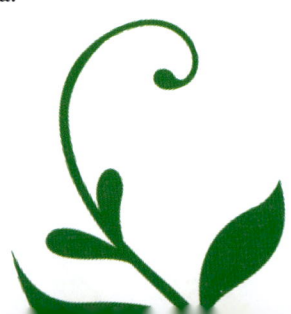

Três-marias
Bougainvillea glabra, Choizy

467.

Nictagináceas

É usada para fazer xarope contra tosses, com alto teor expectorante. Sua raiz produz um chá útil contra amareláo e externamente em infecções vaginais.

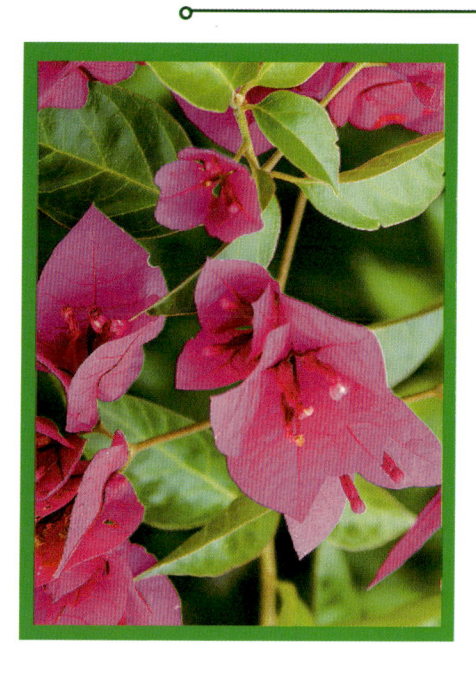

468.

Trevo-roxo
Oxalis regnellii atropurpurea

Oxalidáceas

Muitos usam o chá da planta fresca para combater a diurese, como depurativo do sangue, para acalmar febres intermitentes, contra dores de garganta, cólicas intestinais, para tratar a artrite, o mal da gota, dores reumáticas, úlceras estomacais e cãibras sanguinolentas dos intestinos, bem como hemorroidas.

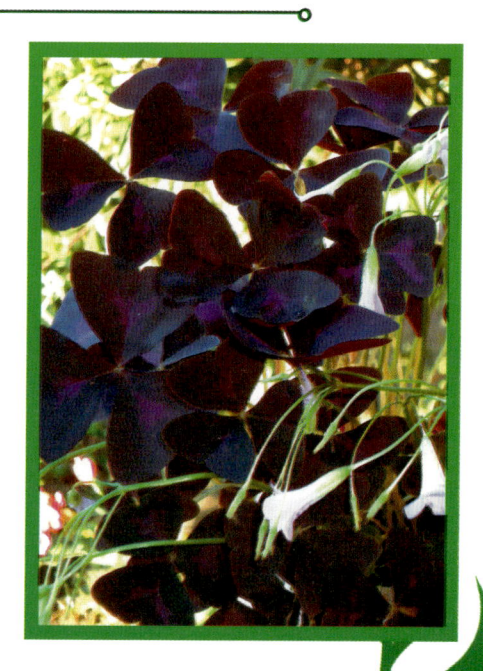

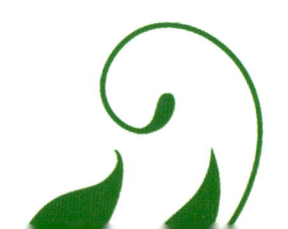

469. Trigo
Triticum vulgare, L.

Gramíneas

Os germes, o broto, o farelo e a farinha integral do trigo possuem muitas propriedades benéficas. O trigo é antioxidante, calmante, emoliente, nutritivo, reconstituinte e vitaminizante. Muito indicado em casos de anemia, afecção da pele, convalescença, desnutrição, debilidade infantil, doenças do coração, pressão baixa e intestino preso, também serve para limpar o sangue e embelezar a pele.

Obs.: o farelo de trigo é contraindicado para pacientes com absorção intestinal, úlceras estomacais, apendicite e tuberculose.

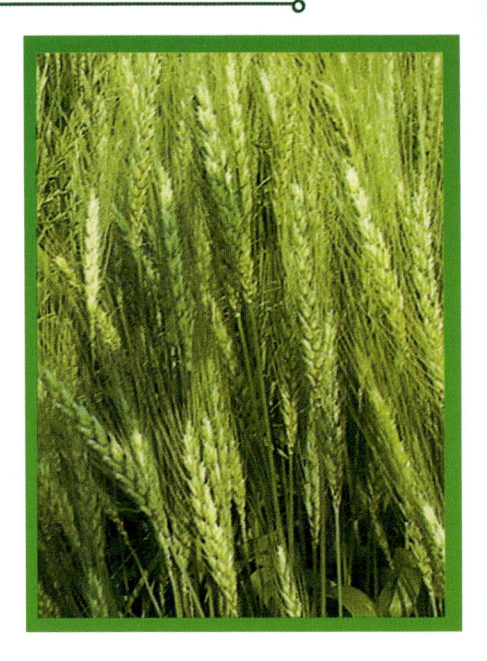

470. Trigo-mourisco
Fagopyrum tataricum (L.) Gaertn.

Poligonáceas

Usa-se consumi-lo ao natural para regrar o funcionamento dos intestinos, auxiliar na digestão e reconstituir o sistema orgânico. Também auxilia contra doenças cancerígenas, contém vitamina C, melhora os vasos sanguíneos, é tônico, reduz a pressão arterial e a secreção do ácido na bile.

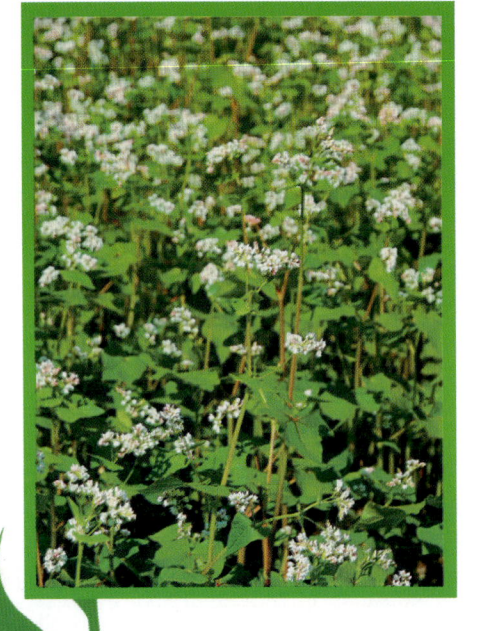

471. Tucumã
Astrocaryum aculeatum

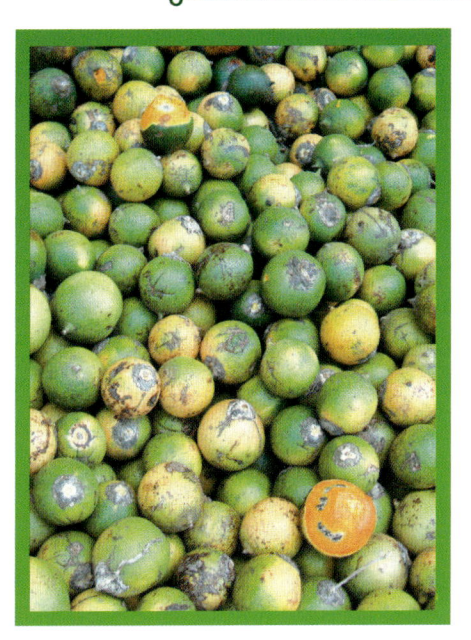

Palmáceas

Consumir o fruto ao natural auxilia no processo da visão, do crescimento humano, no desenvolvimento dos ossos, na formação do tecido muscular e fortalece o organismo em geral. Também é ótimo para fortalecer e regrar os intestinos, catarros da bexiga e ao mesmo tempo auxilia no funcionamento do fígado e do estômago. Também o chá da casca da fruta auxilia a diminuir o diabete.

472. Tuia
Thuya occidentalis, L.

Cupressáceas

É usada para controlar o crescimento das células. Auxilia em casos de verrugas, pólipos, seborreia, inflamações de mucosa, psoríase, calos, hérnias, rugas, hemorroidas e nevralgia, entre outros.

Obs.: gestantes não devem consumi-la em forma de chá, pois provoca deformação do feto e aborto.

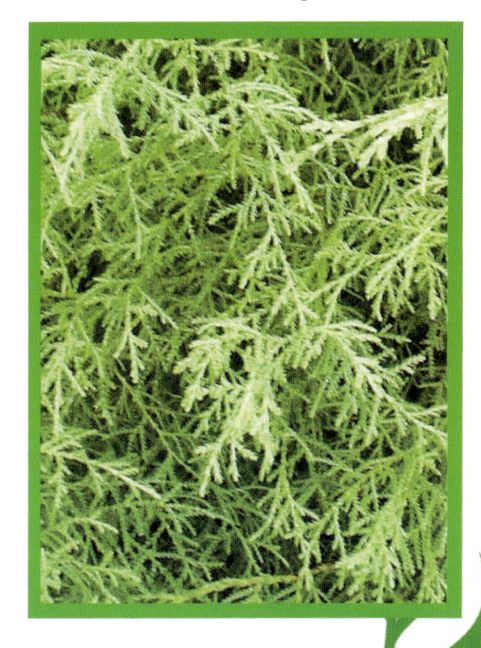

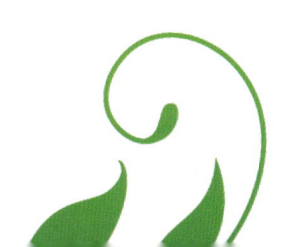

473. Tuna
Cactus tuna, L.

Cactáceas

Suas flores e talos são usados para fazer um chá regenerador cardíaco, útil para o sistema digestivo e circulatório. Pode ser usado externamente em queimaduras, tumores, úlceras e para a pele e cabelos.

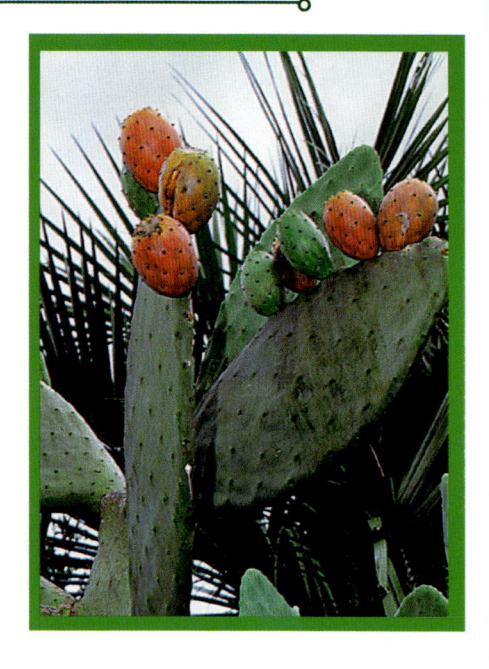

474. Umbuzeiro
Phytolacca dioica, L.

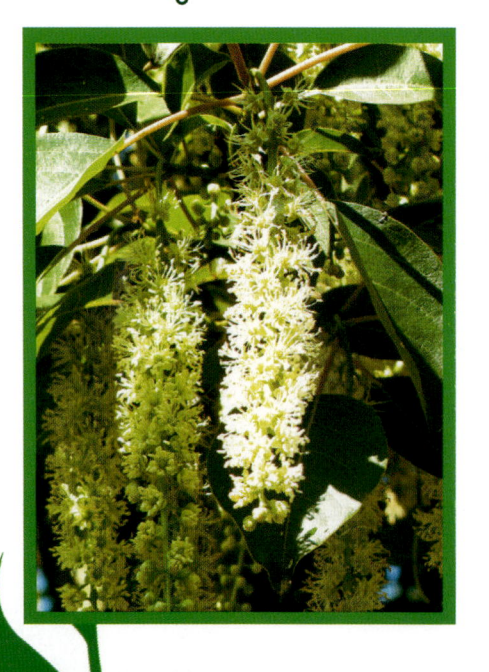

Fitolacáceas

Suas folhas aplicadas com azeite ou banha amadurecem abcessos, furúnculos, juntas inflamadas, dores provocadas pela artrite e reumatismo em geral.

Obs.: não pode ser consumido em forma de chá porque é tóxico.

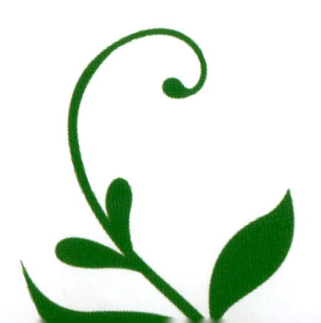

Unha-de-gato
Bignonia unguis-cati, L.

475.

Gifnoniáceas

De suas folhas, secadas à sombra, faz-se um chá diurético muito útil em casos de febre, problemas nos rins, inflamações intestinais e vaginais, dor nas costas e sífilis.

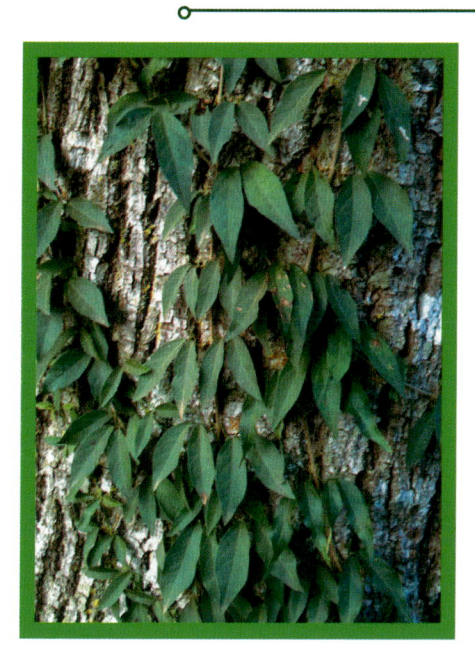

476.
Urtiga
Urtica urens, L.

Urticáceas

Contém vitamina A, C, B2, B5 e sais minerais. É adstringente, antirradicais livres, antisseborreica, antisséptica, antiescorbútica, antioxidante, bactericida, depurativa, estimulante, hemostática, hipoglicêmica, revitalizante, revulsiva, tônica, vasoconstritora e tonificante capilar.

Obs.: ao colher a planta in natura, os pelos e as folhas podem provocar efeito urticante na pele. Quando murcha, a planta fica inofensiva e não causa urticárias.

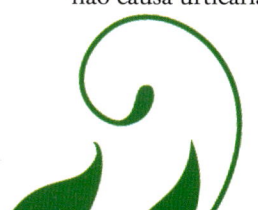

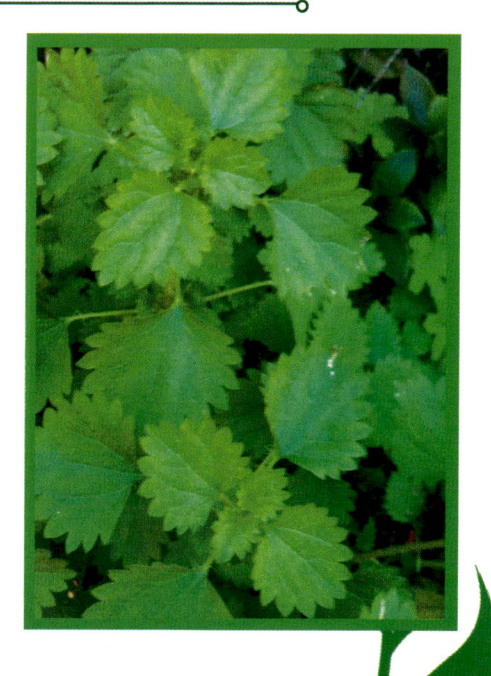

477. Urtiga-branca
Lamium álbum, L.

Lamiáceas

Usa-se o pé todo para amenorreia, diarreia, aparelho genital feminino, menstruação precoce, atonia do útero, esclerose do útero, hemoptise, hemorragia, leucorreia, metrorragia, rins, uremia dos homens idosos e inflamação das vias urinárias.

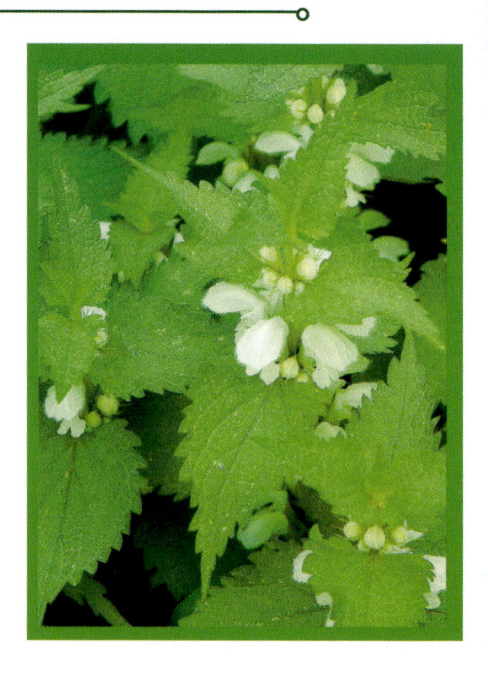

478. Urtigão-branco
Urera baccifera, L.

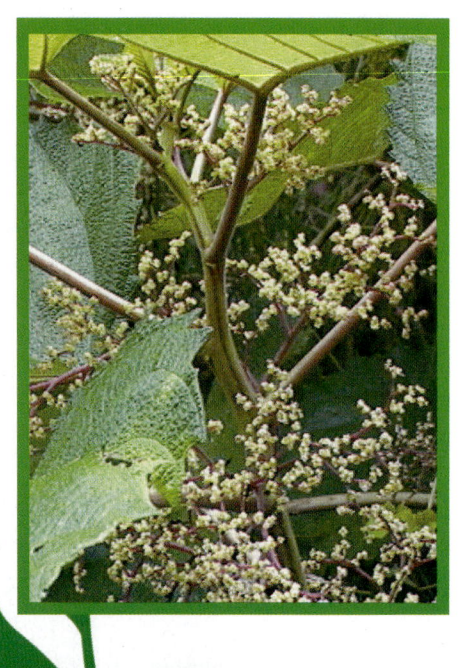

Urticáceas

Sua raiz é usada em casos de corrimento vaginal ou pedra nos rins. O líquido de seu caule auxilia o tratamento de reumatismo, manchas cutâneas e bronquite. O decoto de suas folhas diminui a pressão arterial e o colesterol. Sua flor é usada em saladas, para auxiliar na digestão e na assimilação do bolo alimentar.

Obs.: suas sementes em demasia são tóxicas.

Urtigão-vermelho
Urera baccifera, L.
479.

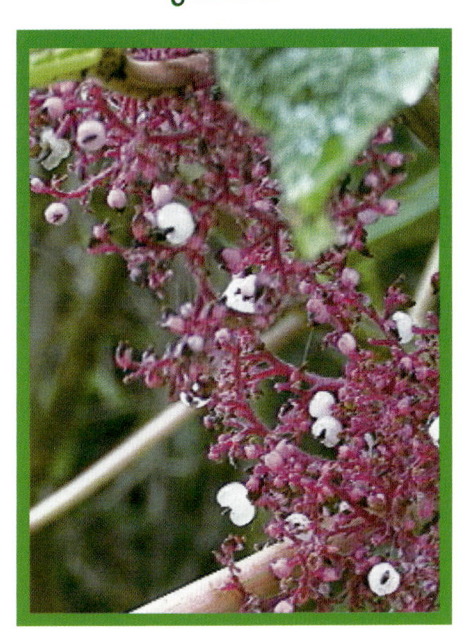

Urticáceas

Assim como o urtigão-branco sua raiz é usada em casos de corrimento vaginal ou pedra nos rins. O líquido de seu caule auxilia o tratamento de reumatismo, manchas cutâneas e bronquite. O decocto de suas folhas diminui a pressão arterial e o colesterol. Sua flor é usada em saladas, para auxiliar na digestão e na assimilação do bolo alimentar.

Obs.: suas sementes em demasia são tóxicas.

480.
Urucu
Bixa orellana, L.

Bixáceas

É feita a infusão de um pouco mais de uma dúzia de sementes em um litro de água para ser usada como laxante, expectorante, para queimaduras, males do estômago e do coração. Seu chá acalma as náuseas de gestantes, e o extrato com propriedades corantes é usado para eliminar o veneno da mandioca brava.

Obs.: contraindicado para gestantes, nutrizes, diabéticos e pessoas hipersensíveis que fazem tratamentos psiquiátricos.

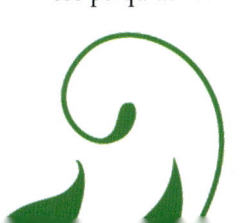

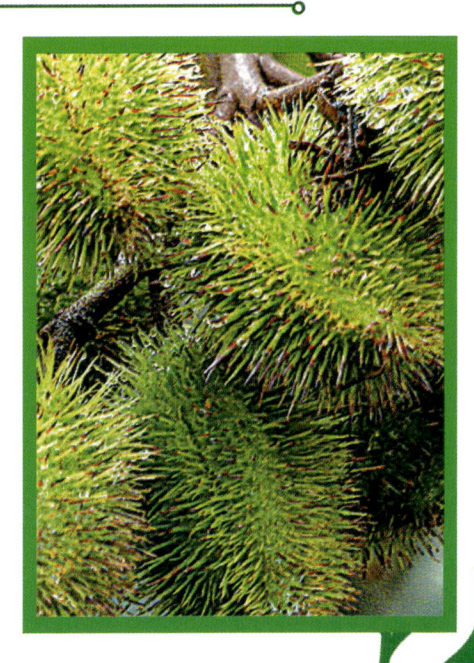

481. Uva-do-japão
Hovenia dulcis, Thumb.

Romnáceas

Usa-se os cachos para fazer xarope contra cálculos renais e da bílis, contra tosse, gripe, resfriado e ao mesmo tempo para diminuir a inflamação do pulmão. O fruto fervido combate cálculos renais, dores da bexiga e inflamação da bile.

Obs.: o uso do seu fruto em demasia provoca ingurgitamento estomacal, náuseas, vômitos e paralisia nos intestinos.

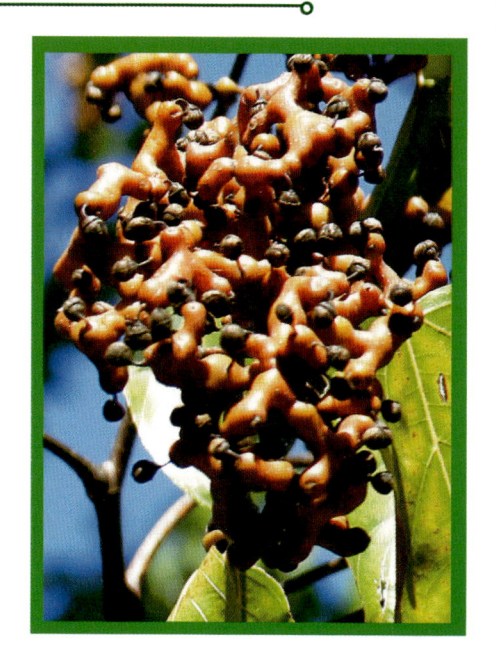

482. Uvalha
Eugenia pyriformis, Camb.

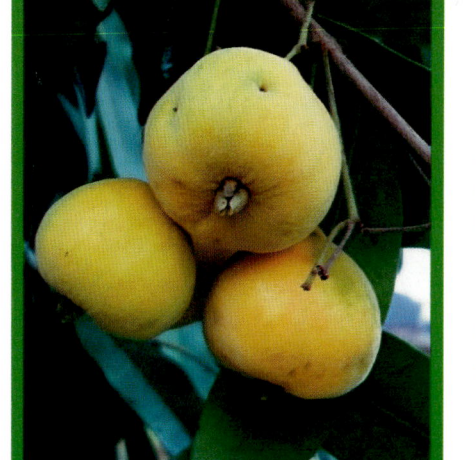

Mirtáceas

Rica em vitamina C, auxilia o combate da febre e da gripe. Sua casca é útil em casos de disenteria e diarreia. In natura o fruto é um ótimo refrigerante auxiliar no tratamento da azia e da má digestão. Fervido e misturado ao mel, o fruto pode ajudar a fazer um ótimo xarope para combater a gripe, a tosse e o resfriado. Usa-se também para problemas de irritação na garganta e problemas de voz.

Uva-ursinha

483.

Arctostaphylos uva-ursi (L.) Spreng.

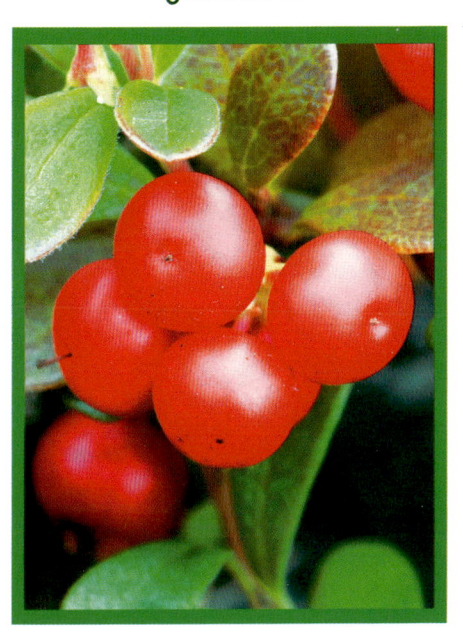

Ericáceas

Não pode ser usada por gestantes e pessoas com sensibilidade estomacal. É usada em casos de blenorragias, catarros vesicais, cálculo renal, cálculos urinários e inflamações crônicas renais, cistite, diarreias, disenterias, doenças inflamatórias das vias urinárias, inflamações na boca, garganta, inflamações crônicas da próstata e uretra.

484.

Vacunzeiro

Allophyllus edulis (St.Hil.) Radlk.

Sapindáceas

Seu chá feito dos frutos e folhas possui propriedades adstringentes, auxilia em disenterias, dificuldades na digestão e também pode ser usado de forma externa para limpar feridas.

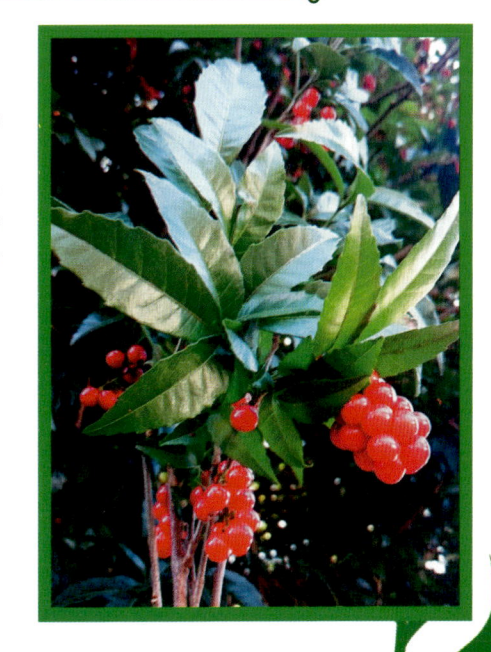

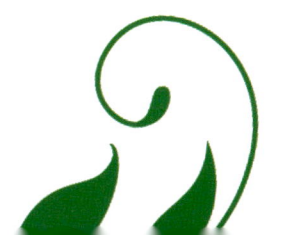

485. Vassoura
Baccharis dracunculifolia, DC.

Compostas

De suas folhas pode-se fazer um chá tônico que auxilia casos de distúrbios gástricos, digestivos, tosse, febre e dores de ouvido.

Obs.: contraindicada para gestantes porque abaixa a pressão sanguínea.

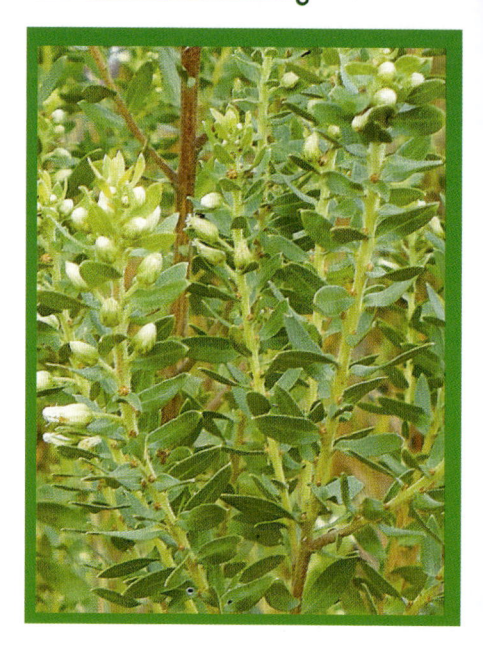

486. Vassoura-doce
Scoparia dulcis, L.

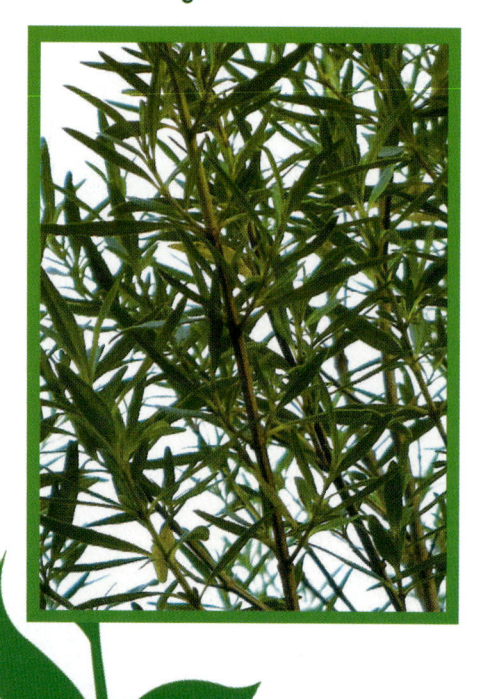

Escrofulariáceas

Seu chá acalma casos de febres, bronquite, problemas pulmonares e irregularidade menstrual, além de expelir catarros. Sua raiz possui propriedades depurativas e suas folhas são boas para afecções cutâneas e dores de ouvido ou de dente.

Obs.: contraindicada para gestantes porque abaixa a pressão sanguínea e diminui o sono.

Vassoura-rasteira
Sida sp.

487.

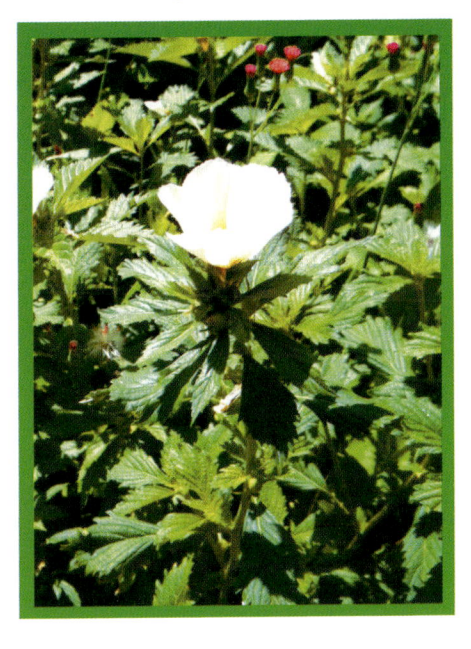

Malváceas

É anti-inflamatória e desinfetante. Suas sementes são vermífugas. Das folhas se faz um chá com propriedades parecidas com as da malva. O chá da raiz é bom para combater índices altos de colesterol e triglicerídeos, apendicite, amarelão, pressão alta e febres em geral.

488.
Verbasco
Verbascum thapsus, L.

Escrofulariáceas

Ele expele catarros, é refrescante, calmante. Ótimo para combater frieiras, hemorroidas, inflamações intestinais e da próstata. Pode ser usado como auxiliar no tratamento de enfisemas pulmonares e bronquite.

Obs.: em demasia, o chá das folhas pode provocar irritação na faringe.

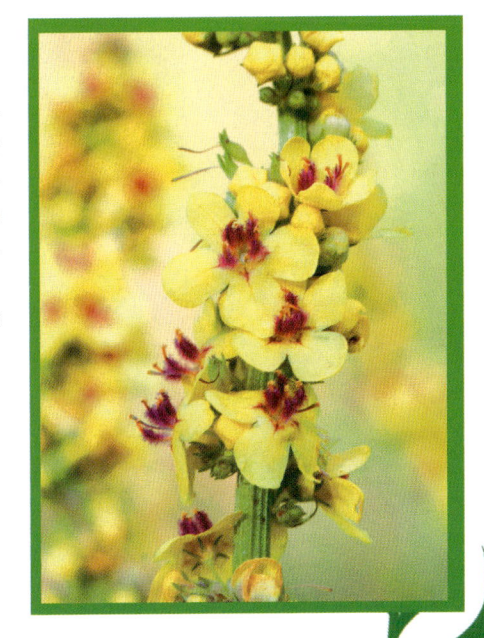

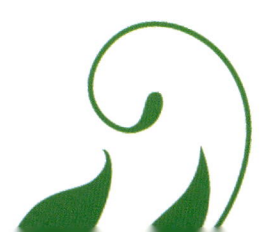

489. Verbasco-do-sul
Buddleja stachyoides

Escrofulariáceas
Também é usado para expelir catarros, é refrescante e calmante. Ótimo para combater frieiras, hemorroidas, inflamações intestinais e da próstata. Pode ser usado como auxiliar no tratamento de enfisemas pulmonares e bronquite.

Obs.: em demasia pode ser tóxica.

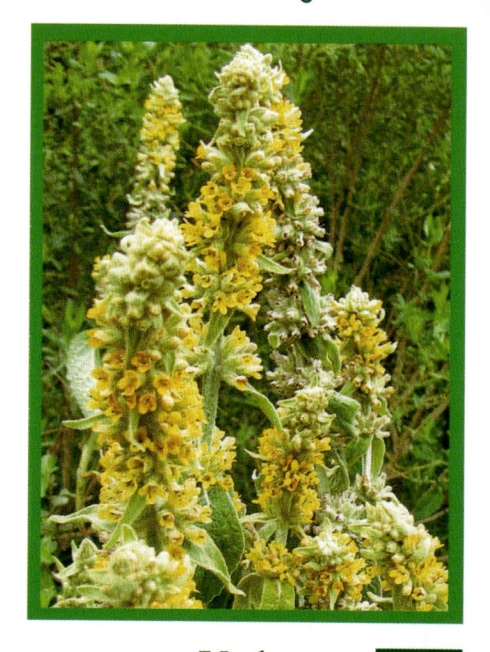

490. Verbena
Verbena officinalis, L.

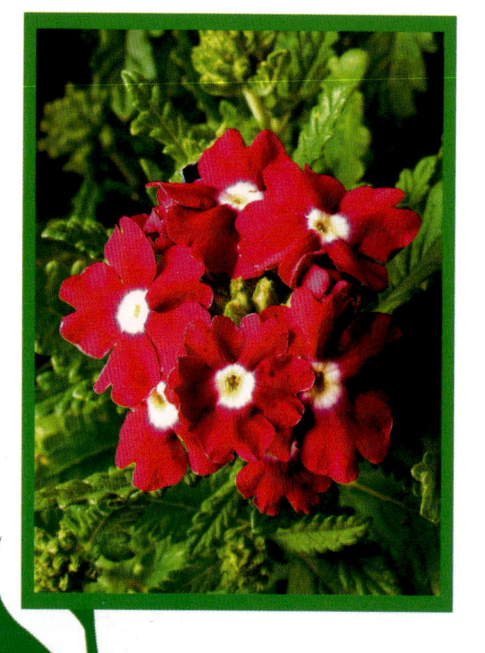

Verbenáceas
Usa-se a planta toda como adstringente, afrodisíaca, analgésica local e vesicular, anti-inflamatória, aperiente, antirreumática, sudorífera, redutora da frequência cardíaca, calmante, digestiva, diurética, espasmolítica estimulante do intestino, febrífuga, sedativa e depurativa. É usada para afecções do fígado, taquicardia, digestão, afecções nervosas, aftas, ansiedade, asma, faringite, nevralgia, cálculos renais, distúrbios hepatobiliares, celulite, dismenorreia, dispepsia, reumatismo, enfisema, espasmos gastrointestinais, falta de apetite, falta de leite nas lactantes, esplenite, gangrena, gastrite, insônia, má digestão, oftalmia, problema respiratório e nos rins, úlcera e bronquite.

Verônica
Veronica officinalis, L.

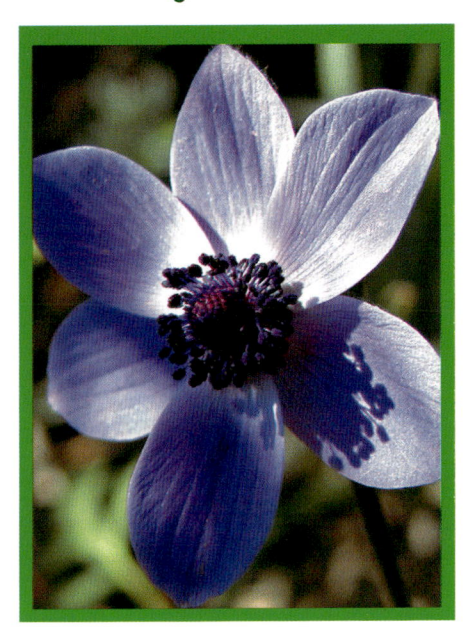

491.

Plantagináceas

É diurética, sedativa, expectorante, antisséptica, eupéptica, adstringente, antimicrobiana, antialérgica, pulmonar, laxante e anti-inflamatória dos rins e bexiga. Também serve para combater afecções, asma, bronquite e rouquidão. É expectorante, espasmódica, combate o reumatismo e dores em geral.

492.

Videira
Vitis vinifera, L.

Vitáceas

A uva, seu fruto, é de fácil digestão, possui vitaminas, proteínas, carboidratos e sais minerais, além de ser diurética, depurativa, combater diarreias, anemia e abaixar a pressão. Pode-se fazer um chá das folhas secas da videira, que auxilia em casos de hemorragias internas, diarreia, artrose, gota e limpa o sangue.

Obs.: o vinho da videira contém álcool natural. Tomar em demasia provoca tonturas, hipertensão e perda momentânea da memória.

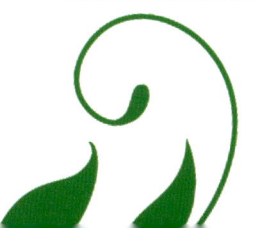

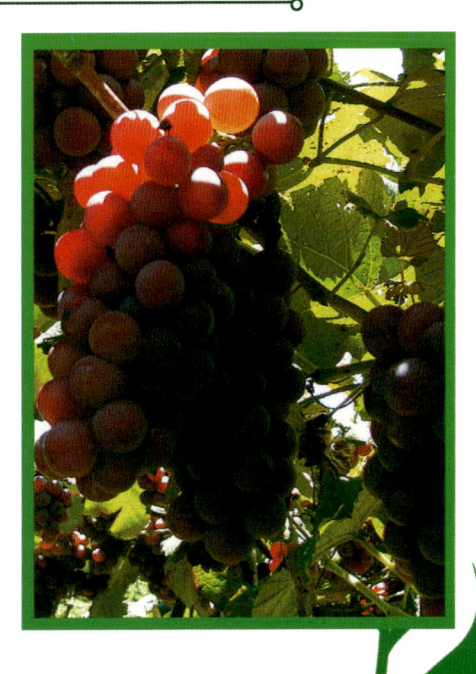

493. Vimeiro
Salix viminalis, L.

Salicáceas

Seu chá possui propriedades sedativas, ajudando em casos de insônia, além de acalmar congestões estomacais e espasmos. O chá da casca da parte interna é ótimo para eliminar a icterícia e o amarelão. Também é indicado para combater a azia, a má digestão, equilibrar o funcionamento do fígado, ser calmante dos nervos, dos músculos e dos órgãos cansados do organismo em geral.

Obs.: gestantes não devem consumir o chá.

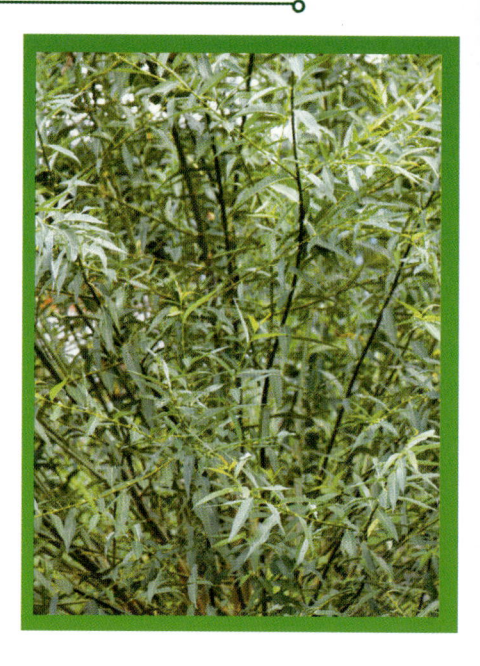

494. Vinagreira
Hibiscus sabdariffa, L.

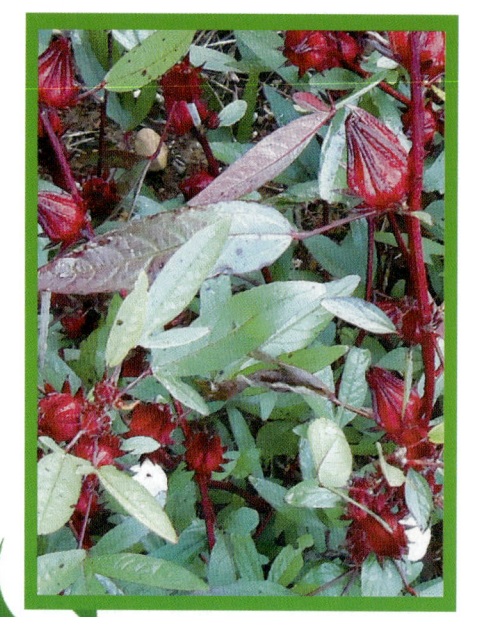

Malváceas

É usado seu bago como albuminoide, vasodilatador periférico, estomático, emoliente, aperiente, diurético, anestésico, aromatizante, antiescorbútico, antiespasmódico, corante, digestivo e laxante suave. Dele também pode ser feito um suco digestivo e de agradável paladar.

Obs.: as pessoas em tratamento de desintoxicação etílica não devem utilizar tintura alcoólica.

Visqueiro
Viscum album L.

495.

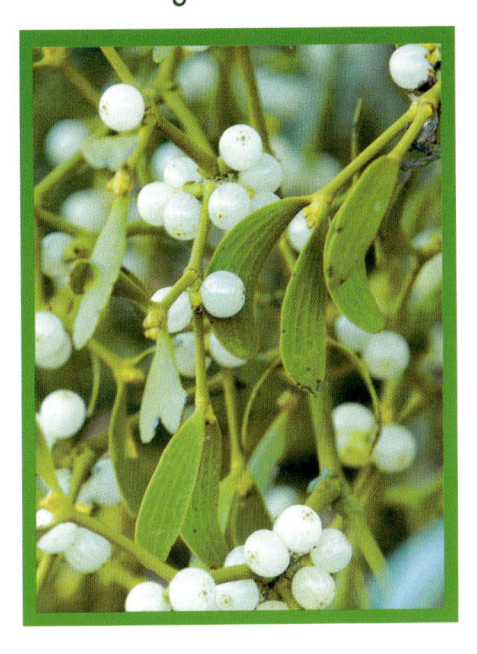

Santaláceas

Apresenta propriedades diuréticas e auxilia no tratamento do diabetes e do ácido úrico. Também é indicado para combater epilepsia, câncer, dores reumáticas, arteriosclerose, asma, acalmar a febre, a hipertensão, o reumatismo, curar tumores e ser meramente sedativo.

Obs.: o chá é contraindicado para gestantes, nutrizes, pacientes com hipersensibilidade proteica, hipertensão, insuficiência renal, infecções crônicas, tuberculose e usuários de antidepressivos.

496.

Violeta-de-jardim
Viola odorata, L.

Violáceas

Toda a planta possui finalidades medicinais. O decocto do pó de suas raízes possui uma leve ação laxativa. Suas folhas produzem um chá sudorífero que elimina o catarro e combate sarampo, bronquite, tosse e problemas na garganta.

Obs.: o uso demasiado do chá de suas raízes provoca gastrite, ansiedade, depressão e problemas de respiração.

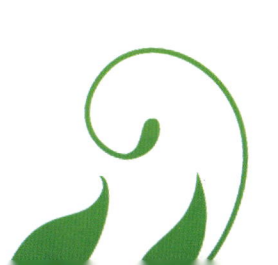

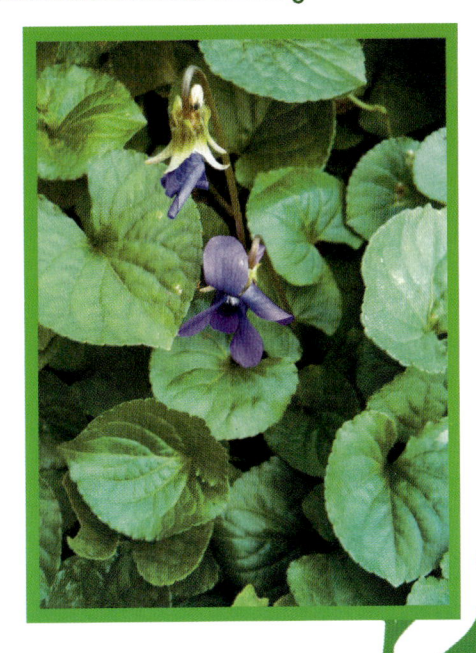

497. Viki
Eucalyptus cinerea, Labill.

Mirtáceas

É útil para fazer nebulizações e seu chá misturado com mel tem ação anti-inflamatória e expectorante. Suas folhas secadas à sombra e misturadas com as folhas do chinchilho são ótimas para fazer o chá para eliminar a nicotina e o alcatrão de fumantes, após um período de abstinência e tomada de consciência do mal provocado pelo cigarro.

Obs.: o chá deve ser evitado por gestantes e nutrizes.

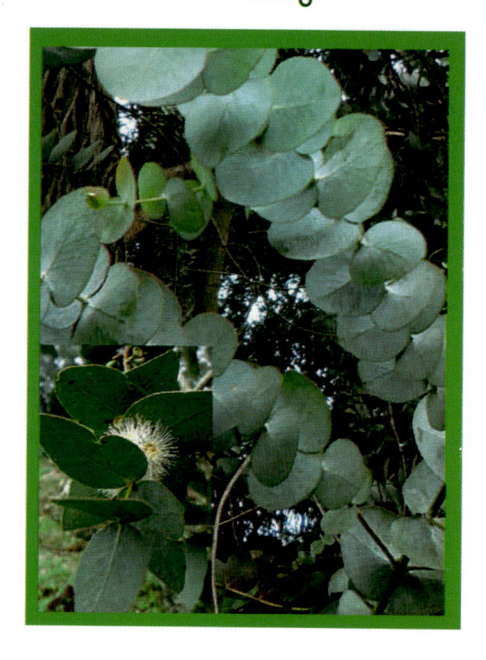

498. Xaxim
Dicksonia sellowiana Hook.

Dicksoniáceas

Usa-se fazer banho com as folhas para desinflamar hematomas e outros problemas ligados à pele. De seu tronco pode ser feito uma tintura para fazer massagens e para desinflamar o nervo ciático e articulações.

Obs.: essa planta está incluída na lista das plantas em extinção.

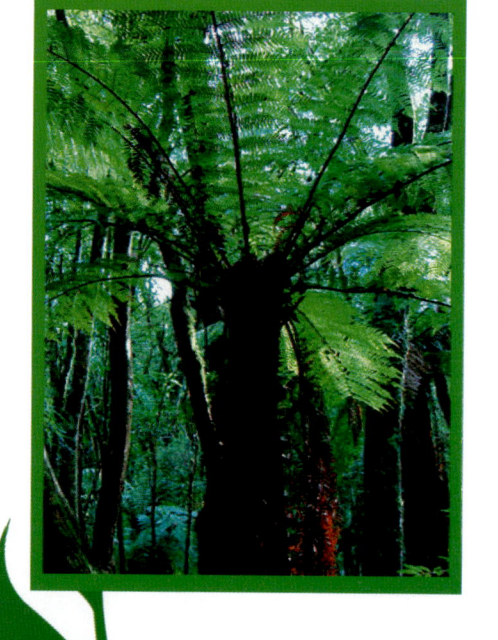

Zedoária   499.
Curcuma zedoaria, Roxb.

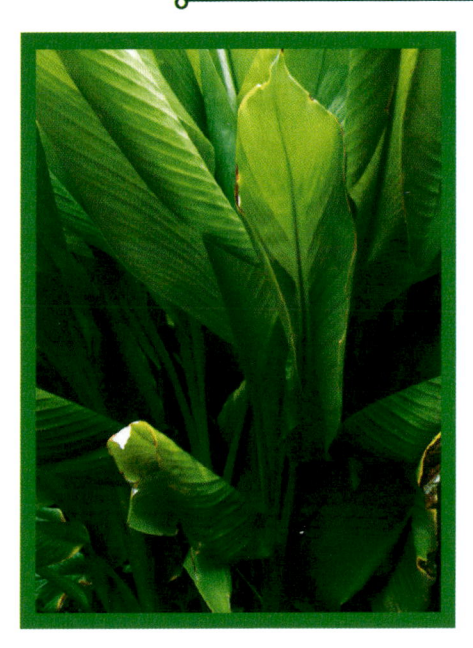

Zingiberáceas

Possui propriedades digestivas, estimulantes, desintoxicantes, ativa a circulação sanguínea, combate gases, úlceras e azia. Pode ser usada em gargarejos e bochechos contra males da garganta e feridas bucais e gengivais.

Obs.: gestantes, nutrizes e pessoas com hipersensibilidade não devem consumir o chá. Também deve-se evitar exposições ao sol após o banho feito do seu rizoma.

500. Zínia
Zinnia elegans.

Compostas

Seu chá é digestivo, diminui os gases, a indisposição e as cólicas intestinais e menstruais. Pode ser feito de suas flores ou de suas folhas, se estas estiverem devidamente secas. Na parte da tarde e da noite, o chá também é indicado como calmante do sono em geral, e para controlar o sono, as ondas cerebrais e as disfunções do coração e do cérebro durante a noite.

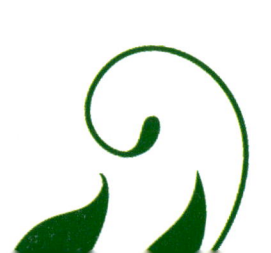

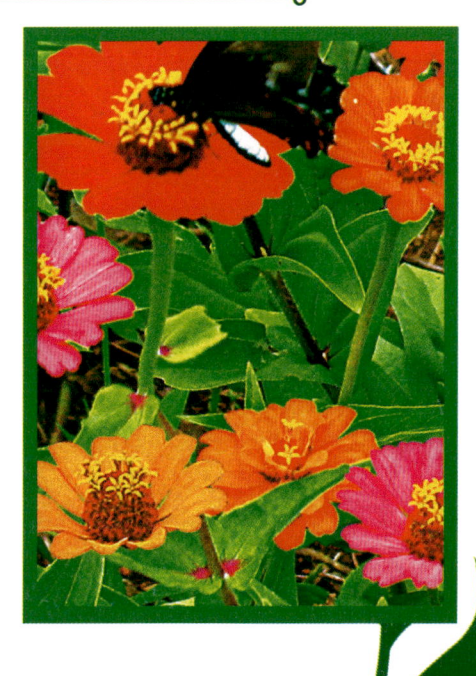

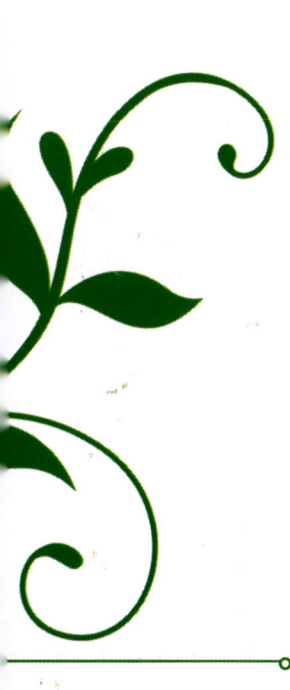

Comprimidos artesanais populares

Regulador dos intestinos (diurético)

Partes iguais de chá-de-bugre, cipó-d'água, cipó-mil-homens, folhas de alfafa, casca de pau-amargo e de dente-de-leão juntamente com água. Ferver durante 20 minutos. Coar e com o sumo formar comprimidos com partes de amido de milho e uma de farinha de trigo até dar o ponto. Secar à sombra. Adulto: tomar 2 comprimidos ao dia.

Laxante e desintoxicante

Partes iguais de sementes de linhaça, picão-preto, flor de bananeira. Pôr em um pote de vidro. Cobrir com a água extraída da bananeira. Ferver em banho-maria durante 20 minutos. Coar. Formar comprimidos com duas partes de amido de milho e uma de farinha de trigo até dar o ponto. Secar à sombra. Adulto: tomar 3 comprimidos ao dia.

Regulador de colesterol e de triglicerídeos

Alcachofra, manjerona, casca de cipó-mil-homens, folhas de santos-filhos, de amora-branca, de cordão-de-frade ou erva-tostão. Pôr em um pote de vidro. Cobrir com álcool de cereais. Ferver em fogo brando durante 15 minutos. Coar e com o sumo formar comprimidos com duas partes de amido de milho e uma de farinha de trigo até dar o ponto. Secar à sombra. Adulto: tomar 2 comprimidos ao dia.

Depurativo e regulador de colesterol

Usar 10 g de folhas de guanxuma, 10 g de folhas de arnica, 10 g de folhas picadas de alcachofra, uma pequena parte da folha de bardana, 2 folhas de dente-de-leão, 1 copo de suco de limão-galego, 1 pitada de bicarbonato. Bater tudo no liquidificador e depois coar em um pano branco. Do sumo, formar comprimidos artesanais com duas partes de amido de milho e uma de farinha de trigo. Secar à sombra. Adulto: tomar 1 comprimido três vezes ao dia, antes das refeições, durante certo tempo.

Antibiótico

Partes iguais de folhas de tanchagem, guanxuma e picão-preto, sem os talos, carvão vegetal de nó-de-pinho ou angico-vermelho. Bater tudo no liquidificador com meio copo de água e formar comprimidos com o sumo e o carvão vegetal ou o angico-vermelho. Tomar 2 comprimidos em jejum.

Vermífugo 1

Partes iguais de folhas de erva-de-santa-maria, erva-de-bicho, losna, couve, hortelã-pimenta e sementes de abóbora, 10 g de folha de alcachofra. Bater tudo no liquidificador com 1/2 copo de água. Formar comprimidos com o sumo e duas partes de amido de milho e uma de farinha de trigo até dar o ponto. Secar à sombra. Tomar de preferência 2 comprimidos em jejum durante oito dias, na fase da lua minguante.

Vermífugo 2

Partes iguais das seguintes plantas: erva-de-santa-maria, erva-de-bicho, losna, couve, hortelã, sementes torradas, feito pó, de abóbora ou de mamão, e um pedaço de folha de alcachofra. Bater tudo no liquidificador com 1/2 copo de água, coar, acrescentar 1 colher de amido de milho e 1 de farinha de trigo. Amassar até deixar no ponto de formar pequenos comprimidos. Tomar de preferência 2 comprimidos em jejum durante oito dias, na fase da lua minguante.

Cremes populares

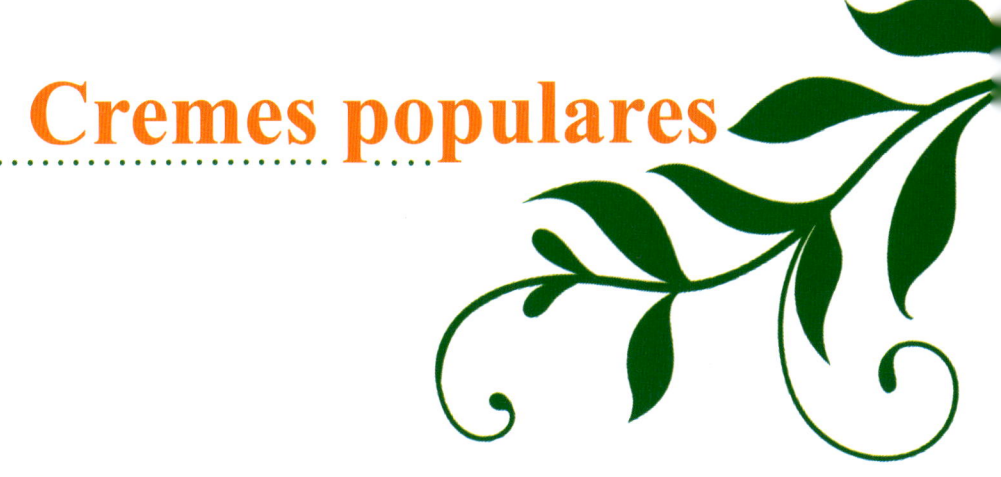

Desintoxicante

1⁄2 abacate, 2 colheres de azeite de oliva, 1 colher de capim-cidró triturado, 1 colher de flocos de aveia e 2 colheres de linhaça triturada. Colocar tudo em uma vasilha. Amassar o abacate com os demais ingredientes. Formar uma pasta e aplicar duas vezes ao dia na parte afetada. Conservar em local apropriado ou na geladeira.

Para combater frieira nos pés e hemorroidas

1⁄2 abacate, 1 folha média de bardana, 2 ramos de folhas de linhaça sem talo, 5 folhas de picão-preto e 5 colheres de azeite de oliva. Bater tudo no liquidificador. Deixar fermentar por três dias e coar em um pano branco. Passar no local a ser tratado. Conservar em local apropriado.

Para manchas de pele, acne, abscesso e furúnculo

10 folhas de cipó-suma, 1⁄2 casca de limão moída, 1 flor-de-cardeal ou cipó fios-de-ouro, 10 cabeças de flor de picão-preto e 5 colheres de azeite de oliva. Moer tudo no liquidificador. Coar em um pano branco. Deixar em repouso por dois dias. Passar três vezes ou mais ao dia na parte afetada.

Para edemas de pele e cicatrizante

5 folha de folha-milagrosa, 1 folha média de pariparoba, 1 folha média de bardana, 10 pétalas de rosa vermelha e 5 colheres de azeite de oliva. Misturar tudo e moer no liquidificador. Coar em um pano branco. Passar três vezes ao dia no local afetado.

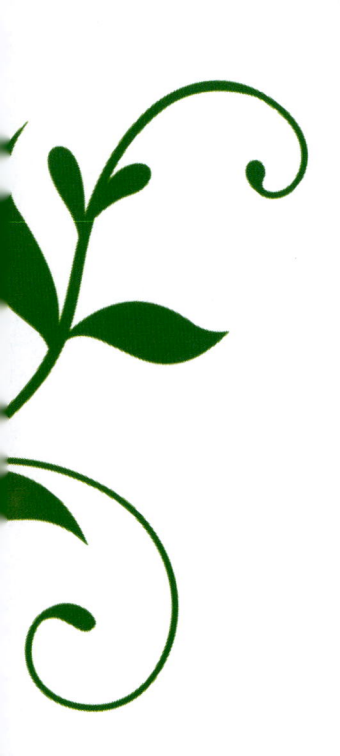

Diversos

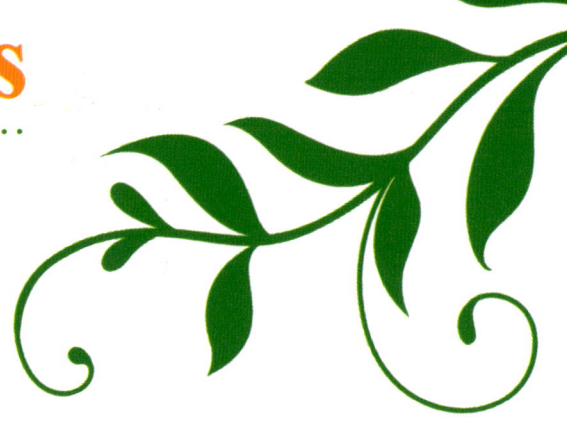

Geleia de morango

1 kg de morangos, 1/2 kg de açúcar cristal e 1 colher de suco de limão. Levar ao fogo alto até ferver. Abaixar o fogo e cozinhar por cerca de 40 minutos, mexendo periodicamente para não grudar. Verificar o ponto. Conservar na geladeira.

Geleia de bergamota

10 bergamotas sem casca e 800 g de açúcar. Cortar as frutas ao meio, tirar as sementes e bater no liquidificador. Acrescentar o açúcar e cozinhar por cerca de 30 minutos, mexendo com colher de pau.

Licor digestivo

3 ramos grandes de losna, 1/2 litro de água fervente, 1 litro de xarope de framboesa ou groselha e 2 litros de cachaça. Coloque em um vidro a losna e a água. Deixe na geladeira por uma semana. Coe e acrescente os outros ingredientes, misturando bem. Beba um pequeno cálice após a refeição.

Licor de chinchim

Preencha 30% de um pote de vidro com chinchim cortado em rodelas, inclusive a casca e sem sementes. Preencha 90% do espaço remanescente com vinho branco. Mexa a cada três dias, no décimo dia, coe e beba com moderação.

Observação: *Podem ser feitas outras receitas também, com ameixa-do-japão, amora-preta, uvalha e uva-do-japão sem sementes.*

Travesseiro medicinal (fronha de 20x30cm)

Indicado no tratamento da asma, bronquite, sinusite alérgica e crônica, para acalmar e equilibrar o sono, melhorar a pressão sanguínea e a respiração.

Ervas necessárias, em partes iguais:

Receita I – Eucalipto, wiki, ramos de macela, poejo, alecrim, hortelã, hortelã-pimenta, capim-cidró, manjerona, ramos de camomila, folhas de lima e de laranja.

Receita II – Vassoura-doce-do-mato, erva-luíza, chá-de-bugre, louro, citronela, manjericão, boldo, eucalipto, ramos de macela, hortelã, capim-cidró, folhas de laranja e de lima.

Modo de preparo:
Retirar os talos, secar à sombra e formar o travesseiro. Usar dentro da fronha do travesseiro maior por três meses.

Repelente natural

1 litro de álcool, 7 a 9 folhas de citronela e 3 ramos de manjericão. Colocar tudo na embalagem de álcool e deixar por três dias. Coar e usar como repelente natural ou na higiene e limpeza da casa.

Multimistura

50 g de casca de ovo torrada, moída e fervida; 50 g de semente de abóbora ou gergelim torrada e moída; 600 g de farelo de arroz triturado; 200 g de farinha de milho ou fubá; 100 g de pó de folha de mandioca torrada, triturada e peneirada; 50 g de pó de folha de assa-peixe (opcional); e 50 g de folhas de picão-preto (opcional). Misturar tudo e conservar em local apropriado.

Criança pequena: 2 colheres por dia, misturadas na comida, suco ou frutas.

Criança desnutrida ou com outros problemas: aumentar a dose nas refeições.

Adulto: 4 colheres (sopa) ao dia.

Vinagre de maçã

Combate o colesterol, triglicerídeos, artrite, gota, dores em geral, excesso de ácido úrico, ajuda a emagrecer e é diurético.

5 litros de água em ponto de quase fervura, 3 kg de açúcar mascavo (vermelho) e 1 kg de maçã vermelha bem moída. Misturar a água com os demais ingredientes. Mexer bem e deixar fermentar. A cada cinco dias, retire a escória (crosta formada) e mexa a seguir. Proceder três vezes, até o 15º dia. Coar e engarrafar.
Pode ser tomado em jejum ou usado em saladas.

Vinagre de pariparoba

Previne doenças cardiovasculares, enfarto, tonifica o coração e todo o sistema circulatório.

200 g de folhas de pariparoba bem picadas ou trituradas e 3 copos de vinho branco. Colocar os ingredientes em um pote de vidro. Deixar repousar para a fermentação, em local à luz do sol, com um pouco de respiro. Após dez dias, coar com um pano branco e engarrafar. Conservar na geladeira.

Pode ser consumido em pequenas doses, pela manhã, em jejum, ou em saladas ou produtos naturais. Deve ser feito preferencialmente no verão ou em dias quentes, pois o calor facilita a fermentação dos ingredientes.

Vinagre de caqui

Em um recipiente com tampa, colocar a quantidade desejada de frutos maduros e limpos. Deixar fermentar durante um período de 15 a 20 dias, retirando a crosta e mexendo a cada 5 dias. Coar, engarrafar e deixar por mais um tempo para adquirir o sabor ideal para consumo. Consumir em saladas e outros alimentos. É um vinagre suave e natural.

Fortificantes populares

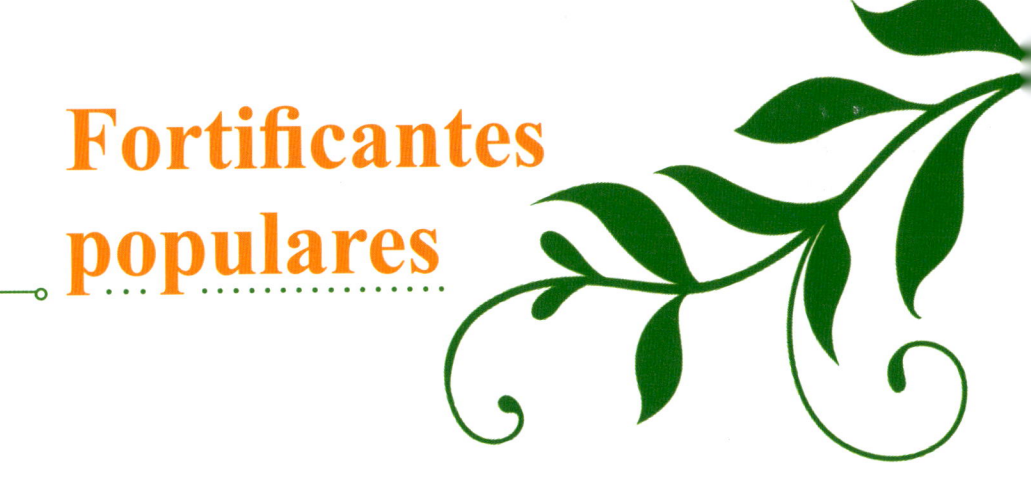

Fortificante 1

3 beterrabas médias moídas, 1 punhado de alecrim, 1 punhado de casca de angico-vermelho desfiada, 1 punhado de tiririca (o pé todo), 1 litro de água e 5 xícaras de açúcar mascavo. Ferver em fogo brando por 25 minutos ou mais. Coar. Conservar na geladeira.

Adulto: 1 colher (sopa) três vezes ao dia.

Fortificante 2

20 cm de casca de catuaba, 1 punhado de picão-preto, 1 punhado de guan-xuma, 2 xícaras de açúcar-mascavo, cravo, canela e suco de laranja. Ferver tudo em um pote de vidro em banho-maria durante 30 minutos. Conservar na geladeira.

Adulto: tomar 1 colher (sopa) três vezes ao dia.

Criança: tomar 1 colher (chá) três vezes ao dia.

Para auxiliar crescimento e melhorar dores nos ossos

5 folhas médias de assa-peixe, 2 folhas de parreira, 2 folhas de moranguinho, 1 punhado da flor do coqueiro, 1 nó de pinho médio picado, 3 xícaras de açúcar mascavo ou até adoçar bem, 1 copo de licor de catuaba, canela e cravo a gosto. Ferver numa panela por 30 minutos. Coar. Conservar na geladeira.

Adulto: 1 colher (sopa) três vezes ao dia.

Criança: 2 colheres (chá) três vezes ao dia.

Para combater ansiedade, depressão, equilibrar o sono e a memória

Partes iguais de folhas de guavirova, de hortelã-pimenta, de milagrosa, de pés de tiririca, de sementes de melancia e de flor de coqueiro e 1 litro de licor de catuaba ou cerveja preta. Ferver tudo durante 15 minutos. Coar. Tomar 1 pequeno cálice antes das refeições.

Para combater artrite e reumatismo

1 punhado de casca de angico-vermelho desfiada, 1 punhado de casca de guajuvira, 1 punhado de casca de açoita-cavalo, 10 sementes de cipreste amassadas e 2 litros de vinho tinto. Ferver tudo numa panela por 15 minutos. Coar. Conservar na geladeira. Tomar 1 colher (sopa) três vezes ao dia.

Para estômago (gastrite e aftas) e nervos

1 punhado de casca de guajuvira, 1 punhado de folhas de gincgo biloba, 1 copo de seiva de parreira ou água de folhas de eucalipto, 2 comprimidos de levedo de cerveja, 1 maracujá médio picado com as sementes e 2 copos de vinho branco. Misturar, desfiar tudo. Pôr num pote de vidro e ferver em fogo brando em banho-maria por 20 minutos. Coar. Conservar em local apropriado. Adulto: tomar 1 colher três vezes ao dia.

Para estômago, intestinos e combater cólica

10 pétalas de rosa vermelha, folhas de hortelã, de oliveira e de manjerona a gosto, 1 copo médio de olina caseira, 15 g de raiz de taiuyá e 1 copo de vinho branco. Pôr tudo em um pote de vidro. Ferver em banho-maria por 20 minutos. Coar. Conservar em local apropriado. Adulto: tomar 1 colher três vezes ao dia.

Para melhorar cansaço físico e mental

1 litro de vinho, 5 g de folhas de alecrim, 20 g de folhas de sábia e 15 g de mel. Ferver tudo em banho-maria por 20 minutos. Deixar esfriar, coar e engarrafar. Conservar na geladeira. Tomar um pouco antes das refeições.

Fortificante – cultura italiana

1 litro de vinho, 6 gemas de ovo caipira, 6 colheres de açúcar, 1 punhado de canela e 1 punhado de cravo. Colocar o vinho em uma panela e, quando estiver fervendo, queimar o álcool (flambar). Depois de queimado o álcool (flambar), adicionar a canela e os cravos e deixar ferver por mais 5 minutos. Deixar esfriar e bater as gemas com o açúcar. Coar e misturar tudo. Conservar na geladeira.

Adulto: tomar 3 colheres (sopa) três vezes ao dia.

Fortificante de vinho ou suco de beterraba

1 litro de vinho ou suco de beterraba, 50 g de erva-doce, 20 g de noz-moscada, 15 pregos enferrujados, 300 g de açúcar cristal, 1 punhado de picão-preto (o pé todo) e 1 punhado de guanxuma, canela e cravo a gosto. Ferver tudo durante 20 minutos, coar e conservar na geladeira.

Adulto: tomar 3 colheres (sopa) três vezes ao dia.

Pomadas populares

Para abscesso

3 folhas de pulmonária, 10 g de folhas de picão-preto, 1 punhado pequeno de folhas de guanxuma sem talo, 1 punhado pequeno de folhas de chá-de-bugre e 5 a 7 colheres de óleo de oliva. Misturar tudo e bater no liquidificador. Deixar em repouso por três dias. Coar. Passar no local três a quatro vezes ao dia.

Anti-inflamatória e cicatrizante, para ferida e varicose

3 colheres de banha de porco, 3 folhas médias de confrei, 5 folhas pequenas de tanchagem e 1 colher pequena de cera de abelha. Picar as folhas e fritar na banha. Retirar do fogo e coar. Levar novamente ao fogo e adicionar a cera, mexendo até o ponto.

Cicatrizante e para ferida cancerosa

1 xícara de banha, 50 g de breu ou margarina, 50 g de cera de abelha, 6 folhas de tanchagem.

10 folhas de mil-em-rama ou pronto-alívio, 6 folhas de malva, 1 galho de lanceta e 1 punhado de sabugueiro. Fritar as folhas na banha, coar, levar novamente ao fogo, acrescentando a cera e o breu até derreter o breu e a cera. Bater até esfriar e ficar cremosa. Conservar na geladeira.

Cicatrizante

20 g de folhas de erva-de-são-joão, 20 g de folhas de picão-preto, 20 g de bardana, cera de abelha e 1 xícara de banha de porco. Fritar as folhas na banha, coar, levar novamente ao fogo, acrescentando a cera até derreter. Bater até esfriar e ficar cremosa. Conservar em local apropriado.

Para massagem

1 xícara de banha de porco ou óleo de mocotó, 1 punhado de folhas de avenca ou de cipó-imbé, 1 punhado de erva-cânfora e cera de abelha. Fritar tudo até torrar. Coar. Juntar a cera e mexer até ficar cremosa. Conservar em local apropriado.

Para coça-coça e outras afecções da pele

1 punhado de maria-mole, 2 colheres de banha e cera de abelha. Fritar a maria-mole na banha, coar, adicionar um pouco de cera e levar ao fogo para derreter. Bater até esfriar e ficar cremosa. Conservar em local apropriado.

Para queimadura, alergia, calo, verruga, câncer externo e outras afecções da pele

Folhas e flores de calêndula, banha e cera de abelha. Fritar as folhas e flores de calêndula na banha, adicionar um pouco de cera e levar ao fogo para derreter. Bater até esfriar e ficar cremosa. Conservar em local apropriado.

Para micose, rachadura nos pés, unheiro e feridas velhas

2 colheres de banha, 1 punhado de folhas de sabugueiro, 1 punhado de folhas de bálsamo, 1 folha grande de confrei, 1 colher (sopa) de breu e 3 colheres de cera de abelha. Fritar as folhas na banha. Coar. Derreter separadamente o breu e a cera de abelha. Juntar tudo e bater até ficar no ponto. Conservar em local adequado.

Para tratar problemas de pele e cicatrizar feridas

1/2 colher de cera, 1 colher de própolis, 1/2 copo de azeite de oliva e 4 colheres de folhas picadas de malva. Desmanchar tudo em fogo lento, coar e bater até ficar no ponto. Conservar em local apropriado.

Sucos funcionais

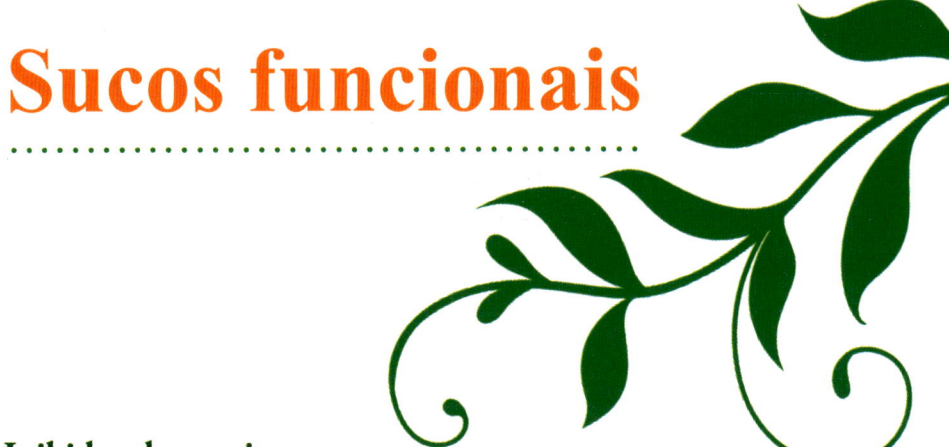

Inibidor do apetite

2 maçãs médias sem talo, 1/2 abacate médio e 2 copos de água mineral ou 1 copo de suco de lima. Bater os ingredientes no liquidificador, coar e beber durante as refeições.

Para combater a obesidade

10 g de malva-santa ou boldo-nacional, 10 g de carqueja-verde, 1 maçã moída e 1/2 litro de água. Bater os ingredientes no liquidificador, coar e beber durante as refeições.

Nutritivo para crianças

4 cenouras médias, 1 beterraba moída, 1 galho médio de brócolis, 1 maçã média, 5 folhas de espinafre e 1/2 litro de água. Bater os ingredientes no liquidificador, coar e beber durante as refeições.

Para combater a fadiga

1 copo de suco de lima, 4 laranjas, 1 copo de chá de espinafre e 3 colheres de mel. Bater tudo no liquidificador, coar e acrescentar mel. Beber três vezes durante o dia.

Digestivo

3 cenouras médias, 3 folhas de espinafre, 1/2 ramo de erva-doce, 1 colher de sobremesa de vinagre de maçã, 1/2 mamão papaia e 1 copo de água de coco ou suco de lima. Bater os ingredientes no liquidificador, coar e beber após as refeições.

Preventivo

2 maçãs sem casca e talo, 2 laranjas sem casca, 1 kiwi sem casca e 1 copo de água de coco. Bater os ingredientes no liquidificador, coar e beber algumas vezes durante o dia.

Antiestresse

200 g de broto de alfafa, 1 folha de couve, alface ou repolho e 2 copos de água de coco ou suco do abacaxi. Bater os ingredientes no liquidificador, coar e beber algumas vezes durante o dia.

Para rejuvenescer

1 maçã sem casca, 1 banana sem casca, 3 castanhas de caju picadas, 1/2 abacate, 1 cenoura média, 2 g de gengibre e 3 copos de água. Bater os ingredientes no liquidificador, coar e beber algumas vezes durante o dia e antes de dormir.

Antirradicais livres ou desintoxicante

2 kiwi sem casca, 2 ramos médios de brócolis, 1 folha média de couve-do-ano-todo, 3 folhas tenras de picão-preto e 1 copo de água de coco ou suco do abacaxi. Bater os ingredientes no liquidificador, coar e beber algumas vezes durante o dia e a noite.

Para rejuvenescer a pele e o organismo

1 ramo médio de brócolis, 1/2 mamão papaia, 2 kiwi, 1 ramo médio de agrião, 1 beterraba sem casca e 3 copos de água. Bater os ingredientes no liquidificador e beber durante o dia.

Para controlar a hepatite

10 g de poejo sem talo, 10 g de melissa sem talo, 10 g de alecrim sem talo, 5 folhas médias de picão preto e 2 copos de água de coco. Bater os ingredientes no liquidificador e beber durante o dia.

Calmante do sono

5 g de camomila, 5 g de hortelã-branca, 5 g de melissa, 2 folhas médias de alface e 2 copos de água. Bater os ingredientes no liquidificador e beber à tarde e antes de dormir.

Contra diabetes tipo 2

10 g da folha de pata-de-vaca sem talo, 10 g do cipó insulina sem talo e 1 copo de água de coco. Bater os ingredientes no liquidificador e beber de três a quatro vezes durante o dia.

Antidepressivo

50 ml de suco de uva, meia maçã sem casca, 50 ml de sementes de maracujá, 2 folhas de maracujá sem talo, 10 g de flor de camomila, 2 folhas de limão e 2 copos de água. Bater os ingredientes no liquidificador e beber de três a quatro vezes durante o dia.

Antienvelhecimento

2 folhas médias de brócolis, 2 kiwis sem casca, 2 cenouras médias sem casca e 1 copo de água de coco ou vinho branco. Bater os ingredientes no liquidificador e beber durante o dia.

Para combater a artrite

6 folhas de sábia, 3 ramos de alecrim sem talo, 1/2 abacate, 1 beterraba média sem casca e 1 copo de água. Bater os ingredientes no liquidificador e beber durante o dia.

Diurético

2 ramos médios de quebra-pedra sem talo, 2 folhas médias de couve-do-ano-todo, 3 folhas de chá-de-bugre sem talo, 2 cenouras médias, 10 g de folhas de salsa e 2 copos de água ou suco de lima. Bater os ingredientes no liquidificador e beber durante o dia.

Para combater asma e bronquite

1 punhado médio de folha de agrião sem talo; 1 copo de suco de laranja; 2 g de gengibre; 1 limão com casca, picado e sem sementes; 1 cenoura média; 2 colheres de mel; e copo de água morna. Bater os ingredientes no liquidificador e beber de três a quatro vezes durante o dia. Conservar na geladeira.

Tinturas x macerações

Macerar é extrair o princípio ativo da planta, deixando-a determinado tempo em algum líquido na temperatura ambiente, agitando duas vezes por dia. A "tintura" se processa com a planta depositada no álcool (de cereais) com determinada graduação, em geral a 75%. Pode-se também deixar a planta no vinho, na cachaça ou na graspa (produto destilado do bagaço da uva). Se a maceração for feita com água, tipo tisana ou garrafada, em vez de álcool, toma-se normalmente como chá e não em gotas. As tinturas armazenam-se em frascos escuros e na geladeira.

Para dor localizada, reumatismo, nevralgia, artrite, dor de cabeça e dente

Colocar 100 g de raiz de guiné "pipi" no álcool. Após curtir, friccionar as partes doloridas, fazer compressas em caso de dor de cabeça, aspirar no caso de sinusite e aplicar com algodão em caso de dor de dente. **Obs.:** não ingerir em hipótese alguma.

Para reumatismo, artrite, ciática, asma e doença respiratória

Colher a casca do angico-vermelho, lavar, desfiar e encher um pote de 1 litro. Completar com álcool, cachaça ou graspa. Deixar em repouso 10 dias. O adulto *que não tiver problemas de pressão alta* pode tomar 15 gotas, com um pouco de água morna, três vezes ao dia, antes das refeições. Pode a mistura ser usada para fazer fricções em torcicolos e dores localizadas. Pode-se da mesma maneira utilizar em lugar do angico outras plantas: o taiuiá, cipó-mil-homens, cipó-suma, casca de guajuvira, de açoita-cavalo, araçá, sucupira e outras plantas, cujas finalidades estão descritas neste livro.

Para doença infecciosa – antibiótico de própolis

Colocar 1 xícara de própolis em 1 litro com álcool, cachaça ou graspa. Após 15 dias pode-se tomar 10 gotas com um pouco de água, 1 vez ao dia, para prevenir doenças infecciosas, ou 15 gotas, três vezes ao dia, como curativo de infecções diversas.

Para infecções internas diversas

Colocar 3 pés de guanxuma, 3 de picão-preto e 3 de tanchagem num volume de 1 litro, com álcool, graspa ou cachaça. Deixar em repouso por 24 horas. Tomar 15 gotas três vezes ao dia.

Para artrite

Colocar em 1 litro de álcool, cachaça ou graspa um punhado de capim pelo-de-porco e a mesma quantia de barba-de-bode. Deixar 15 dias em repouso. Tomar 10 gotas, três vezes ao dia, antes das refeições.

Para auxiliar no combate ao fumo e ao álcool

Colocar dois punhados de chinchilho em um litro de álcool ou cachaça. Acrescentar 5 folhas de tanchagem, adicionar água mineral com gás e, após três dias, destilar. Se não possuir destilador, guardar a mistura na geladeira. Tomar 5 gotas oito vezes ao dia ou sempre que sentir vontade de beber ou fumar.

Outra receita: colocar talos de couve no litro da bebida, deixar curtir e tomar 1 colher (sopa) duas vezes ao dia.

Para purificar o sangue

Colocar partes iguais de folhas de nogueira, chá-de-bugre, japecanga, pariparoba, dente-de-leão em 1 litro de cachaça, álcool ou graspa e deixar por 24 horas. Tomar 10 gotas três vezes ao dia.

Para combater diabetes, cálculo renal, colesterol e como diurético

Triturar um punhado de casca dos ramos, folhas e flores da pata-de-vaca, colocar no álcool, graspa ou cachaça por dois ou três dias e tomar 10 gotas duas vezes ao dia. Podem-se usar também as partes da planta em maceração em água, decocção ou infusão.

Para fígado e sistema digestivo

Usar partes iguais de folhas de alcachofra, de jurubeba, gervão, catinga-de-mulata e boldo-graúdo. Triturar as ervas e colocar no álcool ou cachaça e deixar curtindo de um dia para o outro. Tomar de 10 a 15 gotas três ou quatro vezes ao dia.

Para menopausa, má circulação e reumatismo

Colocar no álcool, cachaça ou graspa partes iguais de folhas de louro, de videira e de morangueiro. Enterrar o pote por cinco dias. Tomar 5 gotas seis vezes ao dia.

Para rins, cálculo renal e diurese

Colocar no álcool, graspa ou cachaça: 1 raiz de picão-preto, 8 folhas de louro, um punhado de estigma-de-milho (cabelo-de-milho), um punhado de capim-pelo-de-porco, um punhado de mil-em-rama, 5 folhas de pata-de-vaca, 3 folhas de abacateiro, um punhado de quebra-pedra. Triturar as ervas, deixando curtir por 24 horas. Tomar 40 gotas diárias, em várias vezes durante o dia.

Para o sistema nervoso – calmante

Colocar em 1 litro de álcool, cachaça ou graspa: 2 folhas de maracujá, 1 punhado de folhas de araçá, 1 raminho de hortelã, 1 punhado de folhas de laranjeira, 3 folhas de alface, 1 punhado de capim-cidró e um raminho de alecrim. Tomar 10 gotas, três vezes ao dia, sendo a última antes de dormir.

Para o estômago

Colocar em 1 litro de álcool, cachaça ou graspa partes iguais de crista-de-galo, macela, alecrim, poejo, hortelã, losna, alcachofra, gervão e jurubeba. Após curtido, tomar de 10 a 15 gotas quando necessário.

Para depressão, estresse

Colocar um punhado de alcânfora em 1 litro de álcool ou cachaça, deixar curtir por 2 dias e tomar 30 gotas distribuídas durante o dia. Pode-se passar a mistura em cãibras, dores musculares e de varizes.

Para massagem

Pôr em um pote de vidro: canforeira, sementes de cipó-imbé, folhas de eucalipto e o centro do copo-de-leite. Acrescentar álcool de cereais e deixar em repouso durante cinco dias ou mais. Com o líquido obtido, passar na parte dolorida. **Obs.:** não pode ser ingerido.

Para dores em geral

Pôr em um pote de vidro: casca de cipó-suma, caroço moído de abacate e casca de angico-vermelho. Acrescentar álcool e deixar em repouso alguns dias. Passar várias vezes ao dia em partes doloridas, inclusive ciática e outros hematomas.

Para combater colesterol

Pôr em um pote de vidro partes iguais de: alcachofra, assa-peixe, amora-branca, chá-de-bugre e manjericão, com vinho branco ou cachaça pura. Ferver em banho-maria ou fogo brando por 25 minutos. Coar. Conservar na geladeira.

Adulto: tomar 1 pequeno cálice três vezes ao dia, antes das refeições.

Para tratar a incontinência urinária

Pôr em um pote de vidro partes iguais de: folhas de guamirim, sete capote, chá-de-bugre ou cavalinha e três raízes de salsa. Acrescentar graspa ou álcool de cereais. Ferver em fogo brando ou em banho-maria. Coar.

Adulto: tomar 5 gotas cinco ou seis vezes ao dia.

Para nervo ciático

Pôr em um pote de vidro partes iguais de: cipó-mil-homens desfiado, casca de açoita-cavalo desfiada, três cabeças picadas de cardo-santo, 1 punhado médio de sementes de uva ou 8 sementes de cipreste. Acrescentar vinho tinto. Ferver por 25 minutos em banho-maria ou em fogo brando. Coar. Conservar na geladeira.

Adulto: tomar 15 gotas três vezes ao dia.

Anti-inflamatória

Pôr em um pote de vidro partes iguais de: folhas de taquara, sementes de cipreste, folhas e sementes de picão-preto e casca de paineira desfiada. Cobrir com azeite de oliva. Ferver durante 25 minutos em fogo brando ou em banho-maria. Coar. Conservar na geladeira ou em lugar próprio.

Adulto: 10 gotas três vezes ao dia, antes das refeições.

Bronco-vaso-dilatadora, expectorante ou para deixar de fumar

Pôr em um pote de vidro partes iguais de: cipó-silvina, sábia, mastruço, chinchilho e hortelã-branco. Acrescentar óleo de copaíba ou olina caseira. Ferver em fogo brando durante 20 minutos. Coar.

Adulto: tomar 1 gota de hora em hora ou ao sentir necessidade.

Expectorante, para combater tosse, gripe e resfriado

Pôr em um pote de vidro: casca de um abacaxi médio, 5 folhas de guaco, 5 folhas de sábia, 5 folhas de salva, 1 pedaço pequeno de gengibre e 1 casca de laranja secada, cobrir com vinho branco. Ferver tudo em banho-maria ou fogo brando durante 25 minutos.

Adulto: tomar 10 gotas quatro vezes ao dia.

Preventiva e calmante

Pôr em um pote de vidro partes iguais de: picão-preto, casca de paineira, bardana, louro, folha de melissa e alecrim. Ferver durante 25 minutos em fogo brando ou em banho-maria com vinho branco. Coar.

Adulto: tomar 10 gotas com água morna quatro vezes ao dia.

Reconstituinte do organismo em geral

Pôr em um pote de vidro partes iguais de: louro, sete-sangrias, gincgo biloba, casca de primavera do mato, folha de parreira, sábia, alecrim e azevinho, cobrir com vinho tinto. Ferver em banho-maria ou em fogo brando durante 25 minutos. Coar. Conservar na geladeira.

Adulto: tomar 1 pequeno cálice três vezes ao dia, antes das refeições.

Tônica

Pôr em um pote de vidro partes iguais de: flor-de-cardeal, casca de ipê vermelho, sete-sangrias, casca de angico-vermelho, de açoita-cavalo ou quina-vermelha. Ferver em banho-maria ou fogo brando durante 20 minutos com vinho tinto. Coar.

Adulto: tomar 10 gotas três vezes ao dia.

Para hemorroida e intestino sanguinolento

Pôr em um pote de vidro partes iguais de: erva-de-bicho, tayuiá, cipó-mil-homens e folhas de bardana. Ferver em banho-maria durante 25 minutos com cachaça ou álcool de cereais. Coar.

Adulto: tomar 15 gotas três vezes ao dia.

Para tratar a menopausa e a andropausa

Pôr em 1 pote de vidro: folhas de louro, folhas de soja, parreira, moranguinho e cana-de-açúcar vermelha. Ferver em banho-maria durante 20 minutos com vinho branco. Coar.

Adulto: tomar 10 gotas três vezes ao dia.

Vinhos medicinais

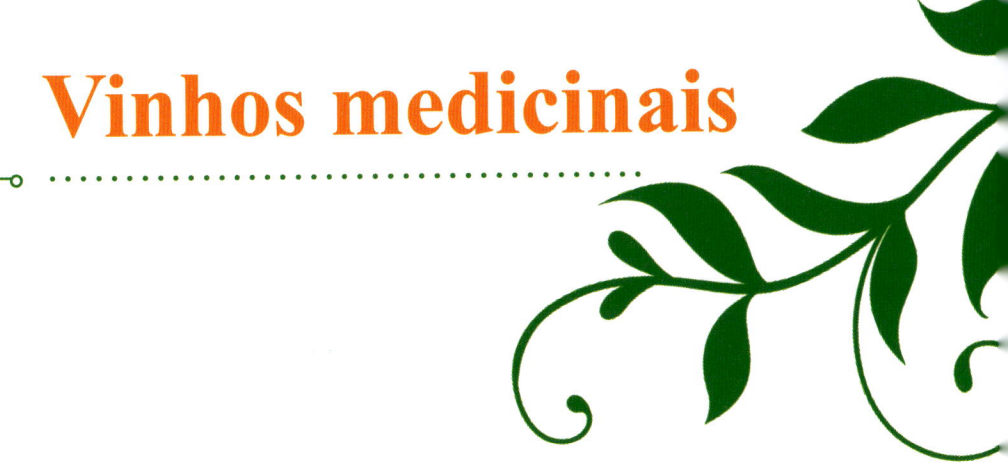

O vinho usado com plantas medicinais, em maceração, deve ser puro, de boa procedência, seco (sem açúcar) podendo ser tinto ou branco, conforme a finalidade. Em geral o tinto tem funções adstringentes, tônicas e reconstituintes; e o branco, funções diuréticas e digestivas. Os vinhos devem ser conservados em frascos bem fechados, de preferência de cor escura. A dose normalmente é um cálice de licor.

Estimulante (quentão)

Usado no sul como bebida para se aquecer nas noites frias, nas festas de São João: levar o vinho tinto ao fogo e quando estiver fervendo acender um fósforo e queimar o vapor (o álcool), acrescentar açúcar, casca de laranja, gengibre, cravo e canela, conforme o gosto. Servir quente.

Para fraqueza em geral, para coração, cérebro, estresse e para fortalecer a visão

Colocar um punhado de alecrim e outro tanto de sálvia em um litro de vinho tinto, adicionar 1/2 xícara de mel e deixar em maceração por oito dias ou ferver em banho-maria por 20 minutos. Tomar um pequeno cálice antes das refeições.

Reconstituinte para combater anemia e convalescença de doenças infecciosas

Em 1 litro de vinho tinto, juntar 2 xícaras de açúcar, 1 limão, 1 noz-moscada, 12 cravos e 3 raízes de picão-preto. Ferver por 20 minutos, retirar do fogo, adicionar 5 colheres de mel e mexer. Tomar 5 ou 6 colheres ao dia antes das refeições.

Digestivo, estimulante e regenerador

Em 1 litro de vinho tinto ou branco colocar um bom punhado de sálvia (20 g a 30 g) e deixar macerando por oito dias. Beber um copinho depois do almoço e do jantar.

Digestivo, diurético e auxiliar no combate de infecções

Picar bem um punhado de raiz de jurubeba e deixar em maceração por dez dias em 1 litro de vinho branco. Pode-se adicionar um pedacinho de casca de laranja, cravo e canela. Tomar um copinho após as refeições.

Reconstituinte em geral, para anemia, estresse e contra doenças infecciosas

Em 1 litro de vinho finto colocar um punhado de flor de coqueiro, um punhado de pregos velhos (bem lavados), 5 raízes de picão-preto, 5 raízes de guanxuma, um punhado de funcho, 2 xícaras de açúcar mascavo (ou cristal), cravo e canela a gosto. Ferver tudo por 20 minutos. Dose: quatro a cinco colheres por dia antes das refeições.

Estimulante, digestivo, depurativo e desintoxicante do fígado e vesícula

Em 1 litro de vinho branco, colocar 2 punhados de folhas e flores de losna e deixar macerando por dez dias. Beber um copinho após as refeições.

Para melhorar a digestão, cólica, tontura, distúrbio menstrual e doenças de origem nervosa

Colocar em 1 litro de vinho branco 1 punhado de folhas secas de melissa. Deixar macerando por oito dias. Dose: tomar 1 copinho após as refeições.

Tônico, estomáquico, diurético, para o fígado, rins, combater colesterol, arteriosclerose e diabetes

Colocar 2 punhados de picadas de alcachofra em um litro de vinho. Deixar curtir por 10 dias. Beber um copinho após as refeições.

Para o sistema nervoso, insônia, estresse, menopausa, hipertensão, nevralgia e problema digestivo

Em 1 litro de vinho branco, colocar 2 colheres de flores de camomila. Deixar em repouso por dez dias. Tomar um copinho entre as refeições.

Tônico estimulante, diurético, para esgotamento físico e mental

Em 2 litros de vinho tinto, juntar 20 pés de tiririca com a raiz (tubérculo), 1 beterraba grande, um punhado de pregos velhos (bem lavados), 1 punhado de funcho, 1 punhado de flor de coqueiro, 3 raízes de guanxuma, 3 raízes de picão-preto, 3 xícaras de açúcar mascavo (ou cristal), cravo, canela e noz-moscada a gosto. Deixar oito dias em repouso. Tomar 3 colheres antes das refeições.

Depurativo, diurético; para fígado, vesícula e combater a diabetes

Cortar a raiz da bardana em rodelinhas e colocar um punhado em 1 litro de vinho branco. Deixar em repouso por dez dias. Coar e tomar 1 copinho após as refeições.

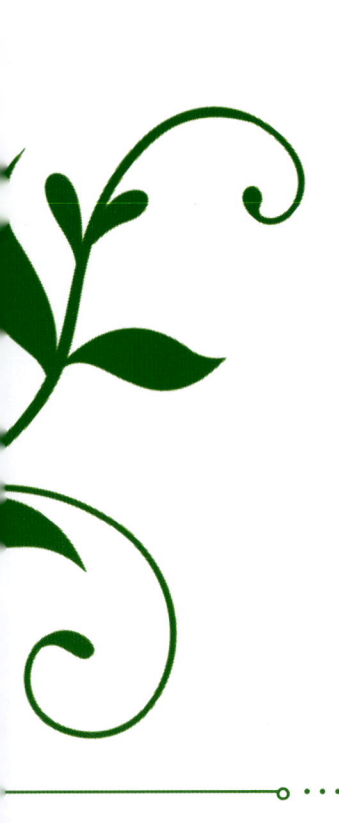

Xaropes medicinais

Xarope é uma concentração de plantas preparadas num líquido denso, à base de açúcar ou mel. O mel não se ferve. Após coar o xarope, ainda quente, adicionar o mel e mexer. As doses indicadas são para adultos. De acordo com a idade, reduzir a dose e não as vezes diárias. Após tomar não ingerir logo em seguida água ou outro líquido.

Para bronquite

Tirar o sumo do agrião, triturando-o, e misturar com mel. Adulto, tomar uma colher três vezes ao dia.

Para bronquite e renite alérgica

1 punhado de casca de angico desfiada, 1 punhado de agrião, 1 punhado de flor ou cascas secas de sabugueiro, 4 fatias de abacaxi com casca, 4 fatias de laranja com casca, 1 galho de hortelã, 1 limão galego picado com casca e 5 folhas de guaco. Colocar tudo numa vasilha com 2 litros de água e 2 xícaras de açúcar mascavo. Ferver até reduzir a 1 litro. Coar, adicionar 1 kg de mel e mexer até ponto de xarope. Adulto: 4 colheres (sopa) por dia.

Calmante para crianças

Ferver, até formar um xarope, 1 litro de água com 300 g de açúcar, 1 punhado de manjerona, 1 punhado de poejo, 2 folhas de tanchagem, 1 punhado de funcho e 5 folhas de violeta-de-jardim. Coar e adicionar 3 colheres de mel. Criança: 1 colher (chá) três vezes ao dia.

Preventivo contra gripe e infecções

2 colheres de tintura de própolis, 2 xícaras de mel, completar um litro com água fervida. Mexer bem. Tomar uma colher por dia.

Expectorante 1

Ferver, até ficar em forma de xarope, uma garrafa de cerveja preta, 25 folhas de eucalipto e 1/2 kg de açúcar, depois coar e adicionar 300 g de mel. Dose: 1 colher (sopa) três a quatro vezes por dia.

Expectorante 2

Pôr em uma panela partes iguais de: flor de bananeira, rodelas de abacaxi com casca, folhas de guaco, sálvia, 1 copo de suco de limão, 1 casca de laranja seca, 3 copos de vinho branco. Ferver tudo durante 30 minutos em fogo brando até o ponto. Acrescentar 4 xícaras de açúcar mascavo. Coar.

Adulto: tomar 1 colher três a quatro vezes ao dia. Conservar na geladeira.

Contra resfriado e gripe alérgica

Colocar em 2 litros de água, com 600 g de açúcar: 10 folhas de calêndula, 1 punhado de funcho, 1 punhado de manjerona, 8 folhas de tanchagem. Ferver até ficar no ponto de xarope. Dose: 3 colheres (sopa) por dia.

Contra gripe em geral

Colocar em 2 litros de água, 8 folhas de cambará-de-jardim, 10 folhas de violeta, 8 folhas de guaco, 1 punhado de agrião e um limão picado com casca. Ferver até reduzir pela metade. Tirar do fogo, coar, adicionar 2 colheres de cachaça ou álcool de cereais e 1/2 xícara de mel. Dose: 3 colheres (sopa) por dia.

Contra tosse, bronquite e resfriado

3 folhas de ameixa-de-inverno, 3 cascas secas de laranja, 3 ramos de pitanga, 3 folhas de framboesa, 3 folhas de tanchagem, 3 galhos de alevante, 3 galhos de funcho pequeno, 3 folhas de morango, 3 galhos de pronto-alívio,

1 pedaço ou ramo de sabugueiro, 3 folhas de hortelã. Ferver tudo em 2 litros de água, separando as cascas de laranja que devem ser caramelizadas com 1/2 kg de açúcar. Misturar tudo, ferver mais 3 minutos, coar, adicionar 1/2 kg de mel e mexer. Guardar na geladeira. Adulto: 3 colheres (sopa) ao dia. Criança: 3 colheres (chá) ao dia.

Contra tosse, bronquite, angina, pigarro e rouquidão

Desfiar 2 punhados de casca de angico-vermelho (cerca de 60 g), juntar um pouco de casca de araçá, de laranja, cravo e canela a gosto. Ferver em 1 litro de água. Coar, acrescentar 1/2 kg de mel. Dose: 4 colheres por dia.

Para garganta, brônquios, pulmões e gripes em geral

Colocar em uma vasilha 6 folhas de ameixa-de-inverno, com cinco colheres de açúcar. Queimar com algumas brasas incandescentes, colocando ao mesmo tempo cravo e canela. A seguir despejar 1 1/2 xícara de leite ou água ferventes, tapando rapidamente. Nesta receita podem-se usar outros tipos de folhas indicadas para gripe, por exemplo, sálvia, guaco, eucalipto, laranjeira e outras. Dose para um dia, tomado em várias vezes.

Contra asma

1 maço de alho-poró, 3 cabeças de cebola-branca e meio copo de água. Bater no liquidificador, ferver durante 15 minutos, coar, acrescentar 1/2 kg de mel e mexer até ficar uniforme. Colocar em uma garrafa e enterrar por 9 dias. Tomar uma colher em jejum. Prolongar o tratamento por 3 meses.

Tônico contra gripe, preventivo e curativo

1 xícara de leite, 5 dentes de alho, 5 folhas de sálvia. Ferver tudo e tomar quente 2 xícaras por dia. Pode-se também ferver no leite um pé de alho-poró (folhas e bulbo), adoçar com mel e tomar quente antes de deitar.

Contra gripe, tosse e afecções respiratórias

3 copos de suco de laranja, 2 folhas de ameixa-de-inverno, 3 galhos de agrião, 3 folhas de mil-em-rama, 3 folhas de sálvia, 3 folhas de melissa e 3

folhas de laranjeira (desta pode-se incluir algumas flores, se possível). Ferver por 15 minutos. Coar, adicionar um copo e meio de açúcar mascavo ou cristal e ferver por mais 10 minutos. Adicionar duas colheres de mel. Dose: 3 colheres ao dia.

Contra asma e catarro do pulmão

Pôr em uma panela partes iguais de: gravatá, guaco, folha de ameixa-de-inverno, 3 limões moídos, folhas de pulmonária e cobrir com suco de abacaxi. Ferver durante 30 minutos ou até o ponto. No final, acrescentar açúcar e mel morno até o ponto. Coar tudo. Se possível, por algumas gotas de própolis. Conservar em local apropriado.

Adulto: tomar 1 colher três ou quatro vezes ao dia.

Calmante e expectorante

Pôr em uma panela: folhas de pariparoba, guaco, salva, casca de angico-vermelho desfiada, nó de pinho picado, canela e cravo a gosto, 4 xícaras de açúcar mascavo, folhas de vassoura-do-campo, 3 limões picados com casca e 3 copos de água. Ferver tudo durante 25 minutos em fogo brando. Coar. Acrescentar mel até o ponto. Manter na geladeira.

Adulto: tomar 1 colher de sopa três a quatro vezes ao dia.

Xarope com bálsamo

Pôr 2 litros de cachaça em uma panela. Ferver e queimar o álcool até reduzir entre a metade e três quartos do total. A seguir, acrescentar 2 limões com a casca moídos, 1 copo de suco de laranja, 4 colheres de nata, canela e cravos a gosto. Levar ao fogo novamente e ferver em fogo brando durante mais ou menos 20 minutos. Retirar do fogo. Coar com um pano branco. Levar ao fogo mais uma vez e acrescentar 1 kg de mel e 1 vidrinho de bálsamo.

Observação: Colocar em vasilhas para o consumo, enquanto estiver quente.

Adulto: tomar 1 ou 2 colheres (sopa) por dia.

Xarope de ervas

Pôr em uma panela partes iguais de: salva, sábia, avenca, guaco, flor de bananeira ou folha do cipó de São João folhas, canela da índia, ameixa-de-inverno, laranja e pulmonária. Acrescentar 3 copos de suco de limão água de bananeira. Ferver tudo durante 30 minutos. Coar com um pano branco. Ferver novamente e acrescentar açúcar até o ponto. Formar o xarope e conservar na geladeira ou local apropriado.

Adulto: tomar 1 colher de sopa três ou quatro vezes ao dia.

Xarope de guaco

Pôr em uma panela 10 folhas de guaco com 3 copos de suco de abacaxi, limão ou laranja. Ferver 30 minutos. Coar. Levar novamente ao fogo e acrescentar 4 ou 5 xícaras de açúcar mascavo. Formar xarope até ficar mais ou menos denso.

Adulto: tomar 1 colher três a quatro vezes ao dia.

Para deixar de fumar

Pôr em uma panela: avenca, guaco, hortelã, casca de um limão médio moído, 1 folha de chinchilho, uma pequena parte de gengibre. Adicionar 4 copos de vinho branco ou suco de abacaxi. Coar tudo. Levar novamente ao fogo e acrescentar canela, cravo e açúcar mascavo a gosto. Deixar até o ponto de xarope.

Adulto: tomar uma colher pequena quando sentir ansiedade ou vontade de voltar a fumar.

Antibiótico

Levar ao fogo 5 cascas de banana ou 4 rodelas da flor da bananeira, 2 copos de água, 2 copos de açúcar mascavo, 2 pedaços de canela e 3 cravos da índia até que fique uma calda grossa. Adicionar duas xícaras de mel, coar com um pano branco e deixar descansar em um vidro. Conservar na geladeira ou local apropriado.

Adulto: 1 colher de sopa três vezes ao dia.

Para combater sinusite, tosse e resfriado

Levar ao fogo até o ponto de xarope 3 maracujás médios picados com as sementes, ½ kg de açúcar mascavo e 1 ramo médio de hortelã. Coar e colocar em um vidro. Conservar na geladeira ou local apropriado. Adulto: 1 colher (sopa) 3 vezes ao dia. Criança: 1 colher (chá) 3 vezes ao dia.

Contra gripe, tosse, resfriado, prisão de ventre e mau hálito

Coloque em uma panela ou travessa 6 ameixas-pretas sem caroço, 1 copo de suco de laranja, 1 copo de suco de beterraba, 3 colheres (sopa) de farelo de trigo e bater até obter a mistura desejada, asse em fogo brando durante 25 minutos. Coar. Conservar em local apropriado. Adultos: 3 colheres três vezes ao dia.

Índice remissivo de doenças

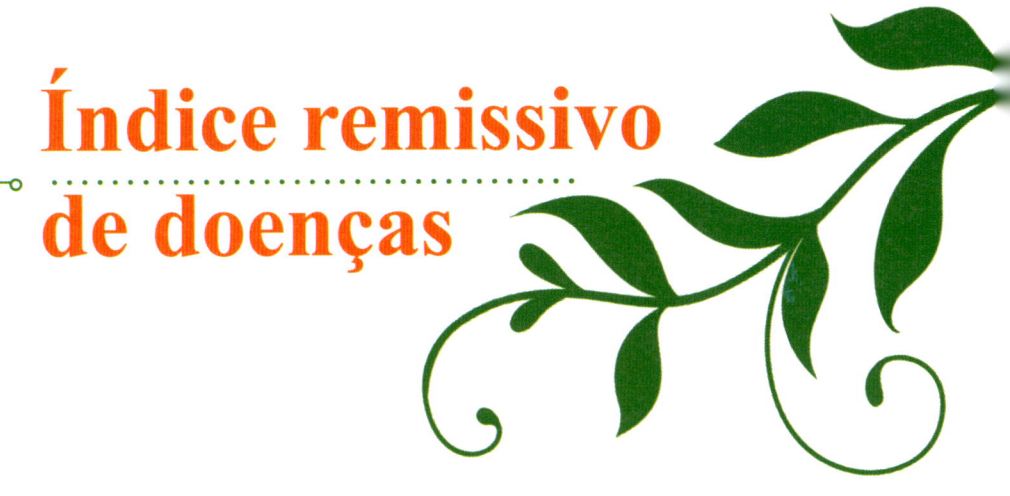

Neste índice estão os nomes de doenças e de alguns órgãos mais passíveis de afecções e os referidos números que correspondem às plantas indicadas para combatê-las. O significado de algumas palavras você encontra ao final do livro, em "Glossário".

Ácido úrico: 073, 147, 152, 153, 156, 162, 204, 205, 228, 319, 355, 358, 361, 390, 417, 434, 495

Afonia (problemas de voz): 016, 160, 249, 263, 491

Afta: 007, 035, 056, 068, 095, 105, 190, 246, 258, 259, 326, 376, 438, 451, 490

Agitação: 093, 173

Alcoolismo: 159, 341

Alergia: 096, 129, 233, 248, 300, 304, 319, 339, 361,

Amarelão: 005, 016, 062, 070, 088, 119, 134, 141, 150, 179, 267, 275, 276, 277, 351, 374, 396, 397, 467, 487, 493,

Amenorreia: 108, 264, 287, 433, 477,

Amigdalite: 203, 400

Andropausa: 370, 414, 449

Anemia: 001, 016, 017, 031, 122, 220, 228, 248, 297, 298, 353, 361, 382, 426, 429, 435, 448, 469, 492

Angina: 073, 466

Anorexia: 248

Ansiedade: 022, 025, 073, 113, 145, 173, 300, 356, 406, 490, 496,

Apendicite: 048, 147, 267, 331, 460, 487

Arritmia cardíaca: 017, 043, 157, 195, 254, 372, 409

Arteriosclerose: 029, 048, 107, 108, 152, 156, 196, 206, 268, 303, 373, 404, 447, 495

Articulação: 135, 265, 498

Artrite: 010, 024, 042, 049, 061, 085, 089, 096, 107, 147, 148, 155, 156, 183, 203, 224, 228, 247, 248, 259, 263, 287, 294, 303, 316, 319, 355, 361, 379, 389, 402, 401, 423, 434, 436, 442, 452, 462, 468, 474

Artrose: 061, 148, 196, 492

Asma: 013, 016, 017, 025, 027, 028, 034, 042, 054, 070, 090, 098, 123, 127, 134, 157, 159, 180, 181, 182, 185, 190, 200, 223, 258, 264, 288, 296, 301, 304, 312, 323, 341, 370, 371, 376, 380, 381, 387, 396, 397, 415, 421, 422, 435, 437, 456, 490, 491, 495

Assadura: 393

Azia: 007, 032, 043, 062, 079, 088, 099, 109, 131, 132, 133, 186, 192, 219, 248, 260, 299, 326, 331, 337, 349, 378, 386, 419, 482, 493, 495

Baço: 130, 297, 302, 308, 310, 334, 380, 381, 466, 490

Bexiga: 010, 032, 048, 056, 065, 069, 070, 072, 074, 089, 092, 107, 108, 112, 119, 120, 127, 130, 135, 138, 154, 158, 165, 169, 198, 199, 215, 223, 233, 269, 278, 296, 299, 302, 339, 347, 357, 358, 361, 379, 390, 392, 393, 396, 397, 409, 418, 421, 429, 444, 458, 465, 471, 481, 491

Bílis: 026, 065, 080, 118, 251, 311, 317, 452, 481

Boca: 037, 067, 078, 201, 240, 283, 322, 324, 325, 359, 433, 464, 483, 361, 365, 396, 430, 434, 435, 482, 499

Bronquite: 002, 016, 017, 026, 027, 028, 034, 040, 042, 054, 059, 065, 070, 073, 083, 090, 097, 100, 112, 123, 135, 150, 169, 185, 190, 198, 200, 203, 223, 229, 231, 236, 246, 249, 255, 256, 258, 264, 287, 296, 301, 312, 328, 329, 335, 341, 350, 351, 364, 367, 370, 380, 381, 387, 394, 396, 397, 406, 422, 432, 434, 478, 479, 486, 488, 489, 491, 496

Cabeça
  dor: 051, 068, 081, 147, 184, 187, 197, 275, 276, 277, 292, 336, 393, 395, 444

Cabelo
  embelezar, fortalecer: 019, 065, 102, 320, 321, 424, 426, 438, 473
  calvície: 054, 161, 366

Índice remissivo de doenças

Cáibra
   de sangue: 058
   muscular: 041, 446, 468

Calo: 231, 232, 295, 472

Câncer (auxilia o tratamento)[1]: 003, 006, 046, 055, 059, 075, 085, 093, 101, 183, 219, 236, 279, 282, 319, 367, 370, 372, 396, 405, 462, 470, 495,

Carbúnculo: 433

Caspa: 019, 054, 076, 169

Catapora: 227

Catarata: 003, 060

Catarro no pulmão: 016, 021, 028, 123, 137, 148, 159, 160, 231, 249, 264, 312, 315, 359, 437, 438, 464, 488, 489, 496, 497
   com sangue: 348

Caxumba: 065, 287, 434

Celulite: 196, 375, 490

Cérebro: 075, 212, 252, 369, 371, 372, 437, 496

Ciático: 143, 167, 203, 204, 234, 438, 498

Cistite: 073, 196, 416, 418, 483

Cirrose: 196

Clorose: 220

Chagas: 291, 344

Cobreiro: 403, 466

Coceira: 129, 209, 236, 354, 390, 412, 424, 466

Colesterol: 003, 017, 045, 053, 074, 077, 109, 149, 155, 157, 196, 212, 214, 259, 267, 304, 313, 319, 320, 321, 329, 352, 358, 361, 372, 383, 386, 438, 447, 463, 478, 479, 487

Cólica: 026, 028, 046, 052, 058, 065, 096, 102, 103, 105, 106, 152, 165, 168, 189, 201, 208, 211, 222, 249, 275, 276, 277, 291, 296, 320, 321, 331, 335, 336, 344, 354, 356, 371, 390, 406, 427, 439, 453, 468, 496
   infantil: 043, 411

---

[1] Sempre procurar tratamento médico.

Cólon: 003, 279, 313, 405
  câncer: 283

Concentração: 252

Congestão: 336, 399, 493

Conjuntivite: 272, 416, 435,

Constipação: 196, 300, 433

Convalescença: 066, 151, 248, 253, 269, 465

Convulsão: 226, 341

Contusão: 007, 011, 016, 018, 048, 060, 191, 193, 210, 225, 245, 291, 344, 366, 420

Coqueluche: 098, 118, 123, 190, 200, 246, 258, 387, 389, 436, 456

Coração: 014, 019, 066, 094, 126, 155, 224, 268, 384, 469, 480, 500
  palpitação: 447

Corrimento (leucorreia): 042, 064, 136, 206, 280, 281, 293, 296, 335, 364, 382, 421, 477, 478, 479, 366, 423, 476

Corte: 166, 202, 209, 236

Debilidade: 014, 017, 174, 148, 403
  infantil: 469

Dente: 031, 038, 051, 088, 105, 143, 186, 237, 266, 287 **dor:** 143, 186, 237, 266, 275, 276, 277, 287, 380, 381, 486

Depressão: 003, 025, 168, 170, 268, 336, 356, 370, 429, 438, 464

Derrame: 003, 085, 157, 183, 458,

Diabetes: 016, 029, 037, 095, 107, 109, 122, 169, 196, 204, 224, 226, 228, 233, 248, 252, 259, 300, 316, 354, 369, 370, 373, 383, 385, 387, 388, 396, 397, 405, 417, 419, 434, 450, 495

Diarreia: 001, 004, 010, 036, 044, 045, 046, 047, 061, 062, 069, 094, 100, 109, 111, 115, 125, 128, 134, 136, 139, 150, 154, 159, 168, 175, 179, 190, 205, 208, 210, 215, 238, 244, 245, 246, 248, 255, 256, 269, 280, 293, 298, 300, 305, 306, 323, 332, 335, 346, 359, 366, 368, 371, 406, 427, 433, 443, 453, 454, 455, 477, 482, 483, 492

Disenteria: 001, 010, 016, 050, 061, 069, 082, 115, 148, 152, 205, 238, 268, 269, 292, 361, 366, 368, 396, 397, 433, 482, 483, 484

Doenças venéreas: 012, 089, 129, 132, 133, 135, 165, 297, 335, 366, 447, 450, 461

Dores: 113, 136, 215, 216, 351
  barriga: 043, 044
  lombares: 401

Eczema: 050, 065, 121, 124, 144, 203, 209, 236, 300, 319

Edema: 016, 206, 287, 424

Encefalite: 399

Enxaqueca: 027, 155, 268, 356

Epilepsia: 206, 286, 446, 495

Erisipela: 008, 050, 073, 124, 143, 144, 166, 203, 209, 288, 443, 452

Escarro: 082, 288

Escorbuto: 009, 017, 125, 229, 233, 407

Esgotamento: 194, 248, 253

Espasmo: 010, 011, 021, 052, 102, 130, 149, 206, 207, 208, 244, 311, 322, 323, 337, 346, 349, 435, 441, 459, 490, 491,

Espinha (acne): 003, 039, 234, 414, 464

Espinho: 166, 214

Estômago: 021, 026, 034 059, 061, 068, 079, 103, 112, 121, 135, 153, 154, 158, 192, 201, 205, 286, 293, 298, 300, 317, 324, 325, 337, 346, 349, 360, 362, 369, 373, 380, 381, 384, 385, 390, 402, 408, 426, 445, 447, 449, 465, 471, 480

Estrepe: 166

Estresse: 100, 141, 168, 235, 253, 304, 375

Exaustão: 194

Fadiga: 034, 194, 212, 253

Faringite: 363, 490

Febre: 001, 013, 016, 029, 032, 034, 036, 039, 052, 062, 073, 111, 125, 135, 148, 193, 203, 223, 227, 248, 253, 260, 261, 267, 287, 294, 301, 304, 337, 346, 357, 369, 389, 392, 394, 398, 406, 410, 433, 436, 440, 442, 450, 468, 475, 482, 485, 486, 487, 495

Ferida: 016, 044, 045, 046, 048, 052, 064, 065, 071, 082, 083, 100, 127, 129, 135, 141, 148, 156, 166, 169, 170, 171, 172, 189, 191, 198, 202, 209, 210, 214, 223, 227, 236, 245, 256, 265, 266, 280, 282, 283, 285, 286, 290, 295, 300, 302, 306, 314, 316, 318, 322, 327, 334, 340, 342, 344, 345, 346, 348, 347, 357, 361, 370, 379, 380, 381, 382, 385, 387, 389, 396, 397, 410, 415, 421, 422, 424, 426, 433, 440, 443, 452, 454, 455, 456, 457, 458, 459, 484, 499

Fertilidade: 372

Flebite: 047

Fígado: 005, 008, 012, 014, 016, 026, 030, 033, 040, 056, 059, 063, 072, 079, 081, 088, 089, 099, 112, 119, 132, 134, 135, 138, 141, 149, 152, 156, 158, 192, 196, 197, 218, 220, 224, 229, 233, 250, 251, 252, 260, 266, 297, 298, 300, 302, 306, 311, 334, 346, 374, 379, 380, 381, 385, 386, 390, 393, 407, 417, 419, 422, 423, 445, 447, 449, 471, 490, 493

Fraqueza: 002, 046, 049, 051, 226, 229, 249, 268, 296, 297, 318, 350, 373, 411, 428, 438, 465

Frieira: 088, 165, 206, 410, 488, 489

Furúnculo: 030, 050, 065, 110, 239, 452, 474

Gânglio: 197

Gangrena: 490

Garganta: 002, 007, 036, 037, 056, 067, 073, 078, 109, 130, 134, 201, 231, 233, 240, 258, 263, 266, 271, 274, 283, 288, 290, 309, 315, 324, 325, 337, 348, 384, 418, 427, 438, 454, 455, 464, 468, 483, 496, 499

Gases: 001, 016, 027, 030, 043, 051, 052, 061, 073, 113, 126, 150, 176, 186, 197, 201, 208, 211, 218, 275, 276, 277, 293, 296, 308, 310, 315, 331, 336, 337, 356, 375, 385, 398, 411, 422, 431, 435, 499, 500

Gastrite: 026, 034, 047, 065, 080, 085, 103, 113, 128, 131, 168, 186, 196, 210, 219, 236, 245, 260, 326, 490

Gengiva: 036, 067, 237, 283, 304, 393, 432, 499

Glândula: 014, 085, 241

Glaucoma: 287

Glicose: 125

Gonorreia: 042, 064, 107, 142, 246, 280, 281

Gota: 014, 017, 032, 050, 058, 061, 085, 122, 130, 150, 165, 183, 228, 261, 264, 294, 303, 319, 361, 363, 362, 373, 389, 392, 426, 436, 462, 492

Gravidez: 043, 080, 143, 168, 395, 416, 444

Gripe: 021, 025, 026, 029, 033, 034, 073, 083, 092, 097, 098, 147, 152, 159, 160, 170, 205, 223, 235, 249, 262, 263, 264, 269, 287, 294, 304, 309, 315, 322, 325, 336, 338, 341, 349, 351, 366, 387, 389, 406, 434, 436, 437, 446, 454, 455, 465, 481, 482

Hálito: 029, 034, 109, 244, 301, 319, 324, 325, 327, 384, 464

Hematoma: 047, 052, 060, 083, 191, 193, 210, 225, 245, 254, 326, 327, 346, 386, 413, 420, 498, 192, 194, 212, 228, 258, 282, 329, 330, 349, 388, 415, 498

Hemorragia: 028, 044, 055, 062, 064, 080, 082, 117, 125, 136, 139, 146, 165, 180, 203, 210, 215, 246, 245, 254, 256, 266, 293, 304, 335, 357, 364, 382, 387, 450, 477, 492

Hemorroida: 015, 017, 020, 033, 041, 059, 063, 089, 128, 136, 162, 175, 203, 214, 240, 269, 288, 313, 318, 324, 325, 327, 343, 346, 351, 354, 357, 364, 367, 373, 380, 381, 388, 398, 400, 426, 427, 428, 433, 434, 443, 444, 453, 454, 455, 466, 468, 472, 488, 489

Hérnia: 064, 172, 376, 472

Herpes: 007, 039, 291, 312, 319, 344, 395, 452, 466

Hepatite: 016, 017, 181, 182, 196, 228, 250, 417, 419, 445

Hidropisia: 023, 138

Hipersensibilidade: 219, 246, 247, 317

Histeria: 300

Hormônios: 172, 257

Icterícia: 005, 040, 059, 088, 143, 179, 334, 374, 433, 435, 493

Impingem: 144

Impotência: 034, 130, 145, 252, 253, 456

Inapetência: 002, 016, 024, 126, 128, 139, 168, 176, 208, 222, 300, 304, 336, 375, 398, 402, 422, 423, 435, 463, 490

Inchaço: 062, 108, 217, 236, 284, 328, 330, 329, 340, 342

Indigestão: 002, 007, 021, 025, 032, 053, 077, 088, 102, 103, 111, 131, 189, 219, 244, 250, 326, 331, 337, 349, 378, 385, 395, 420, 482, 490, 493

Inflamações: 010, 015, 016, 020, 025, 049, 062, 063, 067, 068, 069, 094, 099, 102, 103, 108, 114, 119, 124, 130, 135, 137, 143, 147, 148, 154, 164, 165, 166, 178, 197, 199, 201, 227, 229, 231, 236, 237, 240, 261, 265, 266, 272, 283, 284, 292, 296, 315, 316, 322, 324, 325, 340, 342, 348, 354, 359, 361, 367, 369, 379, 388, 389, 390, 393, 396, 397, 417, 419, 422, 427, 428, 429, 432, 436, 438, 443, 444, 450, 451, 453, 454, 455, 458, 464, 466, 472, 475, 477, 481, 483, 488, 489

Insetos:
  picadas: 018, 030, 062, 132, 193, 275, 276, 277, 324, 325, 356, 390, 462, 466

  repelente: 173, 251, 318

Insônia: 093, 145, 181, 182, 189, 253, 275, 276, 277, 300, 312, 336, 356, 375, 411, 430, 437, 490, 493
  infantil.: 430

Intestino: 010, 016, 026, 032, 033, 044, 045, 053, 077, 079, 080, 120, 121, 125, 127, 137, 140, 154, 157, 175, 209, 226, 230, 234, 238, 268, 269, 279, 281, 289, 313, 317, 330, 337, 349, 362, 363, 365, 369, 372, 395, 408, 421, 425, 447, 449, 468, 469, 470, 471, 483, 490

  bolo fecal: 007, 140, 327

Intoxicação: 134, 136, 158, 196, 244, 284, 350, 375, 442, 444, 452, 458, 499

Laringite: 203, 271, 296, 363, 438

Leucemia: 382

Machucaduras (traumatismo, luxação): 047, 356

Malária: 016, 168, 233, 251, 254, 323, 385

Mal de Parkinson: 005

Mancha na pele: 008, 011, 050, 125, 171, 228, 291, 344, 428, 452, 466, 478, 479

Medo: 145

Memória: 003, 019, 141, 170, 252, 253, 317, 347, 370, 435, 437, 461

Meningite: 399

Menopausa: 013, 082, 096, 370, 390, 414, 449

Menstruação: 003, 051, 052, 054, 066, 082, 083, 102, 108, 117, 159, 196, 220, 227, 304, 312, 318, 332, 354, 396, 375, 414, 416, 435, 439, 452, 477, 486, 500
  cólica: 026, 096, 165, 208, 222, 500

Metabolismo: 029, 194, 235

Micose: 186, 227

Mucosa: 036, 086, 137, 283, 368, 374, 472

Músculos
  dor: 018, 019, 042, 113, 160, 181, 182, 203, 312, 323, 338, 341, 362, 493
  fortalecer: 019, 049, 235, 248, 336, 369
  distensão: 047, 316, 403

Nariz
  hemorragia: 146, 215, 254

Náusea (enjoo): 026, 034, 043, 109, 128, 275, 276, 277, 336, 480

Nervos
  fraqueza: 066, 109, 336, 375
  nervosismo: 009, 018, 022, 041, 75, 096, 145, 163, 172, 173, 180, 186, 194, 206, 221, 275, 276, 277, 341, 356, 394, 406, 411, 421, 430, 435, 437, 459, 493

Nevralgia: 102, 160, 168, 259, 263, 275, 276, 277, 426, 472

Obesidade: 001, 030, 057, 125, 155, 156, 167, 196, 218, 259, 299, 308, 310, 386, 404, 434

Olhos:
  terçol: 067, 324, 325, 416
  dor: 102, 103, 164, 287, 322, 428, 443, 454, 455, 466
  fortalecer: 201, 235, 272

Ossos:
Desenvolvimento: 038, 088, 150, 369, 471

dores: 009, 010, 061, 107, 294, 315, 370, 389, 436

Osteoporose: 009, 146

Ouvido: 252
  dor: 011, 037, 051, 247, 324, 325, 360, 485, 486

Ovários
  inflamação: 059, 070, 155, 324, 325, 418

Pâncreas: 130, 317, 380, 381, 383, 386

Paralisia: 184, 187, 456

Parto: 052, 356
  placenta: 028, 052, 072, 356

Pele
  problemas: 008, 027, 039, 046, 045, 050, 065, 067, 076, 077, 078, 082, 087, 095, 103, 111, 121, 125, 157, 171, 177, 190, 191, 197, 209, 233, 238, 264, 300, 301, 313, 319, 320, 321, 326, 327, 347, 354, 366, 370, 384, 413, 414, 416, 447, 452, 469, 473, 498
  embelezar: 001, 019, 022, 073, 150, 156, 170, 212, 217, 234, 235, 244, 300, 328, 329, 340, 342, 390, 405, 420, 469

Pênis: 135

Piolho (lêndeas): 052, 139, 242

Pneumatose intestinal: 142

Pneumonia (ver também "Pulmões"): 192, 243, 287, 331, 362

Pólipos: 065, 472

Pressão
  alta: 003, 016, 029, 085, 126, 149, 162, 181, 182, 183, 200, 206, 214, 259, 267, 315, 316, 320, 321, 357, 358, 369, 370, 435, 446, 447, 458, 470, 478, 479, 487, 492, 495
  baixa: 012, 469
  para estabilizar: 003, 031, 038, 163, 392, 400, 404, 414

Prisão de ventre: 003, 059, 111, 142, 196, 249, 251, 292, 313, 319, 373, 392, 452

Próstata: 004, 070, 089, 146, 147, 150, 155, 296, 352, 367, 416, 417, 419, 435, 445, 455, 458, 483, 488, 489

Psoríase: 039, 076, 121, 177, 301, 364, 447, 472

Pulmão: 016, 021, 028, 029, 048, 083, 090, 092, 106, 148, 157, 159, 160, 198, 223, 231, 246, 288, 296, 308, 310, 309, 315, 346, 370, 372, 379, 432, 434, 481, 486, 488, 489, 490, 491

Pulsação: 430

Queimadura: 007, 011, 062, 087, 101, 177, 193, 236, 247, 298, 340, 342, 357, 379, 390, 420, 428, 433, 473, 480

Radicais livres: 053, 476

Rachaduras da pele: 077, 165, 177, 210, 240, 245, 346, 379,

Raquitismo: 024, 171

Resfriado: 021, 025, 033, 034, 092, 134, 142, 160, 170, 205, 208, 231, 235, 249, 262, 264, 269, 294, 309, 315, 336, 337, 338, 341, 349, 370, 389, 406, 436, 437, 446, 463, 481, 482

Índice remissivo de doenças

Ressaca: 079, 081, 219, 221, 302

Reumatismo: 001, 009, 010, 014, 024, 046, 048, 48, 049, 050, 053, 058, 059, 061, 065, 073, 093, 102, 107, 113, 114, 120, 129, 132, 133, 143, 147, 150, 152, 156, 166, 168, 181, 182, 203, 214, 217, 218, 224, 228, 230, 233, 239, 247, 259, 261, 263, 264, 287, 294, 301, 303, 304, 315, 316, 319, 355, 361, 362, 364, 373, 380, 381, 390, 389, 392, 401, 402, 403, 414, 426, 434, 435, 436, 442, 443, 447, 462, 466, 474, 479, 490

Reto: 063

Rinite: 086, 223, 336

Rins
 cálculo e areia: 008, 012, 014, 024, 040, 048, 107, 108, 118, 169, 236, 319, 351, 353, 390, 396, 397, 415, 418, 440, 478, 479

 outros males: 023, 030, 037, 048, 057, 070, 072, 105, 108, 112, 120, 130, 135, 156, 157, 158, 165, 179, 198, 215, 219, 233, 324, 325, 339, 358, 361, 373, 379, 392, 419, 421, 429, 434, 454, 455, 475, 477, 491

 incontinência urinária: 051, 146, 357

Ruga: 300, 435, 472

Sangue
circulação: 029, 092, 109, 155, 194, 212, 217, 224, 230, 248, 252, 268, 273, 317, 356, 359, 384, 392, 399, 435, 499

uremia: 477

aumentar glóbulos vermelhos: 031, 284,

diminuir glóbulos brancos: 448

Sarampo: 083, 193, 227, 416, 434, 496

Sarna: 139, 161, 171

Seios: 025, 379

Sífilis: 008, 013, 023, 107, 108, 169, 171, 264, 265, 294, 389, 407, 414, 436, 458, 475

Sinusite: 027, 042, 086, 132, 133, 189, 223, 341, 350, 364, 367

Soluço: 043, 201, 371

Tabagismo: 130, 159, 497

TPM: 003, 083, 208, 414

Testículos: 025, 089, 148

Tétano: 226
  para evitar: 048

Tireoide: 157, 241

Tontura (vertigem): 184, 187, 252, 336

Torcicolo: 018, 042, 318, 401,

Tosse: 019, 021, 025, 027, 029, 033, 054, 092, 097, 137, 140, 150, 159, 160, 169, 170, 181, 182, 185, 190, 198, 200, 206, 229, 231, 235, 243, 246, 249, 255, 256, 258, 262, 263, 292, 309, 312, 315, 323, 328, 329, 330, 335, 337, 338, 341, 348, 349, 351, 364, 366, 367, 370, 387, 394, 406, 415, 421, 422, 432, 435, 438, 463, 467, 481, 482, 485, 496

Traumatismo: 047

Traumatismo emocional: 356

Tremor nas mãos (ver também "Nervos", "Alcoolismo"): 438

Triglicerídios: 267, 386, 487

Tuberculose: 040, 146, 334, 426

Tumor: 015, 020, 023, 055, 067, 068, 141, 157, 197, 231, 237, 239, 252, 312, 345, 347, 379, 380, 381, 396, 422, 473

Úlcera: 034, 044, 046, 047, 048, 052, 058, 068, 085, 127, 146, 150, 155, 166, 170, 177, 190, 197, 198, 213, 219, 223, 229, 254, 261, 282, 283, 284, 290, 297, 302, 306, 312, 323, 324, 325, 347, 357, 366, 373, 378, 380, 381, 395, 396, 397, 398, 420, 452, 457, 468, 473, 490, 499

Unha
  manchas brancas: 352

Uretra: 069, 089, 107, 108, 119, 347, 483

Útero: 122, 269, 422, 458, 477
  corrimento: 335
  doenças: 028, 185, 284, 367, 388
  hemorragia: 052, 062, 064, 096, 180, 382

Vagina: 064, 073, 136, 170, 280, 281, 284, 335, 367, 382, 428, 467, 475, 478, 479

Varize: 044, 045, 048, 059, 129, 178, 196, 203, 210, 214, 215, 245, 357, 403, 422

Verme (parasitas em geral): 021, 073, 088, 147, 185, 186, 227, 251, 281, 286, 330, 369, 423, 433, 453

Verruga: 127, 149, 231, 232, 245, 295, 472

Vesícula: 081, 149, 298, 311, 358, 373, 390, 396, 397, 417, 419, 422, 423, 429, 490
    cálculo: 040, 153, 157, 319, 418

Via respiratória: 2, 115, 186, 262, 266, 315, 454, 455, 464, 483

Via urinária: 001, 028, 075, 114, 229, 238, 244, 301, 376, 409, 411, 457, 477

Visão
  fortalecer: 150, 359, 445
  diminuir: 017

Vômito: 043, 082, 094, 116, 119, 175, 201, 244, 287, 322, 323, 395

Glossário

Neste título você poderá encontrar o sentido de palavras usadas no livro que apresentam alguma dificuldade na compreensão de seu significado.

Abscesso: Cavidade com pus.

Adstringente: Que restringe, aperta as bordas de uma ferida, contrai os tecidos.

Afonia: Perda parcial ou total da voz.

Afrodisíaco: Que estimula as funções sexuais.

Afta: Pequena ferida, geralmente na boca.

Albuminoide: Que contém albumina.

Analgésico: Que tira a dor.

Anemia: Deficiência de hemoglobina no sangue.

Angina: Dor aguda no peito ou na altura da garganta.

Anorexia: Disfunção psicológica que impede a pessoa de se alimentar por motivos estéticos

Ansiedade: Estado de angústia sem motivo aparente.

Antibiótico: Que combate agentes infecciosos.

Antídoto: Que combate venenos ou toxinas.

Anti-helmíntico: Que expele vermes gastrointestinais e organismos que invadem órgãos e tecidos.

Antisséptico: Que mata micróbios, desinfeta.

Arteriosclerose: Envelhecimento das artérias com perda de elasticidade.

Artrite: Inflamação dolorosa nas juntas.

Artrose: Alteração degenerativa das juntas.

Blenorragia: Infecção com perda de muco contagioso pela uretra ou vagina (gonorreia).

Carbúnculo: Doença infecciosa que afeta animais e pode afetar humanos.

Cirrose: Inflamação crônica degenerativa, com proliferação de células.

Clorose: Palidez característica da jovem nos distúrbios menstruais.

Colesterol: Elemento componente da gordura animal, presente nas células do corpo.

Convalescença: Período entre a doença e a recuperação total.

Depressão: Desânimo ou abatimento psicofísico.

Depurativo: Que purifica o sangue e o organismo.

Dermatose: Doença da pele em geral.

Desobstruente: Purgativo.

Diabetes: Aumento excessivo de açúcar no sangue.

Dieta: que se refere a regras estabelecidas de alimentação.

Diaforético: Que provoca suor.

Dismenorreia: Cólica menstrual.

Dispepsia: Dor de má digestão, não relacionada com qualquer doença específica.

Diurético: Que facilita a diurese, a eliminação de urina.

Eczema: Vesícula ou crosta na pele.

Emoliente: Que descongestiona, previne e cura inflamações ou tumores.

Escrófula: Inflamação dos gânglios ligada à tuberculose.

Esgotamento: Exaustão física ou mental.

Espasmo: Contração involuntária e repentina de algum músculo.

Esplenite: Inflamação do baço.

Encefalite: Nome genérico para doenças que atacam o encéfalo (como dor de cabeça).

Erisipela: Doença infecciosa que deixa a pele vermelha e inchada, com febre e dores.

Escorbuto: Doença causada pela falta de vitamina C, facilitando hemorragias.

Estresse: Estado de esgotamento físico e mental.

Expectorante: Que provoca a saída de secreções das vias respiratórias.

Febrífugo: Que combate a febre.

Flatulência: Acúmulo de gases no tubo digestivo.

Flebite: Inflamações de veias.

Galactagogo: Que faz aumentar a secreção do leite materno.

Gastrite: Inflamação do estômago.

Gota: Forma de artrite provocada pelo ácido úrico no sangue que causa fortes dores articulares.

Hematoma: Vazamento interno de sangue que forma mancha ou tumor.

Hemoptise: Expectoração sanguínea através da tosse.

Hemorroida: Varize nas veias do ânus ou do reto.

Hepático: Que se refere ao fígado.

Hidratar: Pôr ou repor a água no organismo ou nas plantas.

Hidropisia: Acúmulo de líquido seroso em cavidades do corpo.

Hipersensibilidade: No contexto deste livro, quando o organismo ataca até as mais simples alterações no corpo.

Histeria: Doença mental que dificulta o controle sobre as emoções e ações.

Icterícia: Amarelão causado por derramamento de bílis.

Impingem: Doenças de pele que causam erupções.

Inapetência: Falta de apetite, anorexia.

Intermitente: Que vai e volta, por exemplo, uma febre não contínua.

Laxante: Purgante mais suave para facilitar a evacuação de fezes.

Leucorreia: Corrimento vaginal, flores-brancas.

Luxação: Deslocamento dos componentes de uma articulação.

Metabolismo: O processo de aproveitamento dos alimentos pelo organismo.

Metrorragia: Sangramento do útero fora do período menstrual.

Micose: Doença de pele causada por fungo.

Mucosa: Membrana fina que cobre órgãos internos e produz secreção (muco).

Nevralgia: Dor intensa, sem aparência externa, que se estende por algum nervo.

Obesidade: Gordura do organismo, levando o peso a ficar acima do normal.

Osteoporose: Enfraquecimento dos ossos devido à rarefação (porosidade).

Pólipo: Pequeno crescimento anormal de células (como verrugas).

Prostatite: Inflamação da próstata (glândula masculina que envolve a uretra).

Psoríase: Doença crônica de pele, com manchas que escamam.

Purgativo: Que limpa, purifica. Substância que força a evacuação das fezes.

Raquitismo: definhamento, fraqueza.

Revulsivo: Combate vômitos e enjoos.

Sedativo: Calmante.

Serotonina: Hormônio pela sensação de bem-estar.

Sífilis: Doença venérea contagiosa.

Sonífero: Que provoca sono.

Sudorífero: Que provoca suor.

Térmico: Que tem calor (febre).

Tendinite: Inflamação nos tendões causada por esforço repetitivo.

Tônico: Que fortalece, revigora o organismo.

Toxina: Substância produzida por bactérias que prejudicam o organismo.

Uremia: Elevação da ureia no sangue.

Uretra: Canal que conduz a urina da bexiga para fora.

Vasoconstritor: Que contrai os vasos sanguíneos.

Vasodilatador: Que aumenta o volume dos vasos sanguíneos.

Venéreo: Relativo ao ato sexual.

Vitiligo: Doença caracterizada pela pigmentação anormal da pele, surgindo manchas mais claras e também mais escuras.

Vulnerário: Que cura feridas.

Bibliografia

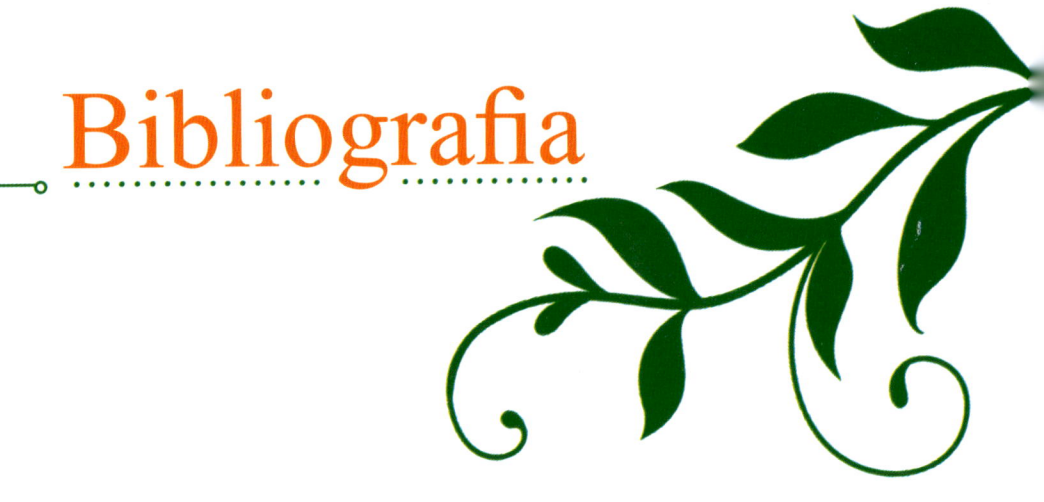

Albuquerque, Pe. J. M. de. *Plantas medicinais de uso popular*. ABEAS, Brasília, 1989.

Amann, Frei C. *Socorro aos doentes do sertão*. 3ª Edição. Tão Livraria e Editora, Brasília, 1979.

Balbach, A. *A flora nacional na medicina doméstica*. 16ª Edição. Editora Edel, São Paulo

Balbach, A; boarim D. S. F. *As hortaliças na medicina natural*. 2ª Edição, Edições Vida Plena, Itaquaquecetuba.

Biazzi, E. *O maravilhoso poder das plantas*. Casa Publicadora Brasileira, Tatuí, 2004.

Bíblia Sagrada. 29ª Edição. Editora Ave-Maria, São Paulo.

Bontempo, M. *Medicina natural*. Editora Nova Cultura, São Paulo, 1994.

Borsetta, F. *Segreti delle erbe*. Torino, 1953.

Brüning, J. *A saúde brota da natureza*. 3ª Edição. Educa, Curitiba, 1986.

Carriconde, C. (et al.). *Plantas medicinais & Plantas alimentícias*. Centro Nordestino de Medicina Popular, Olinda, 1996.

Cartosio, P. G. *La salute nelle piante e nelle erbe*. Edizioni Paoline, Milano, 1998.

Cavalcante, O. C. *Remédios caseiros aprovados*. Editora Tecnoprint, Rio de Janeiro.

Cecchini, T. *Enciclopedia delle erbe e delle piante medicinali*. Milano, 1967.

Cefas – Centro Educacional São Francisco. *Plantas medicinais*. Floriano, 1997.

Corrêa, a (et. al.). *Plantas medicinais – do cultivo à terapêutica*. Editora Vozes, Petrópolis, 1998.

Cruz, G. L. *Dicionário das plantas úteis do Brasil.* 2ª Edição. Difel, Rio de Janeiro, 1982.

Franco, E. L. *As sensacionais 50 plantas medicinais.* Editora "O Naturalista", Curitiba, 1998.

Franco, I. J. *Ervas & Plantas: A medicina dos simples.* 12ª Edição. Livraria Vida, Erexim, 2011.

Körbes, Ir. V. C. *Plantas medicinais.* 45ª Edição. Assesoar, Francisco Beltrão, 1995.

Lainetti, R.; brito, N. R. de. *A cura pelas ervas e plantas medicinais brasileiras.* 5ª Edição. Ediouro, Rio de Janeiro, 1979.

Lopes, A. M. V. *Plantas usadas na medicina popular do Rio Grande do Sul.* Editora Infograph, Santa Maria, 1997.

Lorenz, F. V. *Receituário dos melhores remédios caseiros.* Editora Pensamento, São Paulo.

Lorenzi, H. *Plantas daninhas do Brasil.* 2ª Edição. Editora Plantarum, Nova Odessa, 1991.

Maury, E. A. *Guia das plantas medicinais.* Editora Rideel, São Paulo.

Nava, L. M.; francisco, A. C. *Plantas medicinais – Alimentação Alternativa – Remédios Caseiros.* Diocese de Jales, Editora Salesiana, 1996. Palombi, F. D. *La medicina dei semplici.* Edizioni Torchio de' Ricci, Pavia.

Panizza, S. *Plantas que curam – Cheiro de mato.* 4ª Edição. Ibrasa, São Paulo, 1997.

Sagesse, D. *Yerbas medicinales argentinas.* 3ª Edição. Rosário.

Teske, M.; trentini, A. M. M. *Herbarium – Compêndio de Fitoterapia.* 3ª Edição. Herbarium, Curitiba, 997.

Vidal, E. L. *Saúde com sabor, receitas para uma vida saudável.* Casa Publicadora Brasileira, Tatuí, 2002.

Weil, R. *As ervas que curam.* Ediouro / Editora Tecnoprint, Rio de Janeiro.

Zatta, M. Ir. *A farmácia da natureza.* 4ª Edição. Edições Paulinas, São Paulo.